结核科护士实践手册

主 编 王秀华 聂菲菲 王 倩

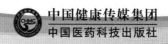

中国健康传媒集团

中国医药科技出版社

内 容 提 要

　　本书由中华护理学会首批十家结核病专科护士临床教学基地的结核病专科护理专家共同编写，参考了国内外最新行业标准、专家共识和指南，遵循规范性、全面性、实用性、创新性的编写原则，以问答的形式，内容涵盖结核病护理领域的相关知识。全书分为预防篇、诊断篇、治疗篇、护理篇、感控篇 5 个部分，内容丰富、重点突出，可以提升护理基础理论水平和临床实践能力，适合结核科护理人员阅读参考。

图书在版编目（CIP）数据

结核科护士实践手册/王秀华，聂菲菲，王倩主编 . —北京：中国医药科技出版社，2024.9.

ISBN 978 - 7 - 5214 - 4830 - 6

Ⅰ. R473. 5 - 62

中国国家版本馆 CIP 数据核字第 20244N07A8 号

美术编辑　陈君杞
版式设计　友全图文

出版　**中国健康传媒集团** | 中国医药科技出版社
地址　北京市海淀区文慧园北路甲 22 号
邮编　100082
电话　发行：010 - 62227427　邮购：010 - 62236938
网址　www. cmstp. com
规格　787 × 1092mm $\frac{1}{16}$
印张　15 $\frac{3}{4}$
字数　400 千字
版次　2024 年 9 月第 1 版
印次　2024 年 9 月第 1 次印刷
印刷　北京侨友印刷有限公司
经销　全国各地新华书店
书号　ISBN 978 - 7 - 5214 - 4830 - 6
定价　**79. 00 元**

获取新书信息、投稿、为图书纠错，请扫码联系我们。

编　委　会

前 言

PREFACE

结核病是一种古老的慢性呼吸道传染病，是严重危害人类身心健康及公共卫生安全的重大传染病。我国在全球 30 个结核病高负担国家中排名第 3 位，结核病负担很重。

为了实现 2035 年终结结核病流行这一宏伟目标，我国始终高度重视结核病的预防与治疗工作，疾控、医院、社区等部门分工协作，做到"防、治、管"三位一体管理。其中护理队伍在结核病防治大军中是一支重要力量，在结核病专科护理、患者管理、感染控制等方面发挥着重要作用。

编者参考国内外最新行业标准、专家共识和指南精心编写本书。书中内容丰富，重点突出，可系统、全面提升结核科护士的核心能力，增强护士的专业知识技能，从而为患者提供更加优质的护理服务。

本书由中华护理学会首批十家结核病专科护士临床教学基地的结核病专科护理专家共同编写，这些专家分别来自首都医科大学附属北京胸科医院、中国人民解放军总医院第八医学中心、山东省公共卫生临床中心、苏州市第五人民医院、上海市公共卫生临床中心、西安市胸科医院、河南省胸科医院、成都市公共卫生临床医疗中心、长沙市中心医院、广州市胸科医院等。编者遵循规范性、全面性、实用性、创新性的编写原则，致力于全方位提升新入职结核科护士的基础理论水平和临床实践能力。

本书在撰写过程中，得到了结核领域护理专家的鼎力支持，在此对大家的辛勤付出表示衷心感谢。由于编者水平所限，本书难免会存在不足和疏漏之处，敬请广大读者见谅并予以斧正。

王秀华

2024 年 6 月

CONTENTS　　目　录

预防篇

诊断篇

治疗篇

护理篇

感控篇

预防篇

第一章　结核病预防概况

第一节　结核病流行病学现状

1. 全球新发结核病情况如何？

世界卫生组织（WHO）《2023 年全球结核病报告》中显示 2022 年全世界 192 个国家和地区共有 750 万人确诊患有结核病，这是自 WHO 1995 年开始监测全球结核病以来的最高纪录，其中 55% 为男性，33% 为女性，12% 为儿童（0～14 周岁）。2022 年，全球估算结核发病人数为 1060 万，与 2021 年相当，较 2020 年的 1010 万仍然呈增长的趋势。

2. 全球因结核病导致死亡的人数是多少？

2022 年全球结核病死亡人数为 130 万，结核病仍然是仅次于新型冠状病毒感染的世界第二大单一传染源死因，造成的死亡人数几乎是艾滋病病毒感染者/艾滋病患者（HIV/AIDS）的 2 倍。

3. 全球各国结核病流行的严重程度有何差异？

各国结核病流行的严重程度差异较大。2022 年，30 个结核病高负担国家的发病人数占全球所有发病总数的 87%，其中印度（27%）、印度尼西亚（10%）、中国（7.1%）、菲律宾（7.0%）、巴基斯坦（5.7%）、尼日利亚（4.5%）、孟加拉国（3.6%）和刚果（3.0%）8 个国家的发病人数占全球发病总数的 2/3 以上。

4. 全球耐药结核病概况是怎样的？

2022 年，全球约有 41 万人患有耐多药或利福平耐药结核病（MDR/RR‐TB），我国占比 7.32%。但全球 2022 年确诊并纳入规范治疗的 MDR/RR‐TB 仅有 175650 人，相当于需要治疗人数的 2/5，仍然低于 2019 年的数据（181533 人）。全球耐药结核病的治疗成功率为 63%。

5. 全球结核病预防性治疗实施情况如何？

WHO 建议对 HIV 感染者、病原学阳性肺结核患者的家庭密切接触者以及需要接受透析治疗等高危人群进行结核病预防性治疗。2022 年，全球为 380 万人提供了结核病预防性治疗。2018—2022 年，有 1550 万人接受了结核病预防性治疗，仅实现联合国高级别会议制定"在 2018—2022 年期间向 3000 万人提供预防性治疗"目标的 52%。

6. 全球结核病预防性治疗对象种类分布情况是怎样的？

接受结核病预防性治疗的大多数人是 HIV 感染者。2018—2022 年期间为 600 万 HIV 感染者提供结核病预防性治疗，提前实现全球子目标。此阶段，累计接受结核病预防性治疗的密切接触者为 420 万，仅实现五年（2018—2022 年）2400 万目标的 17%，包括 220 万 5 岁以下儿童（占 5 年 400 万子目标的 55%）和 200 万其他年龄组的人群（占 5 年 2000 万子目标的 10%）。

7. WHO 终结结核病流行策略 2025 年阶段性目标是什么？

（1）结核病发病人数减少 50%，2015—2022 年实际情况为 8.7%。

（2）结核病死亡人数减少 75%，2015—2022 年实际情况为 19%。

（3）面临灾难性支出的患者比例降低至 0%，2022 年实际情况为 49%。

8. 截止 2022 年 WHO 终止结核病策略目标实现情况如何？

2022 年，全球估算结核病发病率为 133/10 万，与 2015 年相比发病率净降幅仅为 8.7%，距离 WHO 终止结核病策略（2025 年下降 50%）的目标相差甚远。

9. 我国结核病的发病率是多少？

我国的结核病估计发病患者为 74.8 万例（95% CI：63.4 万 ~ 87.2 万），位列全球第三。2022 年发病患者例数较 2015 年下降了 15.6 万，发病率也由 2015 年的 65/10 万下降至 52/10 万，下降趋势显著，但是距离终止结核病目标还有较大差距。

10. 我国结核病患者的死亡例数情况如何？

我国结核病患者死亡例数下降显著。与 2015 年相比，2022 年结核病估算死亡例数（包括 HIV 阴性和 HIV 阳性）下降了 29%。其中 HIV 阴性的结核病患者死亡为 2.8 万例，较 2015 年的 3.9 万例也有了显著的下降。2022 年 HIV 阴性的死亡率为 2.0/10 万，处于全球较低水平。

11. 我国结核病流行趋势有何特点？

根据第五次全国结核病流行病学抽样调查结果显示，我国结核病流行趋势有如下特点。

（1）结核病负担重。

（2）肺结核患者耐药情况严重。

（3）地区间发展不平衡。

（4）无症状肺结核患者比例明显增加。

（5）涂阳（痰涂片检查结果阳性）和结核分枝杆菌培养阳性患病率大幅度下降。

（6）活动性肺结核患病率下降较慢。

（7）性别和年龄组患病率均明显下降。

（8）不同地区肺结核患病率基本呈下降趋势。

12. 我国地区结核病的发病率情况怎样？

根据 2010 年全国第五次结核病流行病学抽样调查报告显示，我国东部地区活动性和痰涂片检查结果阳性（涂阳）肺结核患病率为 291/10 万、44/10 万；中部地区活动性和涂阳肺结核患病率为 463/10 万和 60/10 万；西部地区活动性和涂阳肺结核患病率为 695/10 万和 105/10 万。乡村活动性和涂阳患病率为 569/10 万和 78/10 万；城镇活动性和涂阳患病率为 307/10 万和 49/10 万。

13. 我国结核病的治疗覆盖率是多少？

《2023 年全球结核病报告》显示，我国结核病的治疗覆盖率达 67%，是 2015 年以来的最低水平，其中 0 ~ 14 岁人群仅为 17%，MDR/RR – TB 患者治疗覆盖率也处于较低水平，仅为 35%。

14. 我国结核菌耐药性的情况如何？

2022 年我国新发耐多药或利福平耐药结核发病数量估算为 3 万例（95% CI：2.4 万 ~ 3.5 万），自 2015 年以来呈下降趋势。

第二节　结核病预防相关知识

1. 什么是结核病？

结核病是一种以呼吸道为主要传播途径的慢性传染性疾病，是危害人类生命健康的主要传染性疾病之一。结核病的病原菌为结核分枝杆菌（mycobacterium tuberculosis，MTB），结核分枝杆菌可侵及全身除头发、指（趾）甲、牙齿外的所有部位，如肾脏、骨骼、肾上腺、淋巴结和脑结膜等，但以肺部受累形成肺结核最为常见，占85%。

2. 为什么要开展结核病预防工作？

结核病预防是防止结核病发病及传播的重要措施，主要通过控制传染源、切断传播途径和保护易感人群，以减少结核分枝杆菌在人群中的传播。

3. 结核病预防的三大措施是什么？

（1）卡介苗接种。

（2）结核病预防性治疗。

（3）做好感染控制。

4. 什么是结核病的化学隔离？

积极发现并治愈传染性肺结核患者，是结核病最有效、最符合成本/效益比的疾病控制干预措施，称为化学隔离。

5. 结核分枝杆菌的生物学特性有哪些？

（1）抗酸性　结核分枝杆菌抗酸染色呈红色，可抵抗盐酸、酒精的脱色作用，故又称抗酸杆菌。

（2）生长缓慢　结核分枝杆菌为需氧菌，在良好的实验室培养条件下，12~24小时分裂一次，培养时间一般为2~8周。

（3）抵抗力强　结核分枝杆菌对干燥、冷、酸、碱等抵抗力强，但对热、紫外线、酒精比较敏感。煮沸5分钟可被杀死。痰中结核分枝杆菌太阳光直射下2~7小时可被杀死，实验室或病房常用紫外线灯消毒时，10W紫外线灯距离照射物0.5~1米，照射30分钟具有明显杀菌作用。75%酒精接触2分钟即可杀菌。

（4）形态与结构　结核分枝杆菌是一种细长略弯曲的杆菌，长1~4μm，宽0.3~0.6μm。它无芽孢、鞭毛和荚膜，但在不良的生活条件下或受到抗结核药物作用时，形态可以发生多形变化，如变短、变为球形或细丝状。菌体结构复杂，主要是类脂质、蛋白质和多糖类物质，类脂质中的蜡质与结核病引发组织坏死、干酪液化、空洞及结核变态反应有关；菌体蛋白质是结核菌素的主要成分，可诱发皮肤变态反应；多糖类与血清反应等免疫应答有关。

6. 影响结核分枝杆菌传播的主要因素有哪些？

（1）传染源排菌量　肺结核病变进展形成空洞的患者痰液中含有大量结核分枝杆菌，这些患者是结核病的主要传染源，痰中结核分枝杆菌越多，传播的危险性越大。

（2）传染源排出飞沫的大小　传染源排出的飞沫，受压力和黏稠度的影响而大小不一。飞沫核直径为1~10μm者在空气中飘浮时间长，可进入人体末梢支气管内；飞沫核直径较大者则易受地心引力的影响而坠落。

（3）患者病变与症状　患者病变急剧进展、干酪溶解形成空洞时，痰中含有大量结核分枝杆菌，其咳嗽、喷嚏或大声说话时都能产生飞沫。

（4）接触的密切程度　传染源周围人群与传染源接触越密切，受感染的机会越多，涂片阳性患者的密切接触者感染率明显高于偶尔接触者。

（5）环境因素　与传染源患者同处于空气不流通的室内的密切接触者受结核分枝杆菌感染的可能性增大。

7. 结核分枝杆菌如何免疫逃逸？

结核分枝杆菌已经进化出无数个策略来逃逸和破坏免疫反应以在宿主内持续存在，MTB 的蛋白酶在其中扮演了重要角色，其通过调控和改变巨噬细胞的吞噬功能、分泌细胞因子的数量及巨噬细胞的死亡方式来进行免疫逃逸。

8. 感染结核分枝杆菌后是如何发病的？

（1）人体初次感染结核分枝杆菌后，若结核分枝杆菌未被吞噬细胞完全清除，并在肺泡巨噬细胞内外生长繁殖，这部分肺组织即出现炎性病变，称为原发病灶。

（2）原发病灶继续扩大，结核菌可直接或经血液播散至邻近组织器官，引起相应部位的感染。随着机体对结核菌的特异性免疫力加强，原发病灶炎症被迅速吸收或留下少量钙化灶，播散到全身各器官的结核分枝杆菌大部分被消灭，但仍有少量结核分枝杆菌没有被消灭，长期处于休眠状态。

（3）当机体免疫功能降低时，潜在病灶中的细菌可重新生长、繁殖，成为继发性肺结核。

第二章 结核病预防控制策略

第一节 结核病的全球控制策略

1. 全球结核病控制策略的三个发展阶段分别是什么？

（1）现代结核病控制策略（DOTS）（1991—2005 年）。

（2）遏制结核病策略（2006—2015 年）。

（3）终止结核病策略（2016—2035 年）。

2. 全球结核病控制策略的特点是什么？

全球结核病控制策略以控制传染源、积极治疗患者为核心，高度重视政府承诺的重要性。遏制结核病策略和终止结核病策略为应对面临的问题逐步提出了医防合作、社会全动员以及新技术、新方法的研发和应用。

3. 现代结核病控制策略（DOTS）的主要内容有哪些？

（1）政府承诺对结核病控制的领导和支持，提供足够的经费保障。

（2）通过痰涂片显微镜检查在有症状的可疑者中筛查结核病患者。

（3）直接面试下的标准化短程化疗。

（4）确保规律的药物供应系统。

（5）建立标准的结核病登记报告系统。

4. 遏制结核病策略（2006—2015 年）的主要内容有哪些？

（1）加强政府承诺，确保高质量的 DOTS。

（2）积极应对结核分枝杆菌和艾滋病病毒（mycobacterium tuberculosis/human immunodeficiency virus，MTB/HIV）双重感染、耐多药结核病（multidrug resistant‐tuberculosis，MDR‐TB）和其他挑战。

（3）加强医疗卫生体系的改革和建设。

（4）吸纳所有卫生服务工作者参与结核病控制。

（5）动员患者和社区的力量参与结核病控制。

（6）促进科学研究。

5. 终止结核病策略（2016—2035 年）的主要内容有哪些？

（1）以患者为中心的综合治疗和预防。

（2）提供强有力的政策支持和服务系统。

（3）加强研究和创新。

6. 终止结核病策略（2016—2035 年）的总体目标是什么？

终止结核病策略的总体目标是到 2035 年结核病的死亡人数降低 95%。到 2035 年发病率降低 90%（低于 10/10 万），没有家庭因结核病而面临灾难性支出。

7. 《全球终结结核病计划（2023—2030）》包含哪几部分内容？

（1）通过大规模实施的综合投资计划来结束结核病。

（2）扩大结核病诊断和关怀。

（3）加强结核病预防。

（4）与主要利益相关者合作：社区和私营部门。

（5）通过全民健康保险、流行病准备和响应，以及社会经济行为终结结核病。

（6）应对人权、污名化、性别、关键群体和弱势群体问题。

（7）迅速开发和使用新的结核病工具，以预防、诊断和治疗结核病。

8. 《全球终结结核病计划（2023—2030）》中"扩大结核病诊断和关怀"具体行动包括哪些？

（1）通过以人为本的服务提供方式重新审视结核病关怀。

（2）扩大现代诊断技术的使用。

（3）找到失踪的结核病患者。

（4）扩大早期诊断，包括亚临床阶段。

（5）制定和实施公共传播战略，以提高大众对结核病的认识并促进其早期健康寻求。

（6）将结核病筛查和检测纳入其他卫生服务，根据当地流行病学背景，重点关注解决常见的共病或风险因素。

（7）提供支持，使结核病诊疗服务不会给患者和他们的家庭带来不必要的负担和灾难性的代价。

（8）加强国家采购系统和供应链。

9. 《全球终结结核病计划（2023—2030）》中"加强结核病预防"具体行动包括哪些？

（1）在卫生保健机构和人员聚集的高风险室内场所实施空气传播感染预防和控制措施。

（2）向结核病感染者和发展为活动性结核病风险较高的人提供结核病预防治疗。

（3）一旦正式推荐并提供有效疫苗，即可部署在全球推广有效疫苗。

（4）解决结核病风险因素和社会决定因素。

10. 《全球终结结核病计划（2023—2030）》中"应对人权、污名化、性别、关键群体和弱势群体问题"具体行动包括哪些？

（1）将普遍人权定位为应对结核病的基础。

（2）消除与结核病有关的污名化和歧视。

（3）确保结核病干预措施的性别平等。

（4）将重点人群和弱势人群纳入结核病应对工作，并使其参与。

11. 《全球终结结核病计划（2023—2030）》的预期成果有哪些？

到2030年，每10万人口中每年罹患结核病的人数比2015年下降80%；到2030年，每年死于结核病的人数比2015年下降90%。

12. 2023—2027年全球结核病防治目标是什么？

自2000年以来，全球抗击结核病工作共挽救了7500多万人的生命，但2022年结核病仍是世界第二大致命传染病，因此还需做出更多努力。2023年联合国大会结核病问题高级别会议强化了2018年做出的承诺和确定的目标，并设定了2023—2027年全球结核病防治的新目标，如下。

（1）为90%的有需要的人提供预防和治疗服务。

（2）使用世界卫组织推荐的快速检测法作为首选的结核病诊断方法。

（3）向所有患者提供一揽子健康和社会福利。

（4）确保至少提供一种安全有效的结核病新疫苗。

（5）到2027年弥补结核病防治和研究的资金缺口。

第二节　我国的结核病控制策略

1. 我国结核病防治策略是在什么样的背景下形成的？

我国经过结核病防治工作实践的不断积累，在实施遏制结核病策略等的经验基础上，基于全球终结结核病流行策略，借鉴国内外的相关科学探索和循证医学科学证据，形成了我国结核病防治策略。

2. 我国结核病防治策略主要包含哪些内容？

（1）政府领导与保障。

（2）结核病预防。

（3）患者发现和治疗管理。

（4）重点人群和重点场所结核病防控。

（5）宣传教育。

（6）信息化管理。

（7）科学研究与国际合作。

3. 结核病防治策略中如何完善服务体系？

（1）建立健全疾病预防控制机构、结核病定点医疗机构、基层医疗卫生机构分工明确并协调配合的服务体系。

（2）疾控机构牵头负责管理辖区结核病防治工作，对开展结核病防控工作的医院、基层医疗卫生机构进行指导、管理和考核，提高疾控机构、医院、基层医疗卫生机构"防、治、管"三位一体的综合服务能力。

（3）各级定点医疗机构结核病门诊和住院病房要达到呼吸道传染病诊疗和感染控制条件，各级疾病预防控制机构应设有独立的结核病防治科，负责结核病防治工作，定点医疗机构和基层医疗卫生机构要配备具有执业资质的临床医生和护士负责结核病诊疗工作。

（4）加强人员培训，提高服务能力，落实传染病防治人员卫生防疫津贴政策。

4. 结核病防治策略中的医疗保障措施有哪些？

（1）逐步将临床必需、安全有效、价格合理、使用方便的抗结核药品和实验室检测项目按规定纳入基本医保支付范围。

（2）逐步将肺结核（包括耐多药肺结核）纳入基本医疗保险门诊特殊病种支付范围。

（3）对符合条件的贫困结核病患者及时给予相应的治疗和救助，采取各种措施，切实提高报销额度，降低患者自付比例，避免患者家庭发生灾难性支出。

5. 《"十三五"全国结核病防治规划》中结核病防治措施有哪些？

（1）完善防治服务体系。

（2）多途径发现患者。

（3）规范诊疗行为。

（4）做好患者健康管理服务。

（5）做好医疗保险和关怀救助工作。

（6）加强重点人群结核病防治。

（7）保障抗结核药品供应。

（8）提高信息化管理水平。

6. 我国现行《结核病防治管理办法》修订背景及实施时间是怎样的？

为预防、控制结核病的传播和流行，保障人体健康和公共卫生安全，根据《中华人民共和国传染病防治法》及有关法律法规，原卫生部对 1991 年实施的《结核病防治管理办法》进行了修订，并于 2013 年 3 月 24 日正式实施。

7. 《结核病防治管理办法》主要内容有哪些？

主要内容包括办法总则，机构与职责，预防，肺结核患者发现、报告与登记，肺结核患者治疗与管理，监督管理，法律责任，附则等。

8. 《结核病防治管理办法》对于结核病的预防做出了哪些明确规定？

（1）开展对公众结核病防治知识的健康教育和宣传。

（2）对适龄儿童规范开展卡介苗预防接种工作。

（3）医疗卫生机构在对重点人群进行健康体检和预防性健康检查时，做好肺结核的筛查工作。

（4）医疗卫生机构和结核病实验室及相关工作人员，应当遵守相关规定，采取措施防止医源性感染和传播。

（5）明确规定了当肺结核疫情构成突发公共卫生事件时应当采取的控制措施。

9. 我国在结核病预防方面的举措有哪些？

（1）按照国家免疫规划要求为新生儿、婴幼儿接种卡介苗，不断提高卡介苗接种覆盖率和接种质量。

（2）逐步对结核分枝杆菌潜伏感染者中的结核病发病高危人群开展预防性治疗，特别是艾滋病毒感染者/艾滋病患者（HIV/AIDS）、与病原学阳性肺结核患者有密切接触的 5 岁以下儿童和与活动性肺结核患者密切接触的学生等新近潜伏感染者。

10. 我国"早发现"结核病的措施有哪些？

因症就诊、主动筛查和健康体检是早期发现患者的主要方式。

（1）发现疑似患者及时报告，及时转诊到当地结核病定点医疗机构。

（2）对病原学检查阳性肺结核患者和耐多药肺结核高危人群进行耐药筛查。

（3）积极推广耐多药快速检测技术，尽早发现耐药患者。

（4）对病原学阳性肺结核患者的密切接触者、艾滋病病毒感染者和患者、65 岁及以上老年人、糖尿病患者等结核病重点人群进行主动筛查。

（5）将结核病筛查纳入学校入学、流动人口和监管场所人员等人群的健康体检中。

11. 我国结核病患者的药品保障和服务保障措施有哪些？

（1）推荐使用固定剂量复合剂（FDC）进行抗结核治疗。完善一线、二线抗结核药品采购机制，加强药品质量抽检，确保抗结核病药品保障供应，保证药品质量安全，确保抗结核药品不间断供应。

（2）推进结核病患者家庭医生签约服务制度，开展全流程、全链条、全方位的患者关怀，充分利用移动互联网等新技术开展随访服务，提高患者治疗依从性。

12. 我国 MTB/HIV 双重感染的防控措施有哪些？

（1）对艾滋病病毒感染者和艾滋病患者进行结核病筛查，在艾滋病流行重点县（区）为结核病患者提供艾滋病病毒检测服务。

（2）负责结核病和艾滋病诊疗的定点医疗机构要建立健全合作机制，共同做好双重感染者的筛查、诊治和管理。

13. 我国"早发现"老年人和糖尿病患者结核病感染的措施有哪些？

依托基本公共卫生服务项目，结合老年人健康体检和糖尿病患者季度随访，落实结核可疑症状筛查，对有可疑症状的人员及时进行胸部 X 线检查或转诊至当地结核病定点医疗机构进一步诊断。

14. 我国对结核感染患者的密切接触者的防控措施有哪些？

对于病原学阳性患者的密切接触者进行主动筛查。对未发病或者结核感染筛查试验阴性的密切接触者，在半年后、1 年后应再次进行症状筛查，发现有症状者立即转诊至定点医疗机构进一步检查。

15. 我国对流动人口的结核病患者管理措施有哪些？

（1）按照属地管理原则，做好流动人口结核病患者诊断、报告、转诊追踪、信息登记和治疗、随访服务、密切接触者筛查等工作，并做好跨区域治疗患者的转出和接收，及时更新治疗随访信息。

（2）做好基本医保异地就医直接结算工作。

（3）对流动人口聚集场所开展宣传教育工作。

16. 我国对学校结核病防控措施有哪些？

（1）加强部门合作，建立卫生健康、教育等部门定期例会和信息通报制度。

（2）全面落实新生入学体检、健康教育、改善校园环境、晨检、因病缺勤病因追查和登记等综合防控措施，对学校中的肺结核患者密切接触者开展筛查，及早发现肺结核患者和感染者，进一步加强学校结核病疫情监测和处置。

（3）开展预防性治疗，加强患者治疗管理，防止学校出现散发疫情或突发公共卫生事件。

第三节　结核病患者的发现

1. 何为结核病的可疑对象？

咳嗽、咳痰≥2 周；咯血或血痰；其他，如发热或胸痛≥2 周。具有以上任何一项症状指征，即为结核病的可疑对象。

2. 发现结核病患者的三种途径是什么？

（1）因症就诊　有症状者直接到定点医院就医。若机构无检查条件，推荐患者至结核病定点医院。未及时就诊者，疾控机构将进行追踪，督促其就医。

（2）主动筛查　疾控机构组织定点医院和基层机构对高危人群进行筛查，并针对学生、农民工等进行主动筛查。

（3）健康体检　医疗机构在健康检查中发现肺结核或疑似患者，及时转诊至结核病定点医院治疗。

3. 我国主要采用的结核病患者发现途径是什么？

我国主要采用的结核病患者发现途径为因症就诊，指患者出现肺结核可疑症状直接就医因症推荐是指在基层医疗机构对可疑症状者进行检查，并推荐至定点医疗机构。

4. 发现结核病的方法有哪些？

（1）问诊筛选。

（2）痰结核菌检查。

（3）结核菌素试验。

（4）X 线检查。

5. 如何加强结核病患者的早期发现和诊疗工作？

医疗机构应落实首诊负责制，加强对可疑症状者的排查，发现疑似者及时报告、转诊到定点机构；对病原学检查阳性者和耐多药肺结核高危人群进行耐药筛查；积极推广耐多药快速检测技术，尽早发现耐药者。

6. 结核病患者发现的范围包括哪些？

结核病患者发现的范围包括：结核病可疑症状者、结核病发病高危人群筛查、疑似结核病患者推介及追踪、结核病诊断等。

7. 综合医疗机构肺结核早期发现目标人群是哪些？

指 HIV 感染者/获得性免疫缺陷综合征（acquired immunodeficiency syndrome，AIDS）患者、非 HIV 感染免疫抑制人群、终末期肾脏病患者、矽肺患者、肺结核患者密切接触者及糖尿病患者。

8. 结核病患者发现工作中，疾病预防控制机构的主要责任是什么？

疾病预防控制机构在结核病患者发现工作中主要负责结核病患者发现策略制定、指导并组织开展结核病患者主动筛查、结核病疑似患者追踪等工作。

9. 为何基层医疗卫生机构被称为结核病患者发现的"前哨"？

肺结核可疑症状者 90% 以上首诊都在基层医疗卫生机构，由于肺结核症状与其他呼吸道疾病症状相似，往往被患者忽视延误病情。因此，尽早识别出肺结核可疑症状者，开展主动筛查发现疑似患者并做好推介是基层医疗卫生机构一项非常重要的工作。

10. 为什么在重点人群中开展主动筛查能够快速降低结核病疫情风险？

这些人群本身具有较高的结核病感染风险，如既往结核病患者、密切接触者等，或是与结核病共同存在危险因素，如糖尿病、HIV 感染等。通过对这些高风险人群进行主动筛查，可以早期发现并有效控制结核病传播。

11. 在密切接触者筛查中，如何优化筛查工作？

（1）政府应加大人力和经费支持投入，确保密切接触者筛查工作有效开展。

（2）需要重视社会密切接触者的筛查工作，并加强健康教育，减轻患者的病耻感。

（3）采用敏感度高的筛查方法，如胸片检查和分子生物学检测。

（4）延长筛查时间，建议密切接触者筛查时间为 2 年，每半年筛查 1 次。

12. 为什么结核病患者的早期发现和治疗对于控制该疾病至关重要？

因为结核病患者若得不到及时的治疗，容易导致病情恶化，增加结核病的传播。早期发现能够提高治疗的效果，减少病患对他人的传染风险，有助于降低结核病的传播率和死亡率。

13. 我国《"十三五"全国结核病防治规划》中关于早期发现的要求是什么?

要求在定点和基层医疗卫生机构加大对患者的发现力度,开展重点人群主动筛查。这意味着要在医疗机构中主动发现患者,并针对重点人群进行定期筛查,以提高结核病的早期发现率。

14. 如何用有限的基层医疗资源做好结核病主动筛查工作?

首先,针对高风险人群进行有针对性的筛查,如密切接触者、疫区人群等;其次,优化筛查时间间隔,根据疫情情况和资源分配情况进行合理安排;再次,采用便捷的筛查方法,如胸部 X 线移动车等,提高筛查效率;最后,建立完善的筛查流程,确保筛查工作的顺畅进行,提高结核病早期发现的效率。

15. 结核病患者发现的"五张网"指什么?

指的是建立在不同层面和场所的结核病患者发现机制或网络,包括以下 5 个方面。

(1)体检机构网 涵盖对全体人群进行结核病筛查和发现工作的医疗体检机构。

(2)社区网 涵盖社区层面的结核病患者发现工作,包括社区卫生服务中心、社区医院等。

(3)重点场所网 主要针对具有较高传播风险的场所,如学校、监狱、养老机构等进行结核病患者的发现和控制工作。

(4)重点人群网 针对结核病高危人群,如 HIV 感染者/AIDS 患者(可简称 HIV/AIDS 患者)、肺结核患者密切接触者、既往结核病患者、糖尿病患者及老年人等进行结核病发现和管理工作。

(5)全民网 包括全社会的结核病防治宣传教育工作和普遍的结核病筛查,以提高公众对结核病的认识和预防意识。

第四节 结核潜伏感染的筛查与预防

1. 什么是结核分枝杆菌潜伏感染?

结核分枝杆菌潜伏感染(latent tuberculosis infection,LTBI)是指机体对结核分枝杆菌抗原刺激产生的持久性的反应,临床上没有任何活动性结核病征象。目前尚没有能够直接测量人体结核分枝杆菌(mycobacterium tuberculosis,MTB)感染的技术手段。

2. 结核潜伏感染的流行病学情况是怎样的?

据估算,全球近 1/3 的人感染了结核分枝杆菌,也就是超过 20 亿人。我国 2022 年结核病新发病人数约为 74.8 万,我国结核潜伏感染人数约 2 亿。

3. 结核潜伏感染的防治现状如何?

研究表明,结核潜伏感染者中将有 5% ~ 10% 在一生中发生结核病,在结核病高危人群中发病率更高,尤其是在低于 5 岁的确诊结核病的儿童家庭密切接触人群中,2 年内发病率高达 19%,如果合并了 HIV 感染,则结核病年发病率可以达到 5% ~ 10%。根据 WHO 要求,2018—2022 年全球要完成 3000 万结核潜伏感染高危人群的预防性治疗,而截至 2020 年,全球完成预防性治疗人数仅 800 万,远未达到要求。

4. 结核潜伏感染的主要筛查方法是什么?

结核潜伏感染诊断缺乏"金标准",诊断的技术原理是检测机体的结核病特异性免疫反应,筛查方法包括结核菌素皮肤试验、γ-干扰素释放试验和重组结核杆菌融合蛋白检测，我国目前普遍使用的筛查方法为结核菌素皮肤试验（PPD）。

5. 结核潜伏感染的诊断标准是什么？

（1）在没有卡介苗（BCG）接种或非结核分枝杆菌（NTM）干扰时，PPD 反应硬结平均直径≥5mm 则视为已受结核分枝杆菌感染。

（2）在 BCG 接种地区或非结核分枝杆菌感染地区，以 PPD 反应硬结平均直径≥10mm 为结核分枝杆菌（MTB）感染标准。

（3）对 HIV 阳性者或接受免疫抑制剂治疗大于 1 个月者，以及与活动性肺结核患者有密切接触的未接种 BCG 的 5 岁以下儿童，PPD 反应硬结平均直径≥5mm 视为结核分枝杆菌感染。

6. 哪些结核潜伏感染者需要进行预防性治疗？

（1）与病原学阳性肺结核患者密切接触的结核潜伏感染者（尤其是 5 岁以下儿童）。

（2）艾滋病病毒感染者及艾滋病患者中的结核潜伏感染者。

（3）与活动性肺结核患者密切接触的学生等新近潜伏感染者。

（4）其他高危人群：长期使用免疫抑制剂者等。

其中（1）～（3）为重点对象。

7. 目前结核潜伏感染预防性治疗主要有哪两种治疗方法？

目前预防性治疗主要有化学预防性治疗及免疫预防性治疗两种。

8. 目前世界卫生组织针对结核潜伏感染预防性治疗的方案有哪些？

（1）利福喷汀 + 异烟肼 3 个月方案。

（2）利福平 + 异烟肼 3 个月方案。

（3）利福喷汀 + 异烟肼 1 个月方案。

（4）单用利福平 4 个月方案。

（5）单用异烟肼 6 个月方案。

9. 全球范围内针对结核潜伏感染免疫预防性治疗的研究进展到什么程度？

全球都在开展多项结核疫苗研究。在我国传染病防治科技重大专项的支持下，专家团队自主研发注射用"母牛分枝菌"（微卡）用于 LTBI 预防性治疗，如今已获国家药品注册证书，也是全球第一个用于预防 LTBI 发病的生物制剂，被 WHO 在"结核病研究与发展战略规划"中推荐。微卡每 2 周注射 1 次，共注射 6 次。该产品用于预防 LTBI 人群发生肺结核，具有安全性好、保护效果稳定、疗程短等优势。

10. 结核病潜伏感染预防性化学治疗应注意什么？

（1）排除预防性治疗禁忌证　治疗前医护人员应仔细询问患者既往病史、用药史、药物过敏史，以及结核病患者接触史（是否有耐多药结核病患者接触史）；进行血常规、肝肾功能检查，排除用药禁忌，依据评估结果选择适宜的抗结核预防性治疗方案。

（2）有下列情况之一者，不适宜接受抗结核化学预防性治疗。①正在接受活动性病毒性肝炎治疗者或伴血丙氨酸氨基转移酶（ALT）升高者；②过敏体质患者，或身体正处于变态反应期者；③癫痫患者、精神病患者，或正在接受抗精神病药物治疗者；④患有血液系统疾病，血小板低于 50×10^9/L 者，白细胞低于 3000×10^9/L 者；⑤服药前已知依从性差，不能坚持规定疗程者；⑥既往患过结核病，完成规范抗结核治疗 5 年内者。

11. 结核潜伏感染者化学预防性治疗的停药指征是什么？

（1）完成规定的抗结核预防性治疗疗程。

（2）任何方案出现药物不良反应、变态反应等时，原则上应停止治疗。

（3）因各种原因不规律服药或不能完成整个疗程治疗。

（4）预防性治疗期间发现身体任何部位出现活动性结核病病灶时应及时停止，并根据患者发病部位选择标准抗结核化疗方案。

12. 我国结核潜伏感染筛查与预防性治疗的发展方向是什么？

（1）加强政府承诺，加强经费投入。

（2）增加社区和乡镇医疗卫生机构相应职责，提高筛查治疗的可及性和可行性。

（3）加强考核评估机制，健全保障实施机制。

（4）注重宣传教育，提高知晓水平。

（5）加强科学研究，积极推广应用新技术，实现产学研一体化。

第三章 不同区域结核病的预防与管理

第一节 社区结核病预防与管理

1. 社区开展的结核病防控措施包含哪些内容？

（1）社区网格化管理。

（2）早期筛查和检测。

（3）病例的社区治疗管理。

（4）心理和营养支持。

（5）健康教育和宣传。

（6）疫情监测和报告。

（7）环境卫生和个人卫生。

2. 社区如何进行结核病预防工作？

（1）为新生儿、婴幼儿接种卡介苗。

（2）逐步对结核病发病高危人群开展预防性治疗。

（3）在医疗卫生机构和人口聚集场所等高风险区域将肺结核患者与其他人员进行分区管理。

3. 结核病患者所在社区的治疗管理工作包括哪些？

结核病患者所在社区的治疗管理包含对患者进行登记，记录患者的人口学特征信息、治疗进程、病情变化与转归信息等。

4. 社区哪些人群应主动进行结核病筛查？

居民社区中的活动性肺结核患者密切接触者、既往结核病患者、HIV/AIDS 患者、老年人、糖尿病患者及居住在高疫情地区的人群（高危人群/重点人群），上述六类人群应主动进行结核病筛查。

5. 通过哪些方式可以促进结核病可疑症状者就诊？

（1）在社区内开展肺结核患者密切接触者的追踪和检查，密切观察结核病患者的家庭成员，出现肺结核可疑症状督促其及时就诊。

（2）协助疾控机构开展老年人、糖尿病患者以及入学新生等结核病高危人群的主动筛查工作。

（3）社区可以通过移动互联网、远程医疗、人工智能读取胸片、手机应用程序等信息化技术，尽早让肺结核可疑症状者在社区获得疾病的初步判断。

（4）将结核病的医疗服务下沉到乡镇，为可疑症状者创造便捷的就医环境，提高医疗服务的可及性。

6. 社区推介和转诊行为主要体现在哪些方面？

（1）发现肺结核或疑似肺结核患者后，要对其开展结核病防治知识的宣传教育，使其了解及时诊治的重要性，做好疫情上报并转诊到结核病定点医疗机构。

（2）对病原学阳性肺结核患者开展第一次入户随访时，要对患者的密切接触者进行症状筛查，将发现的肺结核可疑症状者转诊到结核病定点医疗机构接受结核病检查。对首次检查排除了肺结核可疑症状的密切接触者，应在首次筛查后半年、1 年时对其进行症状筛查，发现有肺结核症状者立即推介至县（区）级结核病定点医疗机构接受结核病检查。

（3）对辖区内有肺结核可疑症状的 65 岁及以上老年人进行肺结核可疑症状筛查，尤其是对具有高危因素（如既往结核病患者、低体重营养不良者、免疫抑制剂使用者等）的老年人进行胸部影像学检查。对发现的肺结核可疑症状者，及时推介或转诊至县（区）级结核病定点医疗机构进行结核病检查。

（4）对辖区内管理的糖尿病患者，基层医疗卫生机构在开展随访时，要对肺结核可疑症状者进行筛查和健康教育。将发现的肺结核可疑症状者及时推介或转诊至县（区）级结核病定点医疗机构进行结核病检查。

7. 社区医务人员为结核病患者及家庭提供随访关怀的主要内容有哪些？

（1）正确地向患者传递结核病防治知识，使之充分认识到结核病"可防、可治、不可怕"；明确告知规范诊疗的重要性及不规范诊疗的危害性，引起患者对自身疾病的重视。

（2）按照基本公共卫生结核病患者健康管理要求，按时对患者进行面对面访视，访视过程中有效回应患者对疾病和自身健康状况的咨询。

（3）对患者家庭及患者个人予以感染控制指导。

（4）根据患者身体状况，对患者予以生活指导，包括饮食起居、戒烟限酒、适当锻炼等生活习惯和生活方式。

（5）为结核病患者提供社会支持。

8. 社区医务人员应对辖区内的结核病患者予以哪些方面的营养和饮食指导？

建议结核病患者食用高热量、高蛋白、高维生素、高膳食纤维、低脂肪的食物，如各种肉类、豆类、蛋类、奶及奶制品、蔬菜、水果等。服药前后一个小时内不喝牛奶（影响药物的吸收），服用异烟肼期间少食或者不食用无鳞鱼（容易引起组胺反应）。

9. 社区医务人员可为结核病患者提供哪些社会支持？

（1）明确告知患者可享受的当地医疗报销政策、民政医疗救助政策。

（2）明确告知患者可享受的国家和当地政府的结核病减免等惠民政策。

（3）必要时协助或指导患者办理"门诊慢病"报销手续。

（4）对符合当地民政救助或慈善救助条件的患者，积极协助或指导其办理有关手续，尽早享受有关救助政策。

（5）对因结核病导致贫困的患者，积极协助其申请民政或慈善救助，对于落实患者"交通营养费"政策的地区，基层管理人员应积极为符合条件的患者争取。

（6）尽量为患者对接各种资源，提供社会支持。

10. 社区医务人员如何帮助结核病患者回归社会？

（1）在与患者沟通交流时，应言语和蔼、耐心倾听及解答问题。

（2）给予患者更多的同情、关心和照顾，不要歧视。

（3）在患者不希望医生或志愿者进行家庭访视时，可以预约至社区卫生服务中心或者采用视频访视，注意尊重患者的隐私。

（4）社区可定期开展同伴支持活动，邀请治愈患者讲述自己的心路历程，达到互相帮助、互相安慰的作用，也能使社区群众认识到结核病是常见病，患者治愈后可以正常生活、工作和学习。

11. 社区对肺结核患者健康教育的主要内容有哪些？

（1）坚持规范治疗，绝大多数肺结核是可以治愈的。

（2）中断治疗会导致治疗失败，形成难治的耐药结核病，治疗费用也会增加几十倍甚至上百倍，治疗效果不佳。

（3）治疗疗程　治疗分两个阶段，即强化期和巩固期。一般情况下，利福平敏感和利福平耐药未知需治疗 6 个月 [强化期使用异烟肼（H）、利福平（R）、吡嗪酰胺（Z）和乙胺丁醇（E）2 个月/巩固期使用 HR 4 个月]，利福平敏感和异烟肼耐药需治疗 6～9 个月，使用利福平（R）、吡嗪酰胺（Z）、乙胺丁醇（E）、左氧氟沙星（Lfx）；结核性胸膜炎需治疗 9 个月（强化期使用 HRZE 2 个月/巩固期使用 HRE 7 个月），其他肺结核或合并疾病需治疗 12 个月（强化期使用 HRZE 2 个月/巩固期使用 HRE 10 个月），耐药结核病可分为常规标准治疗方案（18～24 个月）和短程标准治疗方案（9～12 个月）。

（4）按医嘱定期复查，出现不良反应及时就诊。

（5）国家和当地具有的肺结核的诊疗优惠政策。

（6）改变不良行为习惯和生活方式，做好个人和家庭成员防护。

12. 社区对肺结核患者的家庭成员健康教育的主要内容有哪些？

（1）有肺结核可疑症状的家庭成员应及时到县（区）级定点医疗机构接受检查。

（2）关爱患者，积极督促其按时服药。

（3）患者出现药物不良反应时，及时协助向社区医生报告或联系县（区）级定点医疗机构主管医生。

（4）经常开窗通风，保持室内空气流通。

13. 社区对肺结核患者及其家庭成员开展健康教育活动的主要形式有哪些？

（1）第一次见面访视时，进行全面防治知识、政策宣传。

（2）日常访视、电话访视时开展健康咨询。

（3）主动上门了解患者家庭经济状况，对家庭生活困难的患者及时协调社区干部给予医保报销、民政或慈善救助，以及交通营养补助等惠民政策。

14. 社区在结核病防治工作中应对居民开展哪些方面的健康教育？

（1）肺结核是一种严重危害公众健康的慢性呼吸道传染病，主要通过患者咳嗽、打喷嚏或大声说话时喷出的飞沫传染他人。

（2）肺结核危害大，轻则影响正常工作生活、婚姻家庭，重则会丧失劳动力，甚至危及生命；同时，传染期还可能传染给家人、亲戚朋友、同学、同事等周围的人。

（3）咳嗽、咳痰 2 周以上，或痰中带血丝，应怀疑得了肺结核，及时到医院看病。

（4）怀疑得了肺结核，应主动或由基层医疗卫生机构医生推介到县（区）定点医疗机构结核门诊进行检查和诊断。

（5）县（区）级定点医疗机构结核门诊为确诊的肺结核患者提供规范化诊疗和全疗程管理服务，患者可享受国家免费提供的一线抗结核药品，以及当地优惠的诊疗政策。

（6）只要坚持正规治疗，绝大多数肺结核患者是可以治愈的。

（7）肺结核可防可治，不可怕。肺结核患者治愈后，可以和正常人一样工作、生活和学习。不要歧视肺结核患者。

第二节　居家治疗期间结核病的预防与管理

1. 2022 年 WHO 全球结核病新发病例可归因的 5 个风险因素是什么?

结核病新发病例可归因的 5 个风险因素,分别是营养不良、HIV 感染、酒精使用障碍、吸烟(特别是在男性中)和糖尿病。

2. 低体重指数结核患者如何进行营养评定?

低体重指数人群(BMI < 18.5kg/m²)发生结核病的风险比正常体重指数人群(18.5 ≤ BMI < 25.0kg/m²)高出 12.4 倍,而超重(25.0 ≤ BMI < 30.0 kg/m²)和肥胖人群(BMI ≥ 30.0 kg/m²)发生结核病的风险则较低。因此应对低体重指数结核患者进行营养评定,包括膳食调查(既往和近期进食情况、食物安全等)、人体测量(身高、体重和皮褶厚度等)、实验室检测(临床和营养相关检测)、临床症状和体征 4 个方面。

3. 结核病营养管理的目的是什么?

结核病营养管理的目的是增加患者治疗期间的饮食摄入,以补充疾病康复和体重增加所需的营养,支持人体细胞生成和免疫反应,对受损和病变组织进行修复,减轻抗结核药物的不良反应如恶心、呕吐、厌食、腹泻等。确诊结核病的患者应根据其营养状态提供合理的营养咨询,制定营养治疗处方,并贯穿整个疗程。

4. 饮酒对肺结核有什么影响?

(1)在酒精影响下,肺泡巨噬细胞对新感染病原体的抵抗力会减弱,饮酒者感染肺结核的概率是非饮酒者的 1.27 倍。

(2)抗结核化疗过程中饮酒可使化疗时抗结核药物对已受损肝脏的毒性增强,饮酒的同时服用抗结核药物不良反应也较多见,如饮酒的同时服用异烟肼可致恶心、呕吐、头晕、头痛、呼吸困难、心律失常等。

(3)饮酒的同时服用利福平可显著加重肝损害等,长期饮酒也可导致机体营养不良和免疫力低下。

5. 吸烟为什么会增加肺结核的发病率?

(1)长期吸烟可引起呼吸道黏膜损伤,呼吸道黏膜上皮细胞完整性遭受破坏,抵抗病原体能力下降,引起气道内炎症细胞增加,开始以中性粒细胞为主,之后以巨噬细胞为主。

(2)吸烟与结核发病的关联可能是由于吸烟减弱了机体的特异性免疫并增强了非特异性炎症反应。

6. 对糖尿病患者应如何进行结核筛查?

对糖尿病患者首次诊断时推荐进行结核病症状筛查和胸部影像学检查,随访时需注意症状筛查,对无症状者推荐每年进行一次胸部影像学检查。

7. 活动性肺结核患者居家治疗期间隔离措施有哪些?

(1)如果条件允许,患者应单独在一个隔离、通风良好的房间休息。不能分开居住的要分床居住,并用布帘进行空间隔离,布帘高度应到达屋顶。

(2)年龄小于 5 岁的儿童和老年人应避免与肺结核患者共居一室,有条件的最好不要居住在一处所。如与传染期患者密切接触,应定期随访这些儿童和老年人,进行肺结核筛查。

（3）天气条件允许的情况下，患者应尽可能多在户外活动。

（4）肺结核患者在家庭共同区域活动时应佩戴口罩，与密切接触者距离应保持在 2m 以上。

（5）尽可能固定 1 名家庭成员照顾居家隔离治疗的肺结核患者，并佩戴医用防护口罩。

8. 肺结核患者密切接触者要做哪些检查？

对肺结核患者密切接触者推荐开展结核分枝杆菌感染检测和结核病筛查，包括结核病症状筛查、胸部影像学检查、免疫学检测。在肺结核患者确诊的第 6、12 和 24 个月时，对其密切接触者进行结核病症状筛查和胸部影像学检查。

9. 对于不同年龄阶段的肺结核可疑症状者应进行何种筛查？

（1）对具有肺结核可疑症状的 15 岁及以上人群，进行胸部影像学检查，若存在与肺结核相符的异常表现，则进行结核分枝杆菌病原学检测。

（2）对具有肺结核可疑症状的 15 岁以下人群，建议进行结核分枝杆菌病原学检测和免疫学检测。病原学检测优先推荐结核分枝杆菌分子生物学检测技术。若病原学检测结果为阴性但免疫学检测结果为阳性，则进行胸部影像学检查。

10. 对不明原因发热应如何进行结核筛查？

（1）对不明原因发热患者应进行结核分枝杆菌感染免疫学检测和病原学检测等。

（2）对结核分枝杆菌感染免疫学检测阳性的不明原因发热患者，应积极寻找肺结核或肺外结核病灶，以获取相应部位临床标本或组织标本进行病原学检测和（或）病理检查。

（3）结核分枝杆菌感染免疫学检测阴性的不明原因发热患者，若不存在高龄、低体质量指数、营养不良、免疫抑制状态等导致假阴性的临床情况，可基本排除结核病的可能。

第三节　学校结核病的预防与管理

1. 学校结核病常规预防控制措施有哪些？

健康体检、健康教育、保证环境卫生、晨检、因病缺勤病因追查及登记、病例及时报告和转诊。

2. 学校为结核病防控健康体检所做的工作有哪些？

（1）选择健康体检机构。

（2）动员和宣传。

（3）组织新生入学体检、其他学生体检、教职员工体检，对健康体检异常者进一步检查。

（4）结核病健康体检结果的记录、汇总和反馈。

（5）对肺结核和疑似肺结核患者、单纯结核菌素试验（TST）检测强阳性者或 γ－干扰素释放试验（IGRA）阳性者做体检后的处理。

3. 健康体检后对不同人员的处理措施有哪些？

（1）肺结核和疑似肺结核患者　学校应当将体检发现的异常结果及时告知本人，若学生异常需告知其家长。对于肺结核或疑似肺结核学生，要由体检机构与学生所在学校班主任或校医核准学生信息（学校名称、学校地址和班级必须填写）后进行传染病报告，并将患者转诊到当地结核病定点医疗机构进行进一步检查和诊治。

（2）单纯 TST 检测强阳性者（或 IGRA 阳性者）　体检机构应将单纯 TST 检测强阳性或 IGRA 阳性的学生、教职员工的信息反馈给学校。学校要加强对这些学生和教职员工的健康教育，告知 TST 检测强阳性/IGRA 阳性的意义、肺结核的常见症状。可建议有肺结核患者密切接触史或其他高危因素者进行预防性治疗（18 岁以下学生需家长知情同意）；要对其加强常规监测，一旦出现肺结核可疑症状，应督促其到指定的结核病定点医疗机构进行进一步检查，并收集其诊断结果。

4. 不同人群学校结核病防控的健康教育措施有哪些？

（1）教育行政部门人员及学校领导　主要内容有我国及学校结核病疫情状况，学校结核病防控相关法律、法规和规范，学校结核病的主要防控措施，各部门职责和部门间合作的重要性等。

（2）学校卫生管理人员、校医及教师　主要内容有结核病防治的法律、政策、基本知识，学校结核病防控措施和工作内容，开展学校结核病防控工作的技巧，包括如何对学生开展结核病健康教育、组织开展新生入学体检和教职员工体检、开展日常晨检和因病缺勤病因追查及登记等工作的规范要求和细节。

（3）学生及家长　主要内容有结核病防治的核心信息和基础知识、良好的卫生习惯、关注自身健康、不瞒报病情等。

除以上 3 个方面外，还应建立学校校园环境卫生管理制度，做好学校环境的清扫保洁，清除卫生死角，做好垃圾处理。

5. 学校结核病防控的晨检工作适用范围及内容有哪些？

（1）晨检工作适用于托幼机构和中小学，有条件的大中专院校也可以开展。

（2）具体内容　建立健全学校的晨检制度，每个班级均由班主任或指定的学生担任班级监测员，负责晨检和记录工作。①学校医务室（保健室/卫生室）对各班监测员开展培训，由监测员负责每天晨检工作，了解每名到校学生是否有咳嗽、咳痰、发热、盗汗等症状；②发现学生出现咳嗽、咳痰等症状，监测员应在《学生晨检记录表》中记录症状及其出现时间，及时向学校医务室（保健室/卫生室）报告。医务室（保健室/卫生室）应每周核查《学生晨检记录表》，及时发现并关注持续咳嗽、咳痰者；③对发现的肺结核可疑症状者，学校医务室（保健室/卫生室）应填写《肺结核可疑症状者/疑似肺结核患者推介/转诊单》，由学校指定人员或通知家长陪伴学生到当地结核病定点医疗机构接受检查，并将转诊单交给结核病定点医疗机构；④对已转诊的学生，班主任或医务室（保健室/卫生室）要密切追踪转诊后的到位情况和结核病定点医疗机构的最后诊断结果，将诊断结果填写到《学生晨检记录表》中。

6. 何为学校结核病散发疫情？

学校结核病散发疫情是指在指学校内发现结核病病例，但尚未构成结核病突发公共卫生事件。

7. 在学校范围内如何确定结核病突发公共卫生事件？

（1）一所学校在同一学期内发生 10 例及以上有流行病学关联的结核病病例，或出现结核病死亡病例时，学校所在地的县级卫生健康行政部门应当根据现场调查和公共卫生风险评估结果，判断是否构成突发公共卫生事件。

（2）县级以上卫生健康行政部门也可根据防控工作实际，按照规定工作程序直接确定事件。

8. 学校结核病疫情现场流行病学调查的内容有哪些？

（1）现场基本情况调查 通过问询获得学校的基本情况，包括年级（班级）组成及人数，在校学生数、教职员工数、学生来源，教室和宿舍容量、分布，学校校医的配置、常规开展的结核病防控工作等；并通过现场走访，实地考察结核病患者所在班级、宿舍、食堂、图书馆、计算机房等公共场所的环境卫生情况。

（2）疫情发生情况调查 主动开展病例搜索，全面收集目标区域、特定人群以及相关医疗机构发现的所有结核病患者的信息，逐例核实已发现病例的诊断。按照病例发生的时间顺序，整理汇总结核病患者的详细个案信息，了解所有病例的发病、就诊、诊断和治疗处理过程，分析患者的时间分布、班级及宿舍分布、患者特征分布及相互间的流行病学关联，了解当地已采取的处理措施、下一步的工作安排等。

（3）传播链和传染源的初步调查 结合流行病学个案调查、密切接触者调查和筛查结果，详细分析所有病例在时间、空间分布上的联系，对引起本次疫情发生的可能传染源和传播链做出初步判断。

完成现场调查后，疾病预防控制机构应填写《学校结核病散发疫情现场调查核实反馈表》，并通报给学校。

9. 学校结核病疫情报告的程序有哪些？

（1）县（区）级疾病预防控制机构发现学校内活动性肺结核患者时，应及时向患者所在学校反馈。

（2）县（区）级疾病预防控制机构发现 3 例及以上有流行病学关联病例的散发疫情时，应向同级卫生健康行政部门、上级疾病预防控制机构和学校报告、反馈。在《散发疫情发生情况记录表》中逐起填写，在次年的 1 月 31 日之前完成系统录入。

（3）县（区）级疾病预防控制机构通过疫情监测或筛查处置，经初步现场调查核实，发现某学校结核病疫情达到结核病突发公共卫生事件的标准，应在 2 小时内向事件发生所在地的同级卫生健康行政部门、上级疾病预防控制机构和学校进行报告及通报。

（4）当地卫生健康行政部门会同教育行政部门及时组织开展调查与核实，并组织相关专家进行评估。如确认构成突发公共卫生事件，应当按照《国家突发公共卫生事件应急预案》等规定，确定事件级别。卫生健康行政部门应当在事件确认后 2 小时内向上级卫生健康行政部门和同级政府报告，并告知同级教育行政部门。

10. 预防学校肺结核疫情进一步扩散的措施有哪些？

（1）接触者筛查。

（2）患者治疗管理。

（3）健康教育和心理疏导。

（4）主动监测学生的健康状况。

（5）环境卫生和消毒。

（6）学校结核病突发公共卫生事件应急响应。

11. 学校结核病突发公共卫生事件应急响应内容是什么？

（1）确认组织架构和职责。

（2）风险评估 包括风险识别、分析、评价、管理建议、评估报告。

（3）公众风险沟通 接受采访；组织媒体沟通会；举办新闻发布会；利用官方网站、微博和微信等信息平台发布信息；在线访谈；举办主题宣传活动。

（4）响应终止。

（5）事件评估 指示病例发现的及时性；处置过程的及时性；处置手段的适宜性；处置的结果评价；后续风险的可能性。

12. 学校结核病接触者的分类是什么？

指示病例是学校内最初报告的活动性肺结核患者，包括确诊病例和临床诊断病例。根据与指示病例的接触方式、程度和时间，接触者可划分成三类：密切接触者、一般接触者、偶尔接触者。

13. 学校结核病密切接触者包括哪些？

（1）与患者在同一个教室学习的师生、在同一个宿舍居住的同学。

（2）与患者诊断前 3 个月至开始治疗后 14 天内在同一住宅接触达到 7 天的家庭成员。

（3）其他与病原学阳性/重症病原学阴性/症状明显的病原学阴性患者在诊断前 3 个月至开始治疗后 14 天内在封闭空间直接连续接触 8 小时及以上或累计达到 40 小时者，或与其他病原学阴性患者在诊断前 1 个月内累计接触达 40 小时者。

如果患者从出现症状到明确诊断的时间超过 3 个月，则上述关于密切接触者的定义应更新为从症状出现时至开始治疗后 14 天。

14. 发生学校结核病疫情时，对接触者筛查的要求是什么？

（1）发现肺结核病例后，县（区）级疾病预防控制机构应在学校协助下，根据学校提供的相关人员名单和患者流行病学个案调查所收集的非学校内密切接触者人员名单，将需进行筛查的所有接触者信息填写在《学校肺结核患者接触者筛查一览表》中，组织接触者到指定的医疗卫生机构进行筛查。接触者筛查应在完成指示病例个案调查后的 10 个工作日内完成。寒暑假期间发现的患者，其接触者筛查也应立即启动，全部筛查工作应在开学后 10 个工作日内完成。

（2）根据情况决定是否扩大筛查。

15. 接触者筛查的内容及方法有哪些？

（1）15 岁以下的接触者，同时进行肺结核可疑症状筛查和 TST 检测（有禁忌证者或有条件的地区可采用 IGRA），对肺结核可疑症状者或 TST 检测强阳性者/IGRA 阳性者须进行胸部 X 线片检查。对需要鉴别诊断者可进一步采用 CT 等检查。

（2）15 岁及以上的接触者，须同时进行肺结核可疑症状筛查、TST 检测（有禁忌证者或有条件的地区可采用 IGRA）和胸部 X 线片检查。对需要鉴别诊断者可进一步采用 CT 等检查。

（3）对肺结核可疑症状、TST 检测强阳性/IGRA 阳性、胸部 X 线片异常者进行病原学检查；病原学阳性者需进一步开展菌种鉴定和药物敏感性试验。病原学阳性的标本、核酸及菌株应予保留，以备进行结果复核及开展菌株同源性检测。

16. 接触者筛查后处理措施有哪些？

（1）活动性肺结核患者 应尽快开始规范的抗结核治疗和督导服药管理等，按照相关规定进行休复学/休复课管理。

（2）疑似肺结核患者 应先行隔离，待确诊或排除肺结核后再按照相关要求进行后续处理。

（3）TST 检测强阳性/IGRA 阳性者 应在知情同意的原则下进行预防性治疗（预防性治疗推荐方案和服药管理）。对于没有进行预防性治疗的 TST 检测强阳性/IGRA 阳性者，应加强健康教育和健康监测，出现肺结核可疑症状及时到结核病定点医疗机构就医，并在首次筛查后 3 个月末、6 个月末、12 个月末各进行一次胸部 X 线片检查。

当筛查发现 3 例及以上肺结核病例时，强烈建议进行预防性治疗。

（4）TST 检测中度阳性和一般阳性者　应开展健康教育并加强健康监测，出现肺结核可疑症状及时到结核病定点医疗机构就医。

当出现 3 例及以上有流行病学关联病例的散发疫情时，建议对 TST 检测中度阳性和一般阳性者在 3 个月后再次进行胸部 X 线片检查。

（5）TST 检测阴性/IGRA 阴性者　应开展健康教育并加强健康监测，出现肺结核可疑症状及时到结核病定点医疗机构就医。在发生学校结核病突发公共卫生事件时，应在 3 个月后再次进行 TST 检测或 IGRA 检测，对阳转者进行胸部 X 线片检查。

在出现 3 例及以上有流行病学关联病例的散发疫情时，建议在 3 个月后再次进行 TST 检测或 IGRA 检测。

17. 学生结核病预防性治疗对象应满足哪些条件？

（1）TST 检测强阳性，或 TST 检测硬结平均直径两年内净增值 ≥10mm，或 IGRA 阳性；HIV/AIDS 患者 TST 硬结平均直径 ≥5mm。

（2）无活动性结核病临床症状和体征。

（3）胸部影像学检查未见活动性结核样病变。

（4）无预防性治疗禁忌证。

教职员工可参照执行。

18. 对学校结核病患者如何进行管理？

（1）结核病定点医疗机构对确诊病例提供规范抗结核病治疗。对休学在家的病例，居住地的疾病预防控制机构应当组织落实治疗期间的规范管理；对在校治疗的病例，学校所在地的疾病预防控制机构应当与学校共同组织落实治疗期间的规范管理，校医或班主任应当协助医疗卫生机构督促患者按时服药并定期复查。

（2）疾病预防控制机构要指导学校做好疑似病例的隔离工作。疑似病例确诊后，学校应当及时登记，掌握后续治疗和转归情况，对不需休学的学生，应当安排好其在校期间的生活及学习。

19. 什么样的学校结核病患者需要进行休学管理？

（1）病原学阳性肺结核患者。

（2）胸部 X 线片显示肺部病灶范围广泛和（或）伴有空洞的病原学阴性肺结核患者。

（3）具有明显的肺结核症状，如咳嗽、咳痰、咯血等。

（4）其他情况，需根据患者实际情况判断。

20. 学校结核病患者复学标准是什么？

休学的患者，经过规范治疗、病情好转后，可根据以下情况复学。

（1）病原学阳性肺结核患者以及重症病原学阴性肺结核患者（有空洞/大片干酪状坏死病灶/粟粒性肺结核等）经过规范治疗完成全疗程，达到治愈或完成治疗的标准。

（2）其他病原学阴性肺结核患者经过 2 个月的规范治疗后，症状减轻或消失，胸部 X 线片病灶明显吸收；自治疗 3 个月末起，至少两次涂片检查均阴性且至少一次结核分枝杆菌培养检查为阴性（每次检查的间隔时间至少满 1 个月）。如遇特殊情况的患者，需由当地结核病诊断专家组综合判定。

21. 结核病患者休复学手续有哪些?

（1）学校依据定点医疗机构开具的"休学诊断证明"和"复学诊断证明"为学生办理休复学手续，并将休复学诊断证明存档。

（2）学校要做好返校学生的复学诊断证明核实工作，非本辖区定点医疗机构开具的复学诊断证明和相关资料须经学校所在地结核病定点医疗机构/疾病预防控制机构复核，如不能提交相关资料须重新检查。对未达到复学标准者，学校所在地定点医疗机构应开具继续休学治疗的诊断证明，写明继续休学的依据，例如"经复核/重新检查，该患者目前痰涂片检查仍为阳性"，注明"未达到复学标准，建议继续休学"，并将核实结果告知学校及所在地的县（区）级疾病预防控制机构。

（3）部分地区或学校针对学生长期病假或休复学有特殊的管理办法，应在满足上述休复学要求的前提下执行本地或本校规定。

第四节　监狱结核病的预防与管理

1. 为什么监狱人群容易患结核病?

监狱人群是结核病感染的高危人群，因居住集中、精神压力大，一旦发生结核病容易造成传播。

2. 为什么要重视预防监狱肺结核的流行?

监狱人群聚集，一旦防控措施不到位，可能会出现结核性疫情的暴发，严重时甚至会引发突发公共卫生事件，导致严重的社会问题。

3. 监狱中如何预防肺结核?

对监狱人员积极开展结核病相关检查，对新入监人员进行体检，定期健康检查。开展结核病接触者筛查、高危人群筛查，隔离并治疗活动性肺结核患者。对已感染结核病患者进行规范抗结核治疗，对监狱管理人员进行结核病防治知识培训，保持监狱场所环境卫生清洁和通风良好。

4. 监狱如何开展结核病筛查工作?

监狱应每年对受监管人员进行一次肺结核可疑症状筛查和胸部 X 线检查。

5. 监狱如何开展结核病防治工作?

监狱管理人员要加强对受监管人员的日常观察，对咳嗽、咳痰 2 周及以上，或痰中带血、咯血，或伴低热、胸痛、盗汗、纳差等症状者要及时给予结核病常规检查或专科会诊。对于场所内的肺结核患者，要做好治疗管理工作，并登记诊疗信息及完成相关的报表。

第四章　特殊人群结核病的预防

第一节　儿童结核病的预防

1. 儿童结核病的主要传染源是什么？

儿童结核病的主要传染源是患有结核病的成人，尤其是家庭成员中未得到妥善治疗的结核病患者。这些患者的飞沫或痰液中含有结核分枝杆菌，儿童在接触这些飞沫或痰液后，主要通过呼吸道吸入结核分枝杆菌，从而引发感染。先天性结核病也可通过母婴垂直传播。

2. 为什么儿童容易感染结核病？

儿童正处于生长发育阶段，各组织器官及免疫功能尚未成熟，抵抗力较差，一旦吸入结核分枝杆菌更容易造成感染。如果家庭成员中有结核病患者，儿童与其密切接触，尤其是父母或其他照料者，即使在成人指示病例为痰涂片阴性的情况下，30% ~ 40%的家庭中仍会将结核病传播给儿童。

3. 各年龄段的儿童结核病发病情况如何？

（1）1月龄以下　①先天性结核：相对罕见，多见于母亲患结核性子宫内膜炎或播散性结核的情况下。结核可通过胎盘和脐静脉血行传播，或是通过胎儿吸入（或摄入）受感染羊水传播。先天性结核的主要部位可能在肝脏，肺部表现相对较少；②新生儿结核：新生儿出生后暴露于传染性结核病患者（通常是其母亲）的呼吸道分泌物飞沫后，可发生新生儿结核。诊断新生儿结核后可以顺势在其母亲或其他密切接触者中识别出此前未被发现的结核感染。

（2）1月龄至1岁以下　与大龄儿童相比，婴儿更可能从结核感染发展为结核病，也更容易出现肺部感染的症状和体征。婴儿可能同时出现肺结核和肺外结核，并且发生结核性脑膜炎和播散性结核的风险增加。

（3）1岁至5岁以下　该年龄段儿童发生结核感染进展为结核病的情况要少于1岁以下儿童，主要导致支气管或淋巴结疾病。气道刺激可引起持续性咳嗽；随着病情进一步发展，气道刺激可导致喘息并最终引发喘鸣。肺外疾病在该年龄段儿童中相对少见。

（4）5岁至10岁以下　该年龄段儿童从结核感染进展为结核病的风险最低。5~9岁儿童可出现临床表现隐匿但有影像学表现的疾病。胸腔积液更常见于5岁及以上的儿童。

（5）10~17岁　青少年结核可表现出常见于儿童或成人结核的特征。最常见的症状是发热、咳嗽和体重减轻（发生率分别为63%、60%和30%）。19%的病例有胸外结核，其中最常见的病变为外周淋巴结肿大和脑膜炎。

4. 哪些因素会增加儿童感染结核病的风险？

（1）卡介苗接种不全或无效可能使儿童对结核分枝杆菌易感，且随着时间的推移，卡介苗对儿童的保护力度也会下降。

（2）与活动性肺结核患者的密切接触会显著增加感染风险，接触时间和密切程度是关键因素。

（3）遗传因素也在一定程度上影响儿童的结核病易感性。

（4）细胞免疫低下，无论是先天性的还是后天获得的，都会增加儿童对结核分枝杆菌的易感性。

（5）处于青春期发育的学生，营养需求大、学习负担重、休息时间不足等容易导致体抗力下降。且学校人群密集，学习、住宿环境拥挤，一旦有菌阳患者出现，容易造成校园内疫情的播散。

5. 应如何进行儿童结核病筛查？

（1）疑似肺结核　①详细询问病史，包括结核接触史以及与结核相符的症状；②临床检查，包括生长评估；③呼吸道标本抗酸杆菌（acid fast bacteria，AFB）涂片和分枝杆菌培养（至少 3 份痰液标本或胃抽吸物），以及核酸扩增试验（nucleic acid amplification，NAA）试验（至少 1 份标本）；④胸片；⑤干扰素释放试验（interferon gamma release assay，IGRA）和（或）TST；⑥对于 1 岁以下的婴儿可腰椎穿刺（无论是否有神经系统症状）；⑦对于疑似先天性结核的新生儿可行胎盘 AFB 涂片、分枝杆菌培养和组织学检查。

（2）对于疑似肺外结核的患者，应从所有可疑的病变部位采集标本进行 AFB 涂片和分枝杆菌培养（有条件时还可行 NAA 试验）。

6. 什么是卡介苗？

卡介苗（bacillus calmette‑guerin，BCG）是一种预防结核病的减毒活疫苗，接种后可以增强巨噬细胞活性，加强巨噬细胞杀菌能力，活化 T 淋巴细胞，从而增强机体总体抵抗力。卡介苗属于我国免疫规划第一类疫苗，无接种禁忌的新生儿均需要接受预防接种。

7. 卡介苗接种的时机是什么时候？

卡介苗接种的时机通常是在新生儿出生后 24 小时之内进行，这是预防儿童结核病的重要措施。对于因各种原因未能及时接种的新生儿，也应在 3 个月内进行补种。3 月龄 ~3 岁儿童对结核菌素纯化蛋白衍生物（TB‑PPD）或卡介苗蛋白衍生物（BCG‑PPD）试验阴性者，应予补种。4 岁及以上儿童不予补种。

8. 接种卡介苗能 100% 预防儿童结核病吗？

卡介苗的保护力在一定程度上可以有效预防儿童结核病的发生，其保护率通常在 60% 至 80% 之间，意味着大部分接种了卡介苗的儿童能够产生对结核分枝杆菌的免疫力，降低感染风险。然而，卡介苗并不能提供 100% 的保护，且其保护力会随着时间的推移而逐渐减弱。

9. 接种卡介苗的不良反应有哪些？

（1）局部不良反应　通常出现在接种疫苗后的 6 个月内。轻度不良反应为局部皮肤发红、硬结，数日后自行消退；中度不良反应发生在接种 2~4 周后，接种处出现以丘疹为特征的皮肤反应，逐渐软化，形成白色小脓疱，脓疱破溃后变为轻度溃疡，多在 2 个月内结痂，结痂后 3 个月内愈合并留下直径 4~6 mm 的瘢痕；BCG 接种后局部强反应为局部脓肿或直径 10 mm 以上的溃疡，愈合时间超过 12 周。

（2）卡介苗反应性淋巴结炎（BCG‑itis）　是接种 BCG 后最常见的不良反应，可累及接种部位同侧腋窝淋巴结、锁骨上淋巴结或颈部淋巴结，可为单独受累或合并腋窝淋巴结病变。淋巴结无压痛，很少相互融合，通常不伴发热或体重减轻。

（3）播散性卡介菌病　常见于原发性免疫缺陷病（primary immunodeficiency diseases，PID）儿童患者。最常见的临床表现为接种部位红肿、破溃和溢脓，全身多发性淋巴结肿大，皮肤包块形成和肺部病变；也可累及肝脏、脾脏和骨骼。

（4）免疫重建炎症综合征（immune reconstitution inflammatory syndrome，IRIS）　IRIS 最初是一种与抗反转录病毒治疗开始后免疫恢复相关的炎症性疾病，包括 BCG 引起的疾病；现通常是指在免疫恢复后 3 个月内出现，也有可能在开始服用抗反转录病毒药品后的几周到几个月内出现，主要表现为局部脓肿或区域性淋巴结炎，通常无扩散。

10. 特定地区或人群的儿童结核病预防措施有哪些？

针对特定地区或人群，儿童结核病的预防措施需要有所调整和加强。以下是一些特殊情况下的儿童结核病预防措施。

（1）对于结核病高发地区，如老城区、人口密集地等，应加强结核病的监测和筛查工作，特别是针对儿童群体的筛查。同时，应提高当地居民对结核病的认识和重视程度，加强健康教育，推广预防知识，使家长能够主动采取措施预防儿童感染。

（2）对于与结核病患者有密切接触的儿童，应定期进行结核菌素试验和胸部 X 线检查，以便及时发现感染并采取治疗措施。同时，对家庭成员中的结核病患者进行规范治疗和管理，切断传染途径，减少儿童感染的风险。

（3）针对营养不良、免疫力低下的儿童群体，应加强营养支持和免疫增强措施，提高儿童的抵抗力，减少感染结核病的机会。例如，可以通过提供富含蛋白质和维生素的食物、增加户外活动和体育锻炼等方式来改善儿童的营养状况和增强免疫力。

（4）对于学校和托幼机构等集体场所，应建立健全结核病防控机制，加强晨检和因病缺勤追踪制度，及时发现和报告疑似结核病患者。同时，加强场所通风和消毒工作，保持环境清洁卫生，减少结核病菌的传播风险。

11. 儿童结核菌素试验阳性意味着什么？

儿童结核菌素试验阳性通常意味着儿童曾感染过结核分枝杆菌或已接种过卡介苗。若儿童未接种卡介苗且在 3 岁以下，阳性结果可能表明体内存在活动性结核病灶。强阳性反应则可能是活动性结核病的特异性指征，提示需进一步查找病变部位并进行治疗。然而，结核菌素试验阳性并不能直接确定儿童是否患有结核病，还需结合其他临床表现和检查结果进行综合判断。

12. 儿童结核病预防性治疗的疗程是多长时间？

目前尚无统一标准。临床上，一般根据儿童的年龄、接触史、结核菌素试验结果等因素综合判断。疗程一般为 3~6 个月，但在治疗期间，需要定期监测儿童的肝功能等指标，以确保药物的安全性。

13. 儿童结核病的疫苗研发工作进展如何？

传统上，卡介苗作为预防儿童结核病的疫苗被广泛使用，但其预防效果并不理想，特别是对于青少年和成人的保护效果有限。近年来，随着生物技术和免疫学研究的深入，新型疫苗的研发取得了重要突破，如亚单位疫苗、重组卡介苗、病毒载体疫苗、DNA 疫苗等。这些疫苗不仅可以在早期预防感染，还能在感染后控制疾病的发展，有望提供更全面、更长期的保护。

第二节　老年人群结核病的预防

1. 老年结核病人群是指哪些？

老年结核病人群是指年龄 60 岁及以上罹患结核病的人群，包括 60 岁以后罹患结核病和 60 岁以前患结核病未愈而延续到 60 岁以后。

2. 老年肺结核有哪些特点？

由于老年结核病患者免疫功能减退，多合并其他基础疾病，其特点多表现为"四高、二低、一易"，即高发病率、高患病率、高构成比、高病死率，低病原学阳性率、低治疗成功率，易延误诊治。

3. 老年肺结核的发病机制是什么？

肺结核发病机制主要为体内休眠的结核分枝杆菌内源性复燃以及外源性再感染。随着年龄增长，老年人机体免疫功能减退，体内休眠的结核分枝杆菌易于复燃。

4. 老年人为什么容易患结核病？

（1）老年人随着年龄增加，自身免疫功能减退，容易发病。

（2）老年人多合并其他基础疾病，导致免疫功能下降和炎症因子增加，加大了感染结核的可能性。

（3）随着免疫功能减退，原本在体内潜伏的结核分枝杆菌重新活跃。

（4）其他因素有老年人不健康的精神心理状态、经济条件有限、社会与家庭的关怀不足、主客观原因导致的就诊不及时等。

5. 慢性阻塞性肺疾病为什么是老年肺结核患者常见的基础疾病？

慢性阻塞性肺疾病（简称慢阻肺）和肺结核的患病率均随着年龄增长而升高，老年慢阻肺患者因气道防御功能下降以及经常使用糖皮质激素治疗，易导致结核分枝杆菌复燃或再感染。研究证实，长期使用吸入性糖皮质激素会导致患活动性肺结核的风险增加。

6. 老年结核潜伏感染者发展为活动性结核病的危险因素有哪些？

老年结核潜伏感染者发展为活动性结核病的危险因素有：艾滋病（未接受抗病毒治疗）、HIV感染者（未接受抗病毒治疗）、移植（接受相关免疫抑制治疗）、矽肺、需要血液透析的慢性肾衰竭、头颈部恶性肿瘤、近期（2年内）结核感染、胸部X线异常（肺结核痊愈后的典型表现上叶纤维硬结病灶）、接受肿瘤坏死因子－α拮抗剂治疗、糖皮质激素治疗、糖尿病。建议具有以上危险因素者进行相关化验检查以排查活动性结核病。

7. 老年肺结核的临床特点有哪些？

老年肺结核患者常合并慢性支气管炎、肺气肿、肺心病等基础呼吸系统疾病，肺结核的典型呼吸系统表现常与这些呼吸系统疾病的表现重叠，部分患者可表现为基础疾病症状的加重或控制不佳。发热少见，而多表现为起病隐匿，常见疲劳、消瘦、贫血、低蛋白血症、电解质紊乱及认知障碍等，且肺外变态反应性表现少见。

8. 老年肺外结核病的常见类型有哪些？

老年肺外结核主要有结核性胸膜炎、气管支气管结核、结核性脑膜炎、腹腔结核病、淋巴结核等，部分患者同时存在肺内、肺外结核。

9. 老年人如何预防结核病？

（1）定期体检，每年至少进行1次X线胸片检查，一旦发现有肺结核可疑症状，及时就诊。

（2）增强身体免疫力，保持乐观情绪，合理营养，适当体育锻炼和体力劳动。

（3）避免与已知的传染性肺结核患者面对面交谈、近距离接触。

（4）做好个人防护，尽量少去人群拥挤、通风不良的场所，如无法避免，应尽量缩短停留时间。

（5）开窗通风，注意个人卫生。

（6）控制慢性病，合并慢性肺部疾病、糖尿病等慢性病的老年人，做好慢性病的控制有助预防发生结核病。

10. 老年肺结核的治疗原则是什么？

对于老年肺结核患者，建议按年龄分层选择抗结核治疗方案，根据肝功能及肌酐清除率，抗结核药物可减量使用，有条件则建议监测血药浓度。可根据年龄、脏器功能等制定个体化治疗方案。

11. 老年肺结核患者使用抗结核药物治疗时推荐的年龄分层是什么？

60~69 岁为低龄老年人，70~79 岁为中龄老年人，80 岁及以上为高龄老年人。

12. 如何合理管理抗结核治疗的老年肺结核患者？

（1）老年肺结核患者应接受直接督导治疗。

（2）对老年患者给予综合关怀，加强个人护理，减少患者流动性，改善患者的临床一般状况。

（3）由于老年人抗结核治疗过程中胃肠道不良反应发生率高且常伴有厌食症，应重视营养支持治疗。

（4）对老年结核病患者适当给予心理干预及关怀。

（5）抗结核治疗过程中需要整合临床药师的合理化建议，定期监测药物的不良反应。

第三节　糖尿病患者结核病的预防

1. 糖尿病患者为什么容易感染肺结核？

糖尿病可造成宿主免疫系统受损，从而削弱患者抵抗病原体感染的能力，增加多种传染病的发病风险，包括结核病。糖尿病患病率的升高会促进结核病的发生，尤其是肺结核的发生。

2. 糖尿病与肺结核之间的联系是什么？

糖尿病人群中肺结核的患病率是正常人群的 2~3 倍，糖尿病可能会增加结核病的患病风险，其中糖尿病会使肺结核的患病风险增加 3.11 倍，使结核分枝杆菌潜伏感染增加 1.18 倍。

3. 在糖尿病患者中筛查结核病的意义是什么？

在糖尿病患者中筛查结核病，可早期识别结核病症状，及时诊断和治疗，减少结核病在医疗机构和社区中的传播。

4. 糖尿病患者开展肺结核筛查的对象有哪些？

糖尿病患者开展肺结核筛查的对象包括在医疗卫生机构新诊断的糖尿病患者和纳入基本公共卫生服务项目随访管理的糖尿病患者。

5. 如何从糖尿病患者中发现结核病？

凡是出现咳嗽 2 周以上、发热、盗汗或不明原因体质量减轻的糖尿病患者，应高度怀疑是否患有结核病，并将其转诊至定点医疗机构的结核病门诊做进一步排查。

6. 新诊断糖尿病患者的肺结核筛查流程是什么？

同时开展症状筛查和胸部影像学检查，症状筛查问诊无肺结核可疑症状且胸部影像学检查结果正常者，完成糖尿病诊疗后，可转至患者属地基层社区卫生服务机构进行每季度随访。

7. 糖尿病并发肺结核的危险因素有哪些？

（1）高龄、女性和肥胖者。

（2）妊娠期、内分泌紊乱。

（3）不良的生活习惯、不规律服用降糖药物。

8. 糖尿病是否会增加结核分枝杆菌潜伏感染的风险？

糖尿病会增加结核分枝杆菌潜伏感染的风险，糖尿病合并结核分枝杆菌潜伏感染的风险是非糖尿病患者的 3 倍。

9. 糖尿病患者结核分枝杆菌潜伏感染需要进行预防性抗结核治疗吗？

由于缺乏对结核分枝杆菌潜伏感染治疗安全性和有效性的评估，WHO 尚未强烈推荐对糖尿病患者进行预防性抗结核治疗。

10. 糖尿病患者是结核分枝杆菌潜伏感染预防性治疗的推荐人群吗？

糖尿病患者不是结核分枝杆菌潜伏感染预防性治疗的推荐人群。结核分枝杆菌潜伏感染预防性治疗的推荐人群包括：与病原学阳性肺结核患者密切接触的结核潜伏感染者；HIV 感染者及 AIDS 患者中的结核潜伏感染者；新近潜伏感染者；其他高危人群如长期使用免疫抑制剂人群等。

11. 糖尿病患者营养不良会增加结核病的患病风险吗？

营养状况差是影响结核病发生的危险因素，营养不良可增加结核病的患病风险。营养不良会导致机体蛋白质、能量及微量营养素缺乏，进而降低机体对疾病的免疫力。

12. 血糖控制效果对糖尿病患者抗结核疗效有什么重要性意义？

肺结核伴糖尿病患者抗结核治疗效果与其血糖控制效果密切相关，血糖控制良好的患者可显著改善肺结核临床症状，提高治疗效果。

13. 糖尿病患者血糖控制不良会增加结核病易感性吗？

糖尿病患者血糖控制不良会增加结核病的易感性。血糖升高和胰岛 β 细胞胰岛素分泌减少，均会对巨噬细胞和淋巴细胞功能产生间接影响。

14. 膳食及行为习惯与中老年糖尿病并发肺结核发生风险有什么关系？

膳食及行为习惯与中老年患糖尿病并发肺结核明显相关，养成良好的膳食及行为习惯可能有利于降低中老年糖尿病并发肺结核风险。

15. 为什么要在结核病患者中进行糖尿病的筛查？

在结核病患者中进行糖尿病的筛查，可早期发现糖尿病并给予最佳治疗和健康教育，对其加强临床用药和治疗监测，可改善结核病治疗效果，降低结核病再出现的风险。

16. 结核病患者中进行糖尿病筛查的对象有哪些？

成年活动性结核病患者均应进行糖尿病筛查，尤其 40 岁及以上、超体质量或肥胖、有糖尿病家族史、既往存在临床前期糖尿病、有妊娠糖尿病史或有巨大胎儿生育史者。

17. 肺结核对糖尿病的影响机制是什么？

肺结核通过损害人体免疫功能，进而对糖尿病产生重要的影响。有学者认为肺结核主要影响糖尿病患者的糖代谢，并使其血糖水平难以控制。

18. 糖尿病和肺结核哪个对机体的影响更大？

两种疾病共存时互为因果、互相影响，临床需同时对两种疾病进行治疗。但糖尿病对于肺结核的影响更大，故需要首先对血糖水平进行控制。

19. 与单纯肺结核相比，肺结核与糖尿病共病的临床特点是什么？

（1）临床症状不典型。

（2）更易形成空洞。

（3）痰菌阳性率更高。

（4）影像学表现不典型。

20. 结核病与糖尿病共病对患者预后的影响有哪些?

结核病与糖尿病共病患者的预后欠佳。与无糖尿病的结核病患者相比,共病患者具有更高的治疗失败率、复发率和死亡率。结核病与糖尿病共病患者的死亡率、治疗失败率和复发率分别为无糖尿病患者的 6 倍、2.5 倍和 3.89 倍。

第四节　HIV 感染者结核病的预防

1. HIV 感染者比一般人群会更容易合并结核病吗?

是的。HIV 感染者比一般人群免疫功能低,因此更容易合并结核病,约 1/3 的 HIV 感染者同时感染结核分枝杆菌。HIV 阳性患者结核病的发病率为每年 8% ~ 10%,而 HIV 阴性患者结核病的终身发病率仅为 5% ~ 10%。

2. 如何早期识别 HIV 感染者是否合并结核菌感染?

结核菌素皮肤试验和 γ - 干扰素释放试验能够检测出 2 ~ 10 周内的结核菌感染。所有 HIV 感染者应常规每年监测结核菌感染情况,包括结核菌素皮肤试验和 γ - 干扰素释放试验。

3. 如何预防 HIV 合并潜伏结核菌感染者发展成活动性结核病?

如果怀疑 HIV 感染者合并潜伏性结核菌感染,采取以下措施可以减少活动性结核病的发生。

(1) 异烟肼 300mg,每天 1 次,连续用药 9 个月。

(2) 异烟肼 900mg,每周 2 次,采用直接督导治疗(DOT),连续用药 9 个月。

(3) 利福平 600mg,每天 1 次,连续用药 4 个月〔在尚未开始抗病毒治疗(ART)的情况下〕。

(4) 利福布汀,根据高效抗反转录病毒治疗的方案决定用药剂量,每天 1 次,连续用药 4 个月。

4. 如何预防艾滋病患者并发肺结核?

艾滋病目前尚无法治愈,患者需要终身服用抗病毒药物抑制 HIV 病毒复制,但是艾滋病又能导致各种机会性感染的发生,包括肺结核,所以 HIV 患者一定要预防肺结核的出现。可以用药物来预防肺结核,成人服用异烟肼即可,儿童可以用卡介苗预防。

5. 预防 HIV/AIDS 患者结核病发生的综合策略有哪些?

(1) 定期体检。

(2) 严格遵守医生的治疗计划。

(3) 避免共用牙刷、毛巾、剃须刀等个人物品。

(4) 保持良好的个人卫生习惯。

(5) 保持健康的生活方式。

(6) 防止空气传播。

(7) 家庭成员预防。

(8) 减少结核菌接触。

6. 什么是双向筛查?

双向筛查指在艾滋病患者中开展结核病检查,在结核病患者中开展 HIV 抗体筛查。

7. 双向筛查对于早期发现结核分枝杆菌/艾滋病病毒（MTB/HIV）双重感染患者有什么意义?

双向筛查对于早期发现 MTB/HIV 双重感染患者具有十分重要的意义,应继续加大对

MTB/HIV 双重感染患者的筛查力度，早期发现、早期治疗，同时依托基本公共卫生服务项目做好 MTB/HIV 双重感染患者的随访及关怀服务，提高结核病治疗成功率，减少传染源和传播流行，动员获得性免疫缺陷综合征患者中 LTBI 患者进行结核病预防治疗（tuberculosis preventive treatment，TPT），降低发病风险。

8. 预防 HIV 合并肺结核患者飞沫传播的准则有哪些？

（1）在患者 1m 范围内要佩戴外科口罩。

（2）将患者安排在单间，或将同一疾病的患者/危险因素相同的患者安排在同一个房间，确保患者间隔至少 1m。

（3）确保患者前往指定房间以外的其他区域的次数保持在最低限度。

（4）在脱摘任何个人防护装置后应立即执行手卫生。

9. HIV/AIDS 患者接受结核预防性治疗的原则是什么？

HIV/AIDS 患者（包括已接受 ART 的患者、孕妇和曾经接受过抗结核病治疗者）无论免疫抑制的程度如何，即使未进行潜伏结核相关检测（如 γ – 干扰素释放试验），在接受结核预防性治疗（TPT）之前应排除活动性结核病。

10. HIV/AIDS 患者结核预防性治疗（TPT）的优选方案是什么？

结核预防性治疗（TPT）的优选方案为：异烟肼 5mg/（kg·d），口服，1 次/天，共 9 个月；联合使用维生素 B_6 可减少周围神经炎的发生（25mg/d，口服，用至预防用药疗程结束）。替代方案：利福平 10mg/（kg·d），口服，1 次/天，共 4 个月。

11. HIV/AIDS 患者合并非结核分枝杆菌感染的一级预防原则是什么？

HIV/AIDS 患者可并发非结核分枝杆菌（NTM）感染，其中主要为鸟分枝杆菌复合群。HIV/AIDS 患者合并非结核分枝杆菌感染的一级预防原则是：立即启动 ART 的患者，不推荐一级预防；如未接受 ART 或已接受 ART，但 HIV – RNA 未被完全抑制，且目前还无有效的 ART，$CD4^+T$ 淋巴细胞计数低于 50 个/μl，排除播散性鸟分枝杆菌复合群的患者，应予以一级预防。

12. HIV/AIDS 患者合并非结核分枝杆菌感染的一级预防方案是什么？

HIV/AIDS 患者合并非结核分枝杆菌感染的一级预防的方案为克拉霉素 500mg/次，2 次/天，或阿奇霉素 1200mg/周。如患者不能耐受克拉霉素或阿奇霉素，排除活动性结核病后可选择利福布汀进行预防治疗，常规剂量为 300mg/次，1 次/天。未启动 ART 的患者一旦启动了有效 ART，即可停止预防用药。

13. HIV/AIDS 患者合并非结核分枝杆菌感染的二级预防原则是什么？

HIV/AIDS 患者合并非结核分枝杆菌感染的二级预防原则是：鸟分枝杆菌复合群感染者在完成规范的治疗后，需长期维持治疗（二级预防）直至患者 $CD4^+$ 淋巴细胞计数超过 100 个/μl，并持续超过 6 个月时为止。二级预防的方案与初始治疗方案一致。

14. HIV/AIDS 合并肺结核患者应如何控制传染源，以预防疾病传播？

控制传染源的关键是早期发现和彻底治愈肺结核患者。肺结核病程长、易复发、据有传染性，必须长期随访。HIV 合并肺结核患者免疫功能下降，更容易导致肺结核迁延不愈，因此对 HIV 合并肺结核确诊患者，应及时转至艾滋病和结核病防治机构进行统一管理，并实行全程督导短程化学治疗。

（陈晓凤　刘颖　沈蕾　董宁　吴荣珍　郭娟）

诊断篇

第一章 结核病诊断技术

第一节 结核病细菌学诊断

1. 涂片显微镜检查在结核病筛查中的重要性是什么？

涂片阳性的患者被认定为重要的传染源，因此，涂片检查对疾病控制具有重要的价值。

2. 涂片显微镜检查有哪些分类？

涂片显微镜检查按照涂片的制备方法不同分为直接涂片法和浓缩涂片法，常用的浓缩涂片法包括离心法和浮游法；依照染色方法和所使用的显微镜的差别，分为齐－内（Ziehl－Neelsen，ZN）抗酸染色光学显微镜法和荧光染色荧光显微镜法。

3. 直接涂片法的制备过程是怎样的？

痰标本无须处理，用竹签等物挑取脓样痰液 0.05 ~ 0.1ml 于载玻片正面右侧 2/3 处，均匀涂抹成 2cm × 2.5cm 的卵圆形痰膜。待自然干燥后，通过火焰 2 ~ 3 次固定后染色镜检。

4. 齐－内抗酸染色显微镜检查为什么是结核病筛查的最重要手段？

齐－内抗酸染色显微镜检查简便快速、经济实用，所以是结核病筛查的最重要手段。

5. 齐－内抗酸染色法的原理是什么？

齐－内抗酸染色法是通过特定的染色方法，使分枝杆菌在抗酸染色后呈现红色，而其他细菌和细胞呈现蓝色或其他颜色，从而在显微镜下区分和识别分枝杆菌。

6. 涂片显微镜检查的灵敏度低有何影响？

涂片显微镜检查的灵敏度低意味着可能会漏诊一些排菌量较低的患者，这可能导致无法及时发现和隔离传染源，增加了疾病传播的风险。

7. 涂片染色镜检法的灵敏度受哪些因素影响？

涂片染色镜检法的灵敏度易受标本质量、检查者技术水平和责任心的影响。

8. 荧光显微镜检查与齐－内染色光学显微镜检查相比有哪些优势？

荧光显微镜检查与齐－内染色光学显微镜检查相比，灵敏度更高，阳性检出率提高超过 10%，且绿色荧光更易于观察。

9. 为什么需要关注结核病与非结核分枝杆菌（NTM）感染的鉴别诊断？

NTM 种类很多，并且都具备抗酸染色的特点，单纯的涂片显微镜检查无法区分结核分枝杆菌和 NTM。必要时需进行结核分枝杆菌培养技术的检查，培养技术检查相比涂片显微镜检查具有更高的灵敏度，能够更有效地检测出这些病原体。

10. 结核分枝杆菌培养技术的灵敏度为什么比涂片显微镜检查高？

因为结核分枝杆菌培养技术可以在标本中菌量达到 10 ~ 100 条/ml 时即培养出阳性结果，而涂片显微镜检查需要更高的菌量才能检测到。

11. 结核分枝杆菌的培养在结核病的诊断中有何重要性？

结核杆菌的培养在结核病的诊断、流行病学调查、菌种鉴定、基因分型、药物敏感性试验、药物研究等方面有着不可替代的作用，而且是结核病诊断的金标准。

12. 罗氏培养基的特点和用途是什么？

罗氏培养基制备简单、价格便宜，并且能够用于分枝杆菌初次分离培养、传代培养、菌落观察、保存菌种、药物敏感性测定及初步菌种鉴定等，是目前使用最为广泛的一种培养基。

13. 结核分枝杆菌的培养技术报告结果时间通常需要多久？

结核分枝杆菌的培养技术报告结果时间通常需要 2～8 周。

14. 为什么培养技术报告结果时间较长？

培养技术报告结果时间较长是因为结核分枝杆菌的生长缓慢，其在液体培养基中的倍增时间为 15～20 小时，且生长速度因菌株而异。

15. 为什么说培养技术的操作复杂？

培养技术需要特定的生物安全防护设施，以及对标本的处理、培养基的选择、培养条件的控制等多个步骤的精确操作，这些都需要专业的技术人员来完成。

16. 液体培养基药物敏感性试验的优势是什么？

联合使用液体培养时，可以将固体培养基法从获得标本到报告药敏结果通常所需的 2～3 个月缩短至 3～5 周，对于临床及时制定个体化治疗方案具有积极意义。世界卫生组织（WHO）在全球范围内推荐使用液体培养。

17. 为什么说培养技术对疗效判定有重要价值？

培养技术对疗效判定有重要价值，因为培养阳性意味着患者标本中的分枝杆菌是活菌，这直接反映了患者体内的病原体负荷和活动状态。此外，培养技术还可以为药物敏感性试验提供基础，帮助选择最合适的抗结核药物组合。

18. 为什么说培养技术的成功实施对于疫情控制具有重要价值？

因为培养技术的成功实施可以及时发现传染源，尤其是排菌量小、涂片检查阴性的患者。这些患者可能不会立即引起注意，但通过培养技术可以发现并隔离他们，从而减少疾病的传播。

19. 培养技术不能很好地区分结核分枝杆菌复合群和 NTM 的原因是什么？

虽然有一些 NTM 菌种由于生长速度快、菌落呈特殊形态和颜色，易于被发现，但大多数菌种无法通过细菌的生长状态被区分。

20. 为什么说及时处理标本对于提高培养的成功率至关重要？

研究发现，室温存放的标本随着时间的延长，标本的培养阳性率明显降低，表明标本中的分枝杆菌经长时间存放会失去活力，因此需要及时处理标本。

21. 为什么说培养技术是诊断结核病的关键技术？

培养技术与涂片显微镜检查相比更为敏感，特异性也很高，同时还能检测各种类型的标本，为后续的药物敏感性试验、菌种鉴定、分子生物学诊断和科学研究提供研究对象。

22. 为什么培养的灵敏度要远高于涂片显微镜检查，涂片检查阳性而培养阴性的情况仍然存在？

涂片检查阳性（涂阳）而培养阴性（培阴）的情况时有发生。临床痰标本中结核分枝杆菌常包裹在坏死组织或支气管分泌物中，需要对痰样本进行预处理以游离出包裹的结核分枝杆菌。涂阳培阴可能是由于在标本的收集、运输和保存过程中，以及在标本的去污染和离心过程中，很多步骤会导致细菌的丢失和活力降低甚至死亡，导致只能看到涂片中的细菌，不能培养出活的细菌。

23. 表型药物敏感性试验方法是怎样的？

表型药物敏感性试验方法是将细菌直接与一定浓度的药物接触，观察细菌是否能够生长，由此判定药物敏感性。

24. 影响药物敏感性试验准确性的因素有哪些？

影响药物敏感性试验准确性的因素有很多，如技术本身的限制、操作人员的技术水平、药品和培养基的质量、标本中细菌的特性等。

25. 药物敏感性试验结果的不一致性可能导致哪些问题？

药物敏感性试验结果的不一致性可能导致临床治疗方案的选择困难，影响治疗效果的评估，以及对耐药性结核病的流行病学监测和控制策略的制定。这要求临床医生和实验室技术人员必须具备高度的专业素养和责任心，确保试验的准确性和可靠性。

第二节　结核病影像学诊断

1. 结核病的影像学诊断方法有哪些？

结核病的影像学诊断方法有 X 线透视、胸部 X 线摄影（普通摄影和高电压摄影）、电子计算机 X 线摄影（CR）、电子计算机体层摄影（CT）、磁共振成像（MRI）以及车载数字摄影等。

2. 肺结核的 X 线诊断有哪些要点？

（1）原发综合征的"双极像"或"哑铃像"。

（2）肺门和纵隔淋巴结结核的"肿瘤型"和"炎症型"。

（3）血行播散性肺结核的粟粒样结节影。

（4）继发性肺结核的多种形态病灶并存。

（5）结核性胸膜炎的不同类型表现。

3. 继发性肺结核的 X 线表现有哪些类型？

继发性肺结核的 X 线表现有斑片状和絮状阴影、增殖性阴影、结核性空洞、结核球、硬结钙化及索条影等，这些表现反映了结核病变的不同阶段和特点。

4. 原发性肺结核和继发性肺结核在影像学上有何不同？

原发性肺结核在影像学上主要表现为原发综合征、肺门和纵隔淋巴结结核，而继发性肺结核的 X 线影像学表现多种多样，多数局限于一侧或两侧肺尖和锁骨下区及两肺下叶背段，往往斑片、结节、空洞或索条影等多种形态病灶并存。

5. 血行播散性肺结核在 X 线上的表现是什么？

血行播散性肺结核在 X 线上表现为肺内弥漫分布的均匀粟粒灶，粟粒大小为 1 ~ 3mm，境界可清楚或模糊。急性粟粒型肺结核的粟粒病灶在早期阶段 X 线显示不明确，需经 3 ~ 6 周才能在胸片上显示。

6. 骨结核的 X 线诊断有哪些特点？

骨结核的 X 线表现可分为中心型和边缘型 2 种类型。中心型早期主要表现为骨小梁稀疏与模糊，随后出现局限性透亮区，其内可见泥沙状及斑片状死骨。边缘型主要发生于骺板愈合后的衍端，早期可表现为局部骨结构的模糊，随后出现局限不规则骨质破坏，并累及局部骨皮质。

7. 结核性胸膜炎在影像学上如何分类和表现？

结核性胸膜炎可分为干性胸膜炎和渗出性胸膜炎 2 种。干性结核性胸膜炎胸片上无阳性征象；渗出性胸膜炎则根据渗出液的多少、渗出液存在于胸腔内的位置与状态等而表现不同，如胸腔内游离积液、胸腔内局限积液、胸膜腔结核瘤等。

8. 肺结核 CT 检查相比于胸部 X 线检查有哪些优势？

肺结核 CT 检查可以显示胸片隐蔽部位的病变，可对病变做多个方位、多个平面的重建，显示纵隔淋巴结病变较胸片明显优越，可以较明确地显示支气管腔内病变、有无狭窄或阻塞，有助于发现早期粟粒性结核病变，显示胸壁结核等。高分辨率 CT（HRCT）可以更好地显示弥漫性病变及支气管扩张等特点。

9. CT 在结核病诊断中有哪些优势？

CT 在结核病诊断中可以避免影像的重叠，清晰显示人体横断面的影像，有助于发现胸部隐蔽区域的病变。CT 可以显示密度差异较小的组织结构与病变，具有较高的对比分辨率。此外，CT 可以精确测量组织及病变的密度值，有助于确定组织结构及病变性质。

10. 血行播散性肺结核在 CT 上有哪些典型的表现？

急性血行播散粟粒性肺结核在 CT 上主要表现为两肺弥漫大小相等、分布均匀的粟粒状阴影，无钙化，直径 1~3mm，呈圆形或椭圆形，大部分结节境界较为清楚，少部分境界模糊，广泛均匀地弥散于两侧整个肺叶。亚急性及慢性血行播散性肺结核 CT 表现为结节病灶大小不一、分布不均匀、密度不相等。

11. 继发性肺结核的 CT 表现有哪些特征？

继发性肺结核的 CT 表现特征包括多叶、多段、多种形态影像共存，最常见的 CT 表现为发生于上叶尖后段和下叶背段的灶性或斑片状的不均匀的实变影。在大多数病例中，病变累及多段，可以伴有空洞和钙化。

12. 结核性胸膜炎在 CT 影像学上有哪些诊断特点？

结核性胸膜炎影像学诊断特点包括胸腔积液的证实与定位、胸膜增厚、肋胸膜斑片状或带状增厚多见、多发结节少见、常常合并其他类型肺结核或肺外结核、短期内部分患者胸腔积液很难完全吸收消散、容易发生胸膜钙化、肋胸膜容易形成局部包裹积液、球形肺不张并具多发性及移动性。

13. 支气管结核在 CT 上有哪些表现？

支气管结核在 CT 上表现为支气管壁增厚、腔内结节、管腔狭窄阻塞，有时可见支气管节腔扩张、支气管黏液嵌塞，往往伴有肺不张、局限性肺气肿及支气管播散等。

14. 颅内结核的 MRI 影像学分型有哪些基本类型？

根据"颅内结核影像学分型专家共识"，颅内结核分为 3 种基本类型：脑膜结核、脑实质结核和混合型颅内结核。

15. 脊柱结核的 MRI 图像上有哪些典型的表现？

脊柱结核的 MRI 图像上典型表现为受累的脊膜多表现为连续性增厚，以颈胸段常见，病变边缘不光滑、毛糙。典型椎体结核在 T1W1 上呈混杂低信号或均匀低信号，在 T2W1 上多呈混杂高信号或均匀高信号。增强后骨质破坏区多呈不均匀强化，周边增生的肉芽肿区强化较明显，中心干酪样坏死及液化区、死骨无强化。

16. 关节结核在 MRI 上有哪些特征性表现？

关节结核在 MRI 上的特征性表现包括滑膜增生、关节腔内积液、关节软骨异常、骨皮质中断、骨髓水肿及骨质破坏，以及周围冷脓肿形成等。

17. 腹腔结核的 MRI 影像学表现有哪些？

腹腔结核的 MRI 影像学表现包括腹腔积液、腹膜增厚和粘连、腹腔脏器结核（如肝结核、脾结核、肾上腺结核等）以及腹腔淋巴结结核。

18. 生殖系统结核的 MRI 影像学特点有哪些？

生殖系统结核的 MRI 影像学特点包括女性生殖系统结核（如输卵管积水、盆腔包块等）和男性生殖系统结核（如附睾及睾丸结核、前列腺结核等）。

第三节　结核病血清学诊断

1. 人体在暴露于结核分枝杆菌后可能有哪些不同的感染结局？

人体暴露于结核分枝杆菌后，可能有以下 2 种不同的感染结局：一种是无任何感染结核分枝杆菌的临床和实验室检查证据，即结核菌素皮肤试验（TST）和（或）γ - 干扰素释放试验（IGRAs）均为阴性；另一种是无任何活动性结核病临床表现，但 TST（＋）和（或）IGRAs（＋）的潜伏性结核分枝杆菌感染（LTBI），并可能在感染后近期发展为活动性结核病。

2. 结核病的血清学诊断是根据什么原理进行的？

结核病的血清学诊断是根据结核分枝杆菌抗原与感染宿主产生的相应抗体间特异性免疫反应的原理，采用多种技术检测血清、胸腔积液、脑脊液中的抗原、抗体、抗原抗体复合物，以达到诊断或辅助诊断的目的。

3. 血清学诊断在结核病诊断中存在哪些问题？

机体抗结核病的体液免疫应答复杂，不同个体的体液免疫应答可能存在异质性；抗原的特异性至关重要，结核病与其他疾病的抗体谱表达可能存在交叉性；可能受检测技术的影响，如 ELISA（酶联免疫吸附试验）技术的操作条件对结果有重要影响；结核病患者抗体的异质性使得血清学诊断的评价更为复杂。

4. 细胞因子在结核病的诊断中有什么意义？

细胞因子是免疫原、丝裂原或其他因子刺激细胞而产生的低分子量的可溶性蛋白质，具有调节固有免疫和适应性免疫功能。细胞因子的表达水平和类型可以反映机体对结核分枝杆菌感染的免疫反应状态，有助于诊断结核病和评估疾病活动性。

5. 目前有哪些技术用于结核病的血清学诊断？

目前用于结核病的血清学诊断的技术有酶联免疫吸附试验（ELISA）、免疫层析技术、基于波导的光学生物传感器平台、Bioplex 悬浮芯片系统、免疫 PCR 技术、双向侧流胶体金检测法等。

6. 细胞因子表达对结核病诊断的意义是什么？

细胞因子表达可以作为免疫反应的生物标志物，帮助区分活动性结核病和潜伏性结核分枝杆菌感染（LTBI）。例如，研究发现 IP - 10 释放试验在结核分枝杆菌感染中的诊断价值与 QFT - IT 相似，联合诊断可增加其敏感性。此外，IL - 2、TNF - α、MIP - 1β 等细胞因子的增加也显示出其有希望作为诊断标志物。

7. 细胞因子表达与结核病病情及治疗的相关性如何？

某些细胞因子的水平变化可以反映疾病的活动性和治疗反应。例如，研究发现活动性结核病患者血浆中 IFN-γ、IL-18、骨桥蛋白（osteopontin，OPN）水平显著高于健康对照，且这些细胞因子水平在抗结核治疗后显著下降，表明它们可以作为结核病活动性和治疗效果的标志。

8. 细胞因子在结核病免疫应答中的作用是什么？

调节固有免疫和适应性免疫功能，通过与细胞表面高亲和受体结合而发挥刺激细胞活化、增殖、分化等生物学效应。细胞因子在结核病中的作用复杂，涉及多种类型的细胞因子，如白细胞介素、干扰素家族、肿瘤坏死因子家族等，它们相互促进或制约，形成复杂的细胞因子调节网络。

9. 细胞因子谱对结核病的诊断意义是什么？

细胞因子谱可以作为反映机体免疫状态和疾病活动的生物标志物。通过分析细胞因子的表达水平和模式，可以帮助诊断结核病，区分活动性结核与潜伏性结核分枝杆菌感染（LTBI），以及评估治疗效果。例如，可以依据 IL-10 家族成员的水平评估患者的免疫状态，进行抗结核治疗。

10. 在结核病血清学诊断中，有哪些特定的细胞因子或趋化因子被认为具有诊断潜力？

在结核病血清学诊断中，特定的细胞因子如 IL-2、IL-5、IL-10、IL-12p40、IL-1α/β、IFN-γ、IFN-13 以及趋化因子如 CCL2、CCL5 和 CCL8 被认为具有诊断潜力。这些因子在结核病的免疫应答中起着关键作用，它们的水平变化可以帮助诊断结核病并监测治疗效果。

11. 结核病血清学诊断中，抗体的异质性对诊断评价有何影响？

结核病患者抗体的异质性使得血清学诊断的评价更为复杂。这意味着不同患者对结核分枝杆菌的免疫应答可能表现出不同的抗体反应模式，可能导致血清学检测的灵敏度和特异性在不同患者之间存在显著差异，从而影响诊断的准确性。

12. 结核病血清学诊断的研究中，有哪些尝试用于提高诊断准确性的方法？

为了提高结核病血清学诊断的准确性，研究中尝试了多种方法，包括采用分子生物学等先进技术进行特异性抗原的筛选与鉴定，多种特异性抗原的联合检测，以及结核分枝杆菌特异性抗原相应 IgG、IgA 和 IgM 抗体的联合检测。此外，还有检测技术的改进，如使用双向侧流胶体金法和 Bioplex 悬浮芯片系统等。

13. 在结核病的细胞免疫应答中，哪些细胞因子对结核病的保护性免疫起关键作用？

在结核病的细胞免疫应答中，IFN-γ、IL-12 和 TNF-α 等细胞因子对结核病的保护性免疫起关键作用。这些细胞因子主要由特定的 T 细胞亚群分泌，它们在抗结核免疫中发挥着核心作用，包括促进 Th1 型免疫应答、激活巨噬细胞以及调节 T 细胞的分化和功能。

14. 细胞因子表达谱在结核病治疗反应监测中有何应用？

通过监测治疗前后细胞因子水平的变化，可以评估治疗效果和预测治疗结果。例如，IFN-γ 和 IL-2 水平的变化与抗结核治疗的成功与否相关，而 IL-10 的上调可能与治疗后的炎症调节有关。这些信息有助于临床医生调整治疗方案，优化结核病的管理。

15. 在结核病血清学诊断中，哪些是具有高度抗原性的免疫蛋白？

在结核病血清学诊断中，PPE 蛋白是一类具有高度抗原性、可较强诱导 B 细胞免疫应答的免疫蛋白。结核分枝杆菌 PE/PPE 家族因其免疫优势和病理性免疫的重要性，被认为是分枝杆菌基因组中的免疫原之岛。研究发现 Rv2401（PPE41）、PE 蛋白 25 可使血清学诊断灵敏度增至 75%。

16. 结核病血清学诊断中，联合检测多种特异性抗原的优势是什么？

结核病血清学诊断中，联合检测多种特异性抗原能够提高诊断的灵敏度和特异性。通过同时检测多个抗原，可以减少因抗体异质性导致的假阴性和假阳性结果，从而更准确地诊断结核病。例如，研究发现联合检测 Rv3117 和 Rv3120 抗原可以有效区分活动性结核病和健康对照。

17. 结核病血清学诊断中，IgG、IgA 和 IgM 抗体联合检测的意义是什么？

结核病血清学诊断中，IgG、IgA 和 IgM 抗体联合检测可以提高诊断的灵敏度和特异性。由于不同免疫球蛋白在感染过程中的表达水平和时间可能不同，联合检测可以更全面地反映机体的免疫应答状态。例如，研究发现 LAM‒IgG 和 LAM‒IgA 联合检测可以提高鉴别结核病与 LTBI 的准确率。

18. 在结核病的细胞因子表达谱研究中，哪些细胞因子被认为与活动性结核病和潜伏性结核感染（LTBI）的鉴别有关？

在结核病的细胞因子表达谱研究中，IL‒2、IL‒5、IL‒10、IL‒12p40、IFN‒γ、MCP‒1 和 IL‒1RA 等细胞因子被认为与活动性结核病和潜伏性结核感染（LTBI）的鉴别有关。研究发现，这些细胞因子的水平在活动性结核病患者的 PBMC（外周血单个核细胞）经特异性抗原刺激后的上清液中与未经抗原刺激的上清液中存在显著差异，有助于区分活动性结核病与 LTBI。

19. 细胞因子检测在结核病治疗监测中有何应用？

通过监测治疗前后细胞因子水平的变化，可以评估治疗效果。例如，研究发现活动性结核病患者血浆中的 IFN‒γ、IL‒18、OPN（骨桥蛋白）水平在抗结核治疗后显著下降，这些细胞因子和急性期蛋白的水平变化可以作为评估治疗效果的生物标志物。

20. 在结核病的细胞免疫应答中，调节性 T 细胞（Tregs）的作用是什么？

在结核病的细胞免疫应答中，调节性 T 细胞（Tregs）的作用是限制 Th1 细胞过度应答，减轻病理性免疫应答，控制过度炎症反应。研究发现，活动性结核病患者中 Tregs 数目增加，并伴有促炎症细胞因子的产生，这可能反映了 Tregs 对炎症的下调效应。

21. 结核病血清学诊断的研究中，关注了哪些细胞因子与结核病治疗反应的关系？

结核病血清学诊断的研究中，有研究关注了细胞因子如 IFN‒γ、IL‒2、TNF‒α 与结核病治疗反应的关系。这些研究通过监测治疗前后细胞因子水平的变化，发现它们与治疗效果相关，可以作为预测治疗反应的生物标志物。

22. 结核病血清学诊断中，关注了哪些细胞因子与结核病病理性免疫损害的关系？

在结核病血清学诊断的研究中，有研究关注了细胞因子如 TNF‒α、IL‒1 等在结核病病理性免疫损害中的作用。这些细胞因子在过度表达时可能参与病理性免疫损害及多种疾病的发生，例如类风湿关节炎常呈 TNF‒α、IL‒1 的高表达；急性呼吸窘迫综合征（ARDS）常呈"细胞因子风暴"现象，其中包括 TNF‒α、IL‒1、IL‒6、IL‒12、IFN‒γ、IFN‒β、MCP‒1 和 IL‒8 等细胞因子的短期内大量分泌。

23. 结核病血清学诊断的研究中，关注了哪些细胞因子与结核分枝杆菌感染后不同结局的关联？

在结核病血清学诊断的研究中，有研究关注了细胞因子如 IL−10 家族成员与结核分枝杆菌感染后不同结局的关联。研究发现，IL−10、IL−22、IL−24 和 IL−26 是宿主感染结核分枝杆菌后产生的重要的调节性细胞因子，它们在免疫应答过程中的表达常是异质性的，并且可以依据患者的免疫状态进行抗结核治疗。

24. 结核病血清学诊断的研究中，关注了哪些细胞因子与结核病治疗成功的关系？

在结核病血清学诊断的研究中，有研究关注了细胞因子如 IFN−γ、IL−2、TNF−α 等与结核病治疗成功的关系。研究发现，抗结核治疗成功后，这些促炎症细胞因子的水平会降低，而 IL−10 的水平可能会上升，反映了机体炎症反应的下调和免疫调节的平衡。

第四节　结核病免疫学诊断

1. 结核病是由什么病原体引起的？

结核病是由结核分枝杆菌（mycobacterium tuberculosis，MTB）引起的慢性传染性疾病。结核分枝杆菌是一种革兰阳性菌，具有抗酸染色的特性，因此能够在抗酸染色中显现出特定的形态。MTB 能够在人体内长时间潜伏，当宿主的免疫系统受到抑制或损害时，可能会导致疾病的复发或活动性结核病的发展。此外，结核病也可以通过食物、水或与感染动物的接触传播，但这些途径相对较少见。结核病的预防和控制措施包括疫苗接种、早期诊断和有效治疗。卡介苗（BCG）是目前广泛使用的结核病疫苗，可以预防重症形式的结核病，尤其是儿童的结核性脑膜炎和播散性结核病。

2. 结核病的典型症状及治疗策略是什么？

结核病最常见的形式是肺结核（pulmonary tuberculosis），它影响肺部，尤其是肺尖和上叶。肺结核大约占所有结核病例的 85%，典型症状包括持续的咳嗽、痰中带血、胸痛、发热、盗汗、体重减轻和乏力。肺结核的诊断通常包括胸部 X 线检查、痰涂片检查、结核分枝杆菌培养和分子生物学检测。治疗肺结核通常需要长期使用多种抗结核药物，如异烟肼、利福平、吡嗪酰胺和乙胺丁醇。除了肺结核，结核病还可以影响身体的其他部位，如淋巴结、脑、骨骼、肾脏和生殖系统等，这些形式统称为肺外结核。肺外结核的临床表现和治疗策略可能与肺结核有所不同。

3. 为什么大多数人感染结核分枝杆菌后不会发展为活动性结核病？

大多数人感染结核分枝杆菌后不会发展为活动性结核病，这是因为宿主的免疫系统能够有效地控制感染。当结核分枝杆菌首次侵入人体时，它会被巨噬细胞吞噬，然后巨噬细胞会将细菌呈现给 T 细胞，激活 T 细胞介导的免疫反应。在健康的成年人中，这种免疫反应通常能够限制结核分枝杆菌的增殖和传播，使细菌处于一种潜伏感染的状态。在潜伏感染期间，结核分枝杆菌不会引起症状，也不具有传染性。只有在免疫反应紊乱时（如 HIV 感染、长期使用免疫抑制剂、营养不良或其他健康问题），可能会出现潜伏感染的再活化，导致活动性结核病。因此，对于有潜伏性结核感染风险的人群，进行筛查和适当的预防性治疗是非常重要的。

4. 哪些因素可能增加潜伏结核感染再活化的风险？

潜伏结核感染再活化的风险可能受到多种因素的影响。HIV 感染者、应用皮质类固醇者、老年人、嗜酒者或药物滥用者等可能增加潜伏结核感染再活化的风险。其中 HIV 感染是最重要的风险因素之一，因为它直接损害了免疫系统，特别是 CD4$^+$T 细胞，这些细胞对于控制结核分枝杆菌至关重要。此外，应用皮质类固醇和其他免疫抑制剂也可能导致免疫系统抑制，增加结核病的再活化风险。老年人由于免疫系统的自然衰退，也可能面临更高的再活化风险。嗜酒者和药物滥用者可能因为营养不良、生活方式不健康或免疫系统受损而增加风险。此外，患有糖尿病、矽肺、慢性肾脏病或某些癌症等疾病的人群也可能面临更高的风险。

控制这些风险因素，如通过抗反转录病毒治疗 HIV 感染者、合理使用皮质类固醇和其他药物、改善生活方式和营养状况，以及为高风险人群提供预防性治疗，可以显著降低结核病再活化的风险。

5. 结核分枝杆菌如何在宿主体内存活？

结核分枝杆菌主要存在于感染宿主器官的肉芽肿巨噬细胞中。肉芽肿是一种由慢性炎症引起的组织增生，通常在肺部形成，但也可以在其他器官中发现。肉芽肿中的巨噬细胞通过吞噬和消化细菌来限制结核分枝杆菌的增殖和传播。然而，结核分枝杆菌已经进化出了一系列机制来逃避宿主的免疫系统，包括抑制巨噬细胞的杀菌功能、阻止巨噬细胞的成熟和融合，以及干扰宿主细胞的凋亡过程。这些机制使得结核分枝杆菌即使在免疫反应的持续压力下也能够在宿主体内长期存活。了解结核分枝杆菌在宿主体内的生存策略对于开发新的治疗策略和疫苗至关重要，专家们正在探索如何通过增强宿主的免疫反应或开发针对细菌逃避机制的药物来更有效地控制结核病。

6. 巨噬细胞在控制结核分枝杆菌感染中起什么作用？

巨噬细胞是免疫系统中的重要细胞类型，它们在控制结核分枝杆菌感染中起着核心作用。巨噬细胞通过吞噬和消化细菌来限制感染的扩散，同时它们还能够分泌细胞因子和化学信号分子来吸引其他免疫细胞到感染部位，并激活适应性免疫反应。在结核病的早期阶段，巨噬细胞是首先响应感染的细胞类型之一，它们能够识别并吞噬结核分枝杆菌，然后通过产生反应性氮和氧中间体以及酸性水解酶来尝试杀死细菌。

此外，巨噬细胞还能够将细菌的抗原呈现给 T 细胞，从而激活 T 细胞介导的免疫反应。然而，结核分枝杆菌也具有逃避巨噬细胞杀菌机制的能力，例如干扰巨噬细胞的成熟过程，阻止它们与其他免疫细胞融合形成更大的吞噬细胞，如巨噬细胞集合体。这些逃避机制使得结核分枝杆菌能够在巨噬细胞内存活并繁殖。

7. T 淋巴细胞在结核病免疫反应中起什么作用？

T 淋巴细胞在结核病的免疫反应中起着关键作用，特别是 CD4$^+$T 细胞，它们通过激活效应细胞以及使其他免疫细胞聚集于感染部位以增强宿主免疫反应，是细胞介导免疫反应的关键细胞类型，对于控制结核分枝杆菌感染至关重要。CD4$^+$T 细胞能够识别并响应巨噬细胞呈现的结核分枝杆菌抗原，激活后分化成多种效应细胞，如 T 辅助细胞、细胞毒性 T 细胞和调节性 T 细胞。T 辅助细胞通过分泌细胞因子来增强免疫反应，促进巨噬细胞的激活和杀菌能力，以及刺激 B 细胞产生抗体。细胞毒性 T 细胞则能够直接杀死感染结核分枝杆菌的细胞。调节性 T 细胞则有助于维持免疫反应的平衡，防止过度的炎症反应导致的组织损伤。CD8$^+$T 细胞也在结核病的免疫反应中发挥作用，尽管它们的数量通常少于 CD4$^+$T 细胞。CD8$^+$T 细胞能够杀死感染结核分枝杆菌的细胞，并通过分泌细胞因子来调节免疫反应。T 淋巴细胞的功能失调或数量减少，如在 HIV 感染或免疫抑制状态下，会导致结核病的易感性增加和疾病恶化。因此，维持 T 淋巴细胞的健康和功能对于结核病的预防和治疗至关重要。

8. 细胞凋亡在结核病发生、发展过程中起着什么作用？

细胞凋亡在结核病的发生、发展过程中起着重要作用。凋亡是机体清除感染、变异以及衰老的细胞而维持自身生理状态的主要调节方式之一，它参与了机体抗结核保护性免疫过程，有助于清除感染、变异以及衰老的细胞，维持自身生理状态。细胞凋亡使结核分枝杆菌丧失原有的生存环境，并可导致细菌活力的降低，也可清除炎症部位的感染细胞。吞噬结核分枝杆菌的巨噬细胞发生凋亡后，细菌被包埋在凋亡小体内，这样又被循环单核细胞所吞噬，通过这种方式摄入包埋的细菌可能会触发更为有效的胞内杀菌机制。此外，细胞凋亡还可抑制结核分枝杆菌生长和复制，预防结核分枝杆菌感染的播散。

9. 固有免疫应答和适应性免疫应答是什么？

固有免疫应答是机体对抗微生物感染的第一道防线，而适应性免疫应答则是在固有免疫应答的基础上启动的。两者相互影响、相互调节，共同决定结核分枝杆菌的最终结局。

10. 结核病的免疫学诊断有哪些新进展？

近年来，结核病的免疫学诊断技术经过一系列探索，获得了新的进展。这些进展包括结核菌素试验（TST）和 γ‑干扰素释放试验（IGRAs）的使用。TST 是一种传统的诊断工具，而 IGRAs 是一种新的细胞免疫学诊断技术，通过检测受试者外周血单个核细胞在结核特异性抗原刺激下分泌 IFN‑γ 的水平来诊断结核病。这两种方法从不同角度检测受试者对结核分枝杆菌的细胞免疫反应水平。

11. 结核菌素试验（TST）的原理是什么？

TST 的是基于 IV 型变态反应（迟发型超敏反应），使用结核菌素，包括旧结核菌素（OT）和结核菌素纯蛋白衍生物（PPD），通过皮内注射并在一定时间后观察皮肤反应来进行诊断。TST 的结果具有半定量的特点，不同的反应大小提示了一定的临床意义。

12. γ‑干扰素释放试验（IGRAs）与结核菌素试验（TST）相比有哪些优势？

IGRAs 的优势在于其使用的是结核特异性抗原 ESAT‑6/CFP‑10，这些抗原在 BCG（卡介苗）中缺如，为结核分枝杆菌复合群所特有，因此可以区分 BCG 接种与结核病。此外，IGRAs 是体外检测，减少了患者的痛苦和不便。然而，IGRAs 的价格较 TST 昂贵，这在一定程度上限制了其在资源有限地区的广泛应用。

13. 在结核病的诊断中，IGRAs 和 TST 的主要区别是什么？

IGRAs 和 TST 都是用来检测结核分枝杆菌感染的方法。主要区别在于 IGRAs 是通过血液测试来检测 T 细胞对特定结核抗原的反应，而 TST 是通过皮肤注射结核菌素后观察皮肤反应来进行诊断。IGRAs 能够区分 BCG 接种和结核感染，而 TST 则可能受到 BCG 接种的影响。

14. γ‑干扰素放试验（IGRAs）如何用于诊断潜伏性结核感染（LTBI）？

IGRAs 是过检测外周血单个核细胞在结核特异性抗原刺激下分泌 IFN‑γ 的水平来诊断 LTBI（阳性即可确诊）。IGRAs 相较于 TST 具有更强的优势，因为它使用的是结核特异性抗原，可以有效区分 BCG 接种和结核病。研究推荐联合使用 TST 与 IGRAs 进行 LTBI、活动性结核病及肺外结核的诊断。

15. 结核病的体液免疫学诊断包括哪些方面？

结核病的体液免疫学诊断包括结核抗体测定、结核抗原测定和循环免疫复合物测定。

16. 酶联免疫吸附试验（ELISA）的原理是什么？

酶联免疫吸附试验（ELISA）是利用纯化的结核分枝杆菌（TB）抗原包被微孔板，制成固相抗原，与样品中抗结核抗体（TB－Ab）温育后，加入生物素标记的抗 IgG 抗体，再与链霉亲和素（HRP）结合，利用酶催化其底物呈色，用酶标仪在 450nm 波长下测定吸光度（OD 值），从而判定标本中人抗结核抗体（TB－Ab）的存在。

17. 斑点金免疫渗滤法（DIGFA）的原理是什么？

斑点金免疫渗滤法是将固相结核分枝杆菌蛋白衍生物（PPD）纯化抗原包被在斑点反应板上，其与体液中的抗结核抗体（PPD－IgG）形成复合物，胶体金标记抗人 IgG 或海藻硫酸多糖（SPA）与复合物结合，形成肉眼可见的红色斑点。

18. 免疫印迹技术（immunoblotting/westernblot）的原理是什么？

免疫印迹技术是十二烷基磺酸钠－聚丙烯酰胺凝胶电泳（SDS－PAGE）技术与酶联免疫技术相结合的产物，蛋白质样品经过 SDS－PAGE 分离后，通过转移电泳至固相膜上，然后应用抗原－抗体反应进行特异性检测。

19. 循环免疫复合物（CIC）测定对活动性结核诊断的意义是什么？

循环免疫复合物（CIC）测定是结核病体液免疫学诊断的另一重要领域。活动性结核患者特异性 IgG 类免疫复合物明显增加，并随病情的好转而下降，故检测血清、脑脊液、胸腹水中的结核特异性 CIC 对活动性结核的诊断具有重要的意义。部分活动性肺结核患者痰菌检查阳性，而血清结核抗体测定为阴性，其原因之一就是体内的结核分枝杆菌或其抗原持续存在，与产生的结核抗体发生特异性结合，形成结核 CIC。这些复合物主要由结核分枝杆菌抗原与相应的结核抗体及少量的补体成分所构成，其中的结核抗体 Ig 类型主要为 IgG、IgA 和 IgM。

20. 结核病细胞免疫学诊断中的结核感染 T 细胞斑点试验（T－SPOT. TB 试验）是如何进行的？

结核感染 T 细胞斑点试验（T－SPOT. TB 试验）是将 PBMC、结核特异的混合抗原 A 和 B 与对照试剂一起加入预先包被抗 IFN－γ 抗体的微孔培养板进行培养。当 PBMC 中存在结核特异 T 细胞时，培养液中的结核特异混合抗原将刺激其分泌 IFN－γ。分泌的 IFN－γ 被微孔板上的抗 IFN－γ 捕获，再次加入碱性磷酸酶标记的二抗与被捕获 IFN－γ 结合，滞留在微孔板表面，显色底物在反应部位被酸分解形成不溶性色素沉淀斑点。每个斑点代表一个结核特异的效应 T 细胞。

21. 区分潜伏结核感染和活动性结核病对治疗有何意义？

区分潜伏结核感染（LTBI）和活动性结核病对于制定适当的治疗策略和预防措施至关重要。潜伏感染指的是个体体内有结核分枝杆菌但无症状，而活动性结核病则会出现临床症状和体征。正确诊断有助于避免不必要的治疗和预防措施，同时确保患者得到适当的关注和治疗。

22. 结核病的体液免疫学诊断中的蛋白芯片技术是什么？

蛋白芯片技术是一种高通量蛋白检测技术，它将结核分枝杆菌多种抗原固相于同一微孔滤膜，并利用微孔滤膜的渗滤、浓缩、凝集作用，使抗原－抗体反应在固相膜上快速进行。然后以免疫金作为标记物直接在膜上显色，再以蛋白芯片阅读仪自动扫描膜上颜色，建立多种结核抗原的蛋白芯片检测系统。

23. 结核病细胞免疫学诊断中的 TST 和 IGRAs 在特殊人群中如何应用？

在特殊人群中，如 HIV 感染者、免疫抑制患者、儿童等，TST 和 IGRAs 的应用需要特别注意。例如，对于 HIV 感染者，IGRAs 可提供更准确的诊断结果，因为 TST 可能受到免疫抑制的影响而产生假阴性或假阳性结果。对于儿童，TST 通常是首选的筛查工具，但在某些情况下，IGRAs 可以作为辅助诊断手段。

24. 结核病的体液免疫学诊断中，假阳性和假阴性结果的可能原因是什么？

假阳性结果可能由共同抗原所致的交叉反应、隐性结核分枝杆菌感染（如初次感染、再次感染、非结核分枝杆菌感染、卡介苗接种等）、实验操作不当或试剂质量低劣等因素引起。假阴性结果可能由于免疫功能异常导致机体不产生或仅产生少量特异性结核抗体、特异性免疫复合物的形成、测定方法本身灵敏度不够或试剂灵敏度偏低等因素引起。

第五节 结核病病理学诊断

1. 结核病具有哪些基本病理变化？

结核病是一种特殊性炎性疾病，具有一般炎症的渗出、增生和坏死等病理变化，但亦有其相对特征性病理改变，如肉芽肿性病变和结核结节等。结核病基本病理变化主要为渗出性病变、增生性病变和坏死性（变质性）病变。

2. 渗出性病变在结核病中的表现和可能的转变是什么？

渗出性病变出现在结核性炎症的早期或机体免疫力低下、结核分枝杆菌量多、毒力强或变态反应较强时，表现为浆液性或浆液纤维素性炎。病理改变主要为局部组织小血管扩张、充血，浆液、中性粒细胞及淋巴细胞向血管外渗出。渗出性病变中可查到结核分枝杆菌。若机体抵抗力变强或治疗及时，渗出性病变可完全被吸收而不留痕迹，但亦可转化为增生性病变或坏死性病变。

3. 结核性肉芽肿和结核结节的特征是什么？

增生性病变是结核病病理形态学比较有特征性的病变，主要表现为肉芽肿形成、结核性肉芽组织、结核性肉芽肿（tuberculous granuloma）及结核结节（tubercle）。结核性肉芽肿相对有一定特征性，主要成分为类上皮细胞、朗汉斯巨细胞（Langhans giant cell）及干酪样坏死等。结核结节是结核性肉芽肿病变中形成的一种较特异的形态结构，结节中心常为干酪样坏死，坏死周边围绕类上皮细胞、散在数量不等的朗汉斯巨细胞，结节的外侧为淋巴细胞及少量反应性增生的成纤维细胞。

4. 肺结核病的分类及主要病变特征是什么？

肺结核病分为原发性、血行播散性和继发性三大类。原发性肺结核是指人体初次感染结核分枝杆菌而引起的结核病，主要病变特征是肺内原发病灶、淋巴管炎和肺门淋巴结核。血行播散性肺结核是由肺内原发病灶中的结核分枝杆菌侵入血流引起的全身播散性结核。继发性肺结核是在原发性肺结核自愈或治愈后，机体再次感染结核分枝杆菌引起的肺结核病。

5. 结核性空洞的类型有哪些？各有什么特点？

结核性空洞的类型包括虫蚀性空洞、薄壁空洞、张力性空洞、干酪性空洞、厚壁空洞和净化性空洞。虫蚀性空洞在干酪性肺炎中较早出现，空洞大小不一，边缘不规则。薄壁空洞多为圆形或卵圆形，洞壁较薄。张力性空洞由薄壁空洞转化而来，因引流支气管不完全性阻塞形成。干酪性空洞主要由干酪坏死组织构成，而结核性肉芽组织及纤维组织较薄。厚壁空洞亦称纤维性空洞，洞壁厚 3mm 以上，洞壁三层结构清晰。净化性空洞壁较薄，内层干净，光滑，无坏死，主要由纤维组织构成。

6. 继发性肺结核的病变形态分为哪些类型？

继发性肺结核的病变形态主要分为浸润型肺结核、慢性纤维空洞型肺结核、干酪性肺炎、结核球等。浸润型肺结核是继发性肺结核中最多见的一种类型，开始时病灶多位于肺尖部，右肺多发。慢性纤维空洞型肺结核是由浸润型肺结核形成空洞发展的结果，亦可由结核瘤恶化及干酪性肺炎发展形成。干酪性肺炎多发生在机体免疫力低下，结核分枝杆菌量大、毒力强，对结核分枝杆菌变态反应增强的患者；结核球亦称结核瘤（tuberculoma），大体观察可见结核瘤边界清，切面灰白或灰黄色，干酪样坏死呈同心圆层状排列。

7. 结核性胸膜炎的病理变化有哪些？

结核性胸膜炎的发生有 2 种途径：一种是结核分枝杆菌由肺内病灶通过淋巴管到达胸膜发生；另一种是结核分枝杆菌通过血行性播散至胸膜发生。根据病变性质可分为渗出性和增生性 2 种。渗出性结核性胸膜炎较多见，儿童和青年多发，病变以浆液和浆液纤维素性炎为主，常引起胸腔积液，有时伴血性积液。增生性结核性胸膜炎多由肺内病灶直接蔓延至胸膜所致，病变以增生性改变为主，局限，很少有胸腔积液，病变通过纤维化痊愈，局部胸膜可出现增厚和粘连。

8. 肺外器官结核病的病理变化有哪些？

肺外器官结核病的病理变化有肠结核、结核性腹膜炎、淋巴结结核、结核性脑膜炎、泌尿及生殖系统结核、骨关节结核等，这些病变通常是由血行播散、淋巴播散或 MTB 直接蔓延引起的。例如，肠结核主要分为溃疡型结核和增生型结核两种，以前者多见；结核性腹膜炎与结核性胸膜炎、结核性心包炎类似，均为浆膜因结核分枝杆菌感染所致；淋巴结结核可以发生在全身各部位的淋巴结，深部以纵隔、腹腔淋巴结结核多见，表浅淋巴结结核以颈部多见。

9. 肺外器官结核病的病理变化是如何发生的？

肺外器官结核病多为原发性肺结核血行播散病灶发展的结果，亦可由淋巴道、支气管、消化道直接播散。极少数可为原发性结核，如小儿肠结核。

10. 继发性肺结核的发病机制和病变形态有哪些特点？

继发性肺结核病的发病机制有内源性再感染和外源性再感染。内源性再感染指原发性结核遗留下的病变，在适宜的条件下，原潜伏下的结核分枝杆菌再次活动，形成二次感染而发病；外源性再感染指机体内原发性结核已痊愈，再次由外界的结核分枝杆菌侵入机体而重新引发的结核病。继发性肺结核的早期病灶为位于肺上叶尖段的病灶（Simon 灶）及尖下区的锁骨下浸润灶（Assmann 灶），这与局部肺活动差、结核分枝杆菌易在此处停留有关。继发性肺结核一般不引起肺门淋巴结结核，但可引起支气管播散。

11. 结核病病理学诊断的基本方法有哪些？

结核病的病理学诊断方法主要包括肉眼的大体观察、光镜水平的形态学观察、特殊染色、免疫组织化学法和分子病理学检测。大体观察主要运用肉眼或辅以放大镜、量尺和磅秤等工具，对大体标本及其病变性质进行细致的解剖、观察、测量、取材和记录。光镜下结核病病变为坏死性肉芽肿性炎，伴有不同数量的非坏死性肉芽肿。特殊染色如抗酸染色、网状纤维染色、六胺银、PAS 染色等有助于结核病的诊断和鉴别诊断。免疫组织化学法和分子病理学检测则提供了更为精确的诊断手段。

12. 耐药结核病的诊断方法有哪些，原理是什么？

耐药结核病的诊断主要依赖于检测组织标本中的结核分枝杆菌是否发生耐药基因突变。例如，通过实时荧光定量 PCR 技术检测利福平耐药结核分枝杆菌，以及通过探针杂交技术检测多种抗结核药物的耐药相关基因突变。这些方法可以有效地诊断耐药结核病。

13. 结核病的病理学诊断中，坏死性病变有哪些特点？

结核病的坏死性病变属于凝固性坏死，因含有结核分枝杆菌的脂质和巨噬细胞产生的细胞内脂质，这种坏死组织不液化，呈淡黄色，质地均匀细腻，形态似奶酪，故称干酪样坏死。干酪样坏死灶可出现钙化或骨化，周围纤维组织增生，形成纤维包裹，病变可长期稳定。在某些因素作用下，干酪样坏死灶亦可出现液化，液化物质可成为结核分枝杆菌的培养基，导致病变渗出、扩大。

14. 结核病与其他肉芽肿性疾病如何鉴别？

结核病应与其他肉芽肿性疾病如非结核分枝杆菌病、结节病、真菌病、韦格纳肉芽肿、麻风病、克罗恩病等进行鉴别。鉴别主要依据肉芽肿的形态、有无坏死、特殊染色结果、临床表现以及可能的病原体检测等。例如，结核病的肉芽肿中心常见干酪样坏死，而结节病的结节中心无坏死；克罗恩病的肉芽肿中心一般无坏死，且抗酸染色阴性。

15. 如何使用实时荧光定量 PCR 技术进行结核病的诊断？

实时荧光定量 PCR 技术是一种广泛应用于临床的分子病理学检测技术，通过检测结核分枝杆菌特异基因如 IS6110、16SrDNA 等来诊断结核病。这种技术具有操作简便、成本低廉、快速灵敏等优点，可以有效提高结核分枝杆菌的阳性检出率，并且能够鉴别结核病与非结核分枝杆菌（NTM）病。

16. 探针杂交技术在结核病诊断中有什么优势？

探针杂交技术相比于 PCR 技术具有更高的检测通量，可以在一次实验中检测多个基因。这种技术在分枝杆菌菌种鉴定中具有独特优势，尤其适用于 NTM 种类繁多的情况。尽管与 PCR 相比操作要求相对复杂、灵敏度相对较差，但它能够为结核病的诊断提供重要信息。

17. 分子病理学检测在结核病诊断中的重要性是什么？

分子病理学检测在结核病诊断中具有高灵敏度和准确性。与传统的抗酸染色相比，分子病理学检测能够更准确地检测到结核分枝杆菌的存在，包括在抗酸染色阴性的肺结核患者中。此外，分子病理学检测还可以用于鉴别诊断结核病与其他肉芽肿性疾病，以及检测耐药结核分枝杆菌，这对于制定有效的治疗方案和控制结核病的传播至关重要。

18. 结核病的病理学诊断中，抗酸染色的作用是什么？

抗酸染色是结核病病理学诊断中的关键步骤，用于在病变区找到抗酸阳性的结核分枝杆菌。这种染色方法可以帮助确认肉芽肿结构，并对结核病进行确诊。然而，需要注意的是，除了结核分枝杆菌，其他一些抗酸阳性菌还需要通过进一步的分子病理学检测进行鉴别。

19. 结核病与其他肉芽肿性疾病的鉴别中，结节病的特点是什么？

结节病（sarcoidosis）是一种原因不明的肉芽肿性疾病，其病理特点为结节的大小较一致，各自境界清楚；结节中心无坏死；在多核巨细胞内有时可见到包涵体（星形体、

Schaumann 小体）。结节病的抗酸染色结果为阴性，这与结核病的抗酸染色阳性结果不同。

20. 在结核病的病理学诊断中，如何利用网状纤维染色进行诊断？

网状纤维染色可以显示组织结构的完整性、坏死的范围和程度。在结核病的诊断中，这种染色有助于识别干酪样坏死区域，因为干酪样坏死对于结核病具有一定的诊断价值。通过网状纤维染色，可以更准确地判断坏死组织的性质，从而辅助结核病的诊断和鉴别诊断。

21. 结核病与其他肉芽肿性疾病鉴别时，真菌病的特点是什么？

真菌病（fungal disease）是由真菌感染引起的疾病，其病理改变主要为急/慢性炎症，可能出现肉芽肿病变。在病变区内通过特殊染色（如 GMS 和 PAS 染色）可以找到相应的致病真菌。真菌病与结核病的鉴别依赖于在组织切片中识别特定的真菌形态和分布，以及相应的染色特征。

22. 结核病的病理学诊断中，金胺罗丹明染色有何作用？

金胺罗丹明染色是一种荧光染色技术，用于检测抗酸杆菌。经过这种染色后，抗酸杆菌会在荧光显微镜下发出黄绿色荧光。这种染色结果可以在较低倍数的显微镜下观察，不需要使用油镜，且与常规抗酸染色相比具有更高的灵敏度。然而，需要注意的是荧光染色片无法长期保存，并且有时会出现假阳性结果。

23. 结核病与其他肉芽肿性疾病鉴别时，韦格纳肉芽肿的特点是什么？

韦格纳肉芽肿（Wegener's granulomatosis）是一种系统性疾病，常累及肺、上呼吸道和肾脏，其临床特点包括发热、体重下降、咳嗽、胸痛及咯血等。病理学上，韦格纳肉芽肿的特征是坏死性肉芽肿性炎症伴血管炎。抗酸染色和 PAS 染色可以帮助与结核病、真菌病进行鉴别。

24. 结核病的病理学诊断中，免疫组织化学法的作用是什么？

免疫组织化学法利用抗原–抗体特异性结合反应原理，检测和定位组织中的目标蛋白质。在结核病的诊断中，可以使用针对结核分枝杆菌特异抗原的抗体，这些抗体可以在组织切片中显示结核分枝杆菌蛋白的表达，从而提高结核病诊断的阳性率。免疫组织化学检查操作简便，阳性信号易于观察，是一种有效的辅助诊断手段。

25. 结核病与其他肉芽肿性疾病鉴别时，麻风病的特点是什么？

麻风病（leprosy）是由麻风分枝杆菌引起的一种慢性传染病，其病变主要累及皮肤和周围神经，可形成肉芽肿，亦可形成结核样结节，结节中心可见坏死。抗酸染色可见分枝杆菌，且麻风分枝杆菌的形态与结核分枝杆菌类似，较短粗。明确诊断需结合临床表现及检出菌的形态综合考虑，并需做菌种鉴定。

26. 结核病的病理学诊断中，克罗恩病的肉芽肿有何特征？

克罗恩病（Crohn's disease）是一种多发于胃肠道的疾病，其肉芽肿中心一般无坏死，抗酸染色阴性；肠结核则常见干酪样坏死及肠系膜淋巴结结核。克罗恩病的肉芽肿性炎症与结核病的肉芽肿性炎症在病理上有显著区别，特别是在坏死和抗酸染色的特性上。

27. 异物肉芽肿在结核病的病理学诊断中如何鉴别？

异物（foreign bodies）肉芽肿是由异物引起的肉芽肿。典型的异物反应为巨噬细胞及异物巨细胞包围异物，细胞质内有时可见被吞噬的异物。异物巨细胞的核多在细胞质中心排列，成簇状，与结核肉芽肿中的朗汉斯巨细胞不同。通过观察肉芽肿中巨细胞的形态和排列，可以帮助鉴别异物肉芽肿和结核病。

28. 结核病的病理学诊断中，坏死性淋巴结炎有何特征？

坏死性淋巴结炎（菊池病）的病因不明，常见于年轻人，常伴高热。病理学上，淋巴结结构消失，可见坏死和大量核碎屑，但无中性粒细胞，与结核病早期坏死而又无肉芽肿病变形成时的病理特征不同，抗酸染色是预防病理误诊的重要方法之一。

29. 猫抓病在结核病的病理学诊断中如何鉴别？

猫抓病（cat scratch disease）即多由猫抓伤引起的淋巴结炎，主要累及滑车、腋下及颈部淋巴结。淋巴结肿大，并可见多灶状小脓肿形成，周边围绕上皮样细胞，但无干酪样坏死，这与结核病不同。猫抓病的抗酸染色结果为阴性。

第六节 结核病分子生物学诊断

1. 分子生物学诊断方法在结核病诊断中的应用有哪些？

分子生物学诊断是一种利用分子生物学技术检测疾病的方法，主要依赖对 DNA 或 RNA 核酸的分析，以识别病原体的特定基因序列、基因表达模式或遗传变异。这种方法可以用于疾病的早期诊断、病原体的鉴定、疾病风险评估、疗效监测以及个体化治疗策略的制定，被广泛地应用于结核病的诊断，主要包括核酸扩增试验（NAATs）、Xpert MTB/RIF、线性探针分析法、DNA 测序、DNA 探针技术、基因芯片技术、DNA 指纹图谱分析和聚合酶链反应（PCR）等。这些方法能够快速、准确地检测结核分枝杆菌，尤其是耐药性结核分枝杆菌。

2. 核酸扩增试验（NAATs）在结核病诊断中的优势是什么？

核酸扩增试验（NAATs）的优势在于其高灵敏度和特异性，能够特异性地扩增结核分枝杆菌的核酸靶序列，从而实现快速检测。这种方法相比传统的培养方法，大大缩短了诊断时间，提高了检测的准确性，尤其是在检测耐药性结核病方面具有重要价值，并且该方法操作简单，即便在资源有限的环境中也可以使用。

3. Xpert MTB/RIF 技术是什么？它在结核病诊断中的作用是什么？

Xpert MTB/RIF 是一种基于实时 PCR 检测的快速全自动核酸扩增技术，可以直接进行痰标本检测，用于检测结核分枝杆菌感染和利福平耐药基因。这项技术具有操作简便、检测快速（约 2 小时）、灵敏度和特异性高的特点，被 WHO 推荐为诊断肺结核和耐药结核病的辅助手段。

4. 什么是聚合酶链反应（PCR）？在结核病诊断中有哪些应用？

聚合酶链反应（PCR）是一种根据脱氧核糖核酸（DNA）复制原理而设计的体外 DNA 或核糖核酸（RNA）扩增方法，由高温变性、低温退火及适温延伸等反应组成一个周期，经过多个循环后，理论上可以获得大量的 DNA 特定区段扩增产物。PCR 技术在结核病诊断中的应用包括检测结核分枝杆菌的特定基因序列、早期诊断和鉴别诊断结核病，以及监测化疗后排菌情况和观察耐药性的变化。PCR 技术具有灵敏度高、特异性强、简便、快速的特点，可在不同来源的临床标本中检测结核分枝杆菌 DNA 序列。

5. 实时荧光定量 PCR 技术是什么？其在结核病诊断中的优势是什么？

实时荧光定量 PCR（real - time quantitative polymerase chain reaction，简称 qPCR 或 RT - PCR）是一种在 PCR 反应过程中实时监测和量化特定 DNA 或 RNA 序列的技术。这项技术通过在 PCR 反应体系中加入荧光基团，利用荧光信号的累积来实时监测整个 PCR 进程，并通过标准曲线对未知模板进行定量分析。实时荧光定量 PCR 技术的出现，实现了 PCR 从定性到定量的飞跃，以其高特异性、高灵敏度、重复性好、定量准确、速度快、全封闭反应等优点，成为了分子生物学研究中的重要工具。其在结核病诊断中的优势如下。

（1）进行该操作时通常采用闭管操作，既减少了样本交叉污染的风险，也提高了检测的安全性。

（2）该技术不仅能够定性地检测结核分枝杆菌的存在，还能够定量地分析病原体的数量，对于评估治疗效果和监测病情进展具有重要意义。

（3）该技术也能用于检测结核分枝杆菌对抗生素的耐药性，如利福平耐药，对于制定个性化治疗方案和预防耐药菌株的传播具有重要作用。

6. Xpert MTB/RIF Ultra 与 Xpert MTB/RIF 相比有哪些改进？

Xpert MTB/RIF Ultra 是在 Xpert MTB/RIF 平台上的优化产品，它对巢式 PCR 进行了改进，增加了 IS1081 作为靶标，并在第一个 PCR 循环即开始巢式 PCR，增加了 PCR 产物的量，反应体积增加了 1 倍。这些改进使得检测灵敏度降至约 5CFU/ml，适用于菌量较少的样本，主要有助于检出痰涂阴性的患者。

7. 线性探针分析法（LPA）在结核病诊断中的作用是什么？

线性探针分析法是一种检测 MDR－TB 的重要新方法。它通过特异性探针与样品 DNA 特异性 PCR 产物杂交后显色呈现条带，检测结核分枝杆菌的异烟肼耐药和利福平耐药相关基因。LPA 操作简便、高通量、结果可靠，适用于结核病高负担国家的快速诊断。

8. 基因芯片技术在结核病诊断中的应用情况如何？

基因芯片技术是一种基于分子生物学的快速、安全、省时的诊断方法，特别适用于检测耐药性结核病。例如，Truenat MTBTM 试剂盒就是一种基于基因芯片技术的核酸扩增系统，它能够在短时间内提供高灵敏度和特异性的检测结果，适用于医疗资源有限的地区。

9. 在结核病的分子生物学诊断中，为什么检测耐药相关基因的突变如此重要？

检测耐药相关基因的突变直接导致了结核分枝杆菌对特定抗结核药物的耐药性，如果未能及时识别并调整治疗方案，可能会导致治疗失败、病情恶化，甚至引发更难以治疗的耐多药结核病（MDR－TB）或广泛耐药结核病（XDR－TB）。因此，快速准确地检测出这些基因突变对于制定个性化的治疗方案、提高治愈率、减少结核病的传播具有重要意义。

10. 目前用于结核分枝杆菌耐药性检测的主要商业化试剂盒有哪些？

目前市场上有多种商业化试剂盒用于结核分枝杆菌耐药性检测，例如 GenoType MTB-DRplus、GenoType MTBDRsl、INNO－LiPA Rif. TB 等。这些试剂盒能够检测结核分枝杆菌对异烟肼、利福平等一线抗结核药物以及部分二线抗结核药物的耐药性。它们通过检测特定的基因突变来确定耐药性，具有操作简便、结果准确的特点。

11. 在结核病的分子生物学诊断中，实时定量 PCR 技术与线性探针分析法（LPA）相比有哪些优缺点？

实时定量 PCR 技术（如 Xpert MTB/RIF）具有操作简便、自动化程度高、检测速度快、灵敏度和特异性高的优点，能够同时检测结核分枝杆菌和利福平耐药基因，适合用于快速诊断和耐药性筛查。而线性探针分析法（LPA）虽然也能够提供准确的耐药性检测结果，但其操作相对复杂，需要更多的手动操作步骤，且通常需要更长的时间来完成检测。不过，LPA 能够同时检测多个耐药基因，对于 MDR－TB 的诊断具有较高的价值。

12. 什么是环介导等温扩增技术？它在结核病诊断中的应用如何？

环介导等温扩增技术（loop – mediated isothermal amplification，LAMP）是一种分子生物学检测技术，它通过在恒定温度下使用特定的引物和链置换 DNA 聚合酶对目标 DNA 序列进行快速、高效的扩增。LAMP 技术特点是操作简便、快速、成本较低，并且可以在不需要复杂仪器的条件下进行。在结核病的诊断中，LAMP 技术的应用主要包括以下几个方面。

（1）快速检测结核分枝杆菌　LAMP 技术可以设计特异性引物针对结核分枝杆菌的特定基因序列进行扩增，从而实现对结核病的快速检测。

（2）提高检测灵敏度和特异性　与传统的痰涂片镜检和培养方法相比，LAMP 技术能够提高对结核分枝杆菌的检测灵敏度和特异性，尤其是在检测涂阴痰标本时。

（3）简化操作流程　LAMP 技术不需要复杂的实验室设备，只需简单的水浴或加热设备即可进行，适合在资源有限的地区或基层医疗机构中应用。

（4）促进结核病的早期诊断和治疗　LAMP 技术的快速性有助于实现结核病的早期诊断，从而及时开始治疗，减少疾病的传播。

（5）耐药性检测　LAMP 技术还可以用于检测结核分枝杆菌对抗生素的耐药性，如利福平耐药性，这对于制定有效的治疗方案和预防耐药菌株的传播具有重要作用。

13. 多重 PCR 和实时 PCR 在结核病分子生物学诊断中的作用是什么？

多重 PCR 和实时 PCR 技术在结核病分子生物学诊断中主要用于快速、同时检测多个目标基因，包括耐药相关基因和结核分枝杆菌的特异性基因。这些技术能够提高检测效率，减少时间消耗，并可通过实时监测扩增过程来提高结果的准确性。例如，COBAS Taq-Man MTB 就是一种实时定量 PCR 试剂盒，用于检测结核分枝杆菌复合群，并具有高特异性和阳性预测值。

14. 结核分枝杆菌耐药性的相关基因有哪些？

结核分枝杆菌的耐药性是由多种遗传变异引起的，这些变异通常发生在特定的基因区域。耐药性相关基因的研究对于理解耐药机制、指导治疗方案的制定以及开发新的诊断工具都具有重要意义。与结核分枝杆菌耐药性相关的基因如下。

（1）rpoB 基因　与利福平（rifampicin）耐药性密切相关。rpoB 基因编码 RNA 聚合酶的 β 亚单位，该亚单位是利福平的靶点。rpoB 基因的特定区域（如第 531 位的 Ser 到 Leu 的突变）的突变是导致利福平耐药的常见原因。

（2）katG 基因　与异烟肼（isoniazid）耐药性有关。katG 基因编码催化异烟肼 N – 乙酰化的关键酶，该酶的突变可能导致异烟肼耐药。

（3）ahpC 基因　与异烟肼耐药性相关。ahpC 基因编码一种可以保护细胞免受异烟肼毒性的酶，其突变可能导致异烟肼耐药。

（4）inhA 基因　与异烟肼耐药性有关。inhA 基因编码异烟肼的靶蛋白，其突变可能导致异烟肼耐药。

（5）embB 基因　与乙胺丁醇（ethambutol）耐药性有关。embB 基因编码细胞壁合成过程中的一个关键酶，该酶的突变可能导致乙胺丁醇耐药。

（6）pncA 基因　与吡嗪酰胺（pyrazinamide）耐药性有关。pncA 基因编码吡嗪酰胺的靶蛋白，其突变可能导致吡嗪酰胺耐药。

（7）rrs 基因　与氨基糖苷类抗生素（如卡那霉素和阿米卡星）耐药性有关。rrs 基因编码 16S rRNA，其突变可能导致氨基糖苷类抗生素耐药。

（8）gyrA 基因　与氟喹诺酮类抗生素（如氧氟沙星和莫西沙星）耐药性有关。gyrA 基因编码 DNA 旋转酶的 A 亚单位，该酶的突变可能导致氟喹诺酮类抗生素耐药。

15. 分子生物学诊断技术对于结核病的控制和治疗有何意义？

分子生物学诊断技术对于结核病的控制和治疗具有极其重要的意义，主要体现在以下几个方面。

（1）提高诊断速度和准确性　传统的结核病诊断方法，如痰涂片镜检和培养，虽然成本较低，但敏感性和特异性有限，且耗时较长。分子生物学诊断技术，如实时荧光定量 PCR、等温扩增技术和探针–反向杂交技术等，能够快速准确地检测出结核分枝杆菌的存在，以及对主要抗结核药物如异烟肼和利福平的耐药性。这大大缩短了从疑似病例到确诊的时间，有助于及时采取治疗和隔离措施，减少疾病的传播。

（2）指导个体化治疗方案　分子生物学诊断技术能够检测到结核分枝杆菌的耐药基因，从而预测菌株对特定药物的耐药性。这对于制定个体化的治疗方案至关重要，尤其是在耐多药结核病（MDR–TB）和广泛耐药结核病（XDR–TB）的治疗中。通过分子诊断技术，医生可以避免使用患者可能耐药的药物，选择更有效的药物组合，提高治疗效果，减少耐药性的进一步发展。

（3）促进结核病的早期发现和治疗　分子生物学诊断技术的高度敏感性使其能够检测到低水平的病原体，这对于早期发现结核病，尤其是隐匿性或非典型表现的结核病具有重要意义。早期治疗不仅能够提高治愈率，还能够减少患者的传染性，降低结核病在社区中的传播风险。

（4）监测治疗效果和复发　分子生物学诊断技术可以用于监测抗结核治疗的效果，通过检测治疗前后结核分枝杆菌的负荷变化，评估治疗效果。此外，对于治疗结束后的患者，分子诊断技术也有助于及时发现复发，指导后续的治疗决策。

（5）支持全球结核病控制目标的实现　世界卫生组织（WHO）和各国政府都设定了控制和消除结核病的目标。分子生物学诊断技术的应用有助于实现这些目标，通过快速、准确的诊断和有效的治疗，减少结核病的发病率和死亡率，最终实现"终止结核病"的愿景。

第七节　结核病支气管镜介入诊断

1. 结核病介入学诊断的主要方法有哪些？

结核病介入学诊断主要依赖于各种影像学和介入性技术，以直接观察和获取病变组织样本进行分析。以下是一些常用的结核病介入学诊断方法。

（1）支气管镜检查　支气管镜检查是一种重要的介入性诊断手段，可以直接观察气管和支气管的内部情况，寻找结核病的典型改变，如黏膜充血、水肿、溃疡、肉芽组织增生等。通过支气管镜，医生还可以获取病变部位的刷片、灌洗液或活检样本，进行抗酸染色、培养和分子生物学检测。

（2）超声引导下胸膜穿刺活检　超声引导下的胸膜穿刺活检是一种微创的介入性诊断方法，通过超声引导，精准地穿刺胸膜增厚或有病变的区域，获取组织样本进行病理学检查。这种方法对于结核性胸膜炎的诊断具有较高的准确性和安全性。

（3）CT 引导下穿刺活检　CT 引导下的穿刺活检适用于深部病变的诊断，如肺部结核瘤或淋巴结结核。CT扫描可以提供精确的解剖定位，帮助医生安全地获取病变组织样本。

（4）胸腔镜检查　胸腔镜检查是一种微创手术，通过在胸壁上制作小切口，插入胸腔镜直接观察胸腔内的情况，包括胸膜、肺部和纵隔等。胸腔镜下可以进行活检、脓胸的清洗和胸膜粘连的松解等治疗操作。

2. 支气管镜在肺结核诊断中的作用是什么？

支气管镜检查可直视气道内的结核病灶，可进入到肺结核所属引流支气管开口处，可到达纵隔淋巴结结核及肺门淋巴结结核附近气道。支气管镜在肺结核诊断中的作用主要体现在通过直接观察气管、支气管内部情况，以及通过活检病理、刷检涂片找抗酸杆菌、支气管冲洗物涂片及培养等方法提高肺结核的诊断阳性率。

3. 纵隔镜检查术的临床应用有哪些？

纵隔镜检查术的临床应用主要包括观察肺癌纵隔淋巴结转移情况，确定肺癌的分期、手术适应证、放疗的范围以及疾病的预后；明确气管周围肿物的性质；对无手术指征的纵隔及肺内病变获取组织学诊断，有助于制订正确的治疗方案；气管周围病变的切除；治疗性操作如胸腺切除术治疗重症肌无力、探查治疗甲状旁腺瘤、纵隔囊肿的摘除等。

4. 电视胸腔镜检查的适应证有哪些？

电视胸腔镜检查的适应证有不明原因胸腔积液、弥漫性肺部病变、孤立性肺外周型小病灶、肺门或纵隔淋巴结肿大等情况。

5. 经皮肺穿刺活检术的适应证和禁忌证有哪些？

经皮肺穿刺活检术的适应证有肺内孤立性或多发性结节、实变、肿块等病灶，经其他检查不能确定病变性质者；无手术适应证的肺癌，于化疗或放疗前需要明确组织学类型者；原发部位不明的肺转移性肿瘤等。禁忌证有重度肺气肿、肺动脉高压、肺心病；心功能不全、肺淤血；疑为肺血管性病变（如肺动脉瘤、肺动静脉瘘）等。

6. 胸腔镜检查的禁忌证有哪些？

胸腔镜检查的禁忌证包括预计广泛胸膜粘连，胸腔镜无法进入胸腔内；凝血系统严重障碍；严重心肺功能不全、全身情况差或其他基础疾病不能耐受一般外科手术；伴有重度肺动脉高压；伴有急性胸腔内感染；持续的不能控制的咳嗽。

7. 经皮针刺胸膜活检术的适应证和禁忌证是什么？

经皮针刺胸膜活检术的适应证有不明病因的胸腔积液，不明原因的胸膜增厚、胸膜结节、胸膜肿块，为确定胸膜病变的病理类型者等。禁忌证有严重心、肝、肾、呼吸功能衰竭、休克、神志不清；凝血功能异常，或血小板严重低下、有出血倾向，或正在使用抗凝剂者；操作时难以控制的剧烈咳嗽等。

8. 电视胸腔镜手术（VATS）的常见并发症有哪些，如何预防和处理？

电视胸腔镜手术（video – assisted thoracic surgery，VATS）的常见并发症有支气管胸膜瘘、胸腔出血、肺漏气、术后呼吸功能衰竭等。预防和处理的方法包括术后保持引流管的通畅，尽快促使肺复张；对于活动性出血，可首先给予药物止血、输血及控制体循环压力，如出血仍较多可使用胸腔镜探查止血；对于肺漏气，1、2级肺漏气一般不需要特殊处理，3级肺漏气患者，需特别使用抗生素控制和预防感染。

9. 支气管镜检查的适应证有哪些？

支气管镜检查的适应证有长期咳嗽、痰中带血、咯血或出现局限性喘鸣，经胸部X线或CT证实支气管腔内有占位性病变、可疑有病变者，或弥漫性病变等情况。

10. 支气管镜检查有哪些禁忌证？

支气管镜检查的禁忌证有对患有心脏疾病如严重的心律失常、不稳定心绞痛者，有室壁瘤等严重心脏病患者，1周内曾发生大咯血的患者，有异常出血倾向、血小板计数或凝血功能明显异常者等。

11. 支气管结核镜下分型及分期的标准是什么？

支气管结核镜下分型包括炎症浸润型、溃疡坏死型、肉芽增殖型、瘢痕狭窄型和管壁软化型。分期则依据患者临床和支气管镜下表现结合痰菌及治疗情况，分为临床活动期、好转期及稳定期。

12. 电视胸腔镜检查的注意事项有哪些？

电视胸腔镜检查是一种通过胸壁小切口插入胸腔镜，直接观察和治疗胸腔内部疾病的微创手术。在进行电视胸腔镜检查时，需注意以下事项以确保手术的安全性和有效性。

（1）术前准备　①进行全面的心肺功能评估，包括心电图、胸部 CT、肺功能测试和出凝血时间检测，以确保患者适合进行胸腔镜检查；②与患者充分沟通，使其了解手术过程及术前、术中、术后的注意事项；③督促患者练习健侧卧位，特别是对于健侧卧位后感到不适的患者，应多加练习以适应手术体位；④督促患者学习有效的深呼吸和咳嗽方法，以帮助术后恢复；⑤通常需要患者术前空腹，以减少麻醉过程中呕吐和误吸的风险；⑥如患者正在使用可能影响凝血功能的药物，如抗凝药物和抗血小板药物，应按医嘱停药。

（2）术后护理　①观察伤口部位有无渗血、渗液和皮下血肿，如有异常应及时告知医生；②术后可能需要安装引流装置，注意防止引流管脱落；③关注患者体温变化，如有发热应及时处理；④术后应继续心电、血压、血氧饱和度监测；⑤术后饮食应清淡，督促患者选择易消化的食物，避免高脂肪和油腻食品；⑥麻醉清醒后，应督促患者在医生指导下采取半坐卧位，便于胸腔积液流出；⑦未拆线前，伤口注意防水，以防感染。

13. 经皮肺穿刺活检术的常见并发症有哪些，如何预防和处理？

经皮肺穿刺活检术的常见并发症有气胸、血胸、咯血、气体栓塞、感染和肿瘤种植转移等。预防和处理的方法有使用细针穿刺、填塞穿刺道、术后卧床休息、密切观察患者情况、必要时进行胸腔闭式引流等。

14. 在进行支气管镜检查时，如何预防出血？

在进行支气管镜检查时，预防和处理出血是保障患者安全的重要措施。以下是关于预防支气管镜检查中的出血的相关措施。

（1）术前评估　对所有拟接受支气管镜诊疗操作的患者，应在术前进行详细的病史询问、全面的体格检查、心肺功能测定，以及必要的实验室和胸部影像学检查。对于拟行活检或穿刺针吸活检的患者，应在术前检测血小板计数、凝血酶原时间等，以评估出血风险。

（2）药物调整　对于正在使用抗凝剂或抗血小板药物的患者，应根据医嘱调整药物使用计划，以降低出血风险。

（3）增强 CT 检查　对于拟行镜下介入性治疗操作的患者，建议术前行增强胸部 CT 检查，以明确病变的部位、性质、范围及其与周边毗邻器官、血管等的关系。

（4）技术准备　在操作过程中，应通过镜下观察判断病灶的血供状况，对于血供丰富的病灶，可采用细胞穿刺针对病灶先行针吸活检，或在超声支气管镜引导下尽量避开血管活检。

15. 在进行支气管镜检查时，如何处理出血？

（1）急救准备 需配置急救用的相关器械和药品，如供氧及吸引装置、血氧饱和度和心电监护仪、不同型号的气管导管、引导钢丝、可进行腔内压迫止血的球囊等。

（2）术中监护 所有受检者均应进行呼吸、心率、血压及血氧饱和度的监测。预计术中出血风险较大的患者，建议在术前建立人工气道。

（3）止血措施 ①局部止血：对镜下可见的出血区域用冰生理盐水及肾上腺素生理盐水局部灌注，或使用凝血酶溶液进行灌注；②机械性压迫止血：采用腔内球囊压迫止血，或在硬质支气管镜下用纱布、棉球等紧急填塞止血；③全身药物止血：可使用垂体后叶素、蛇毒血凝酶、氨甲环酸、妥拉明等药物；④支气管动脉栓塞术（BAE）：对于支气管循环系统来源的大出血，BAE 是有效的非手术治疗方法；⑤外科手术治疗：对于支气管镜操作引起的相关大出血，若无手术禁忌，应考虑行病损部位的外科手术切除。

16. 电视胸腔镜手术（VATS）与传统开胸手术相比有哪些优势？

VATS 与传统开胸手术相比具有多项优势，其优势主要体现在创伤小、恢复快、并发症少、术中出血量少、术后疼痛轻、精确度高、术后生活质量改善等方面。

17. 支气管镜检查中，如何判断是否需要进行无痛支气管镜检查？

无痛支气管镜检查适用于病情较重、精神高度紧张的患者。在有条件的地区，无痛支气管镜检查已经应用得比较多，不再仅限于特殊情况。具体是否需要进行无痛支气管镜检查，应由医生根据患者的具体情况和需求来决定。

18. 电视胸腔镜手术（VATS）的切口布局是怎样的？

经典的 VATS 是做 3 个胸壁切口，呈倒三角形，下面一个切口位于腋中线第 6 肋间，作为胸腔镜置入口；上面两个切口分别在腋前线和腋后线第 4、5 肋间，作为器械操作孔。

19. 预防电视胸腔镜手术（VATS）并发症的相关措施有哪些？

VATS 术后并发症的预防是提高手术安全性和患者术后恢复质量的重要环节。VATS 术后并发症虽然相对较少，但仍需关注和妥善管理。常见的 VATS 术后并发症有气胸、出血、感染、慢性疼痛、胸腔积液以及肺不张、肺炎和呼吸衰竭等肺部并发症。通过优化围手术期管理，可以降低并发症的发生率，提高患者的术后恢复质量，具体优化措施如下。

（1）术前评估 ①全面评估患者的健康状况，包括心肺功能、凝血功能和营养状况；②控制患者的基础疾病，如控制高血压、糖尿病等慢性疾病，改善患者的整体健康状况。

（2）围手术期管理 ①采用加速康复外科（ERAS）原则：包括术前教育、优化麻醉方案、术中保温、限制液体输入、早期肠内营养；②术中肺保护策略：使用低潮气量和适当的呼气末正压（PEEP）以减少肺损伤。

（3）术后管理 ①早期活动：鼓励患者在术后尽早下床活动，以促进肺部通气和预防肺部并发症；②有效的疼痛控制：使用多模式镇痛策略，包括局部麻醉、神经阻滞等，以减少对阿片类药物的依赖和相关不良反应；③呼吸康复训练：如深呼吸练习、咳嗽训练和使用吸入器等，以促进肺功能的恢复；④严格的无菌操作：遵守无菌原则，减少感染风险；⑤合理使用抗生素：根据术前细菌培养结果和药物敏感性测试，选择合适的抗生素；⑥保证充足的营养摄入：术后及时补充蛋白质和维生素，以支持组织的修复和免疫功能；⑦提供心理支持和辅导：帮助患者减轻术后的焦虑和压力，促进心理康复。

（4）监测和早期识别并发症 ①密切监测患者的生命体征，包括心率、血压、血氧饱和度；②定期进行胸部 X 线或 CT 检查，以早期发现气胸、肺不张等并发症。

通过上述措施的实施，可以显著降低 VATS 术后并发症的发生率，提高患者的术后恢复质量和满意度。需要注意的是，每个患者的具体情况可能不同，因此预防措施应个体化，根据患者的具体情况进行调整。

20. 经皮肺穿刺活检术中，如何选择合适的穿刺针？

经皮肺穿刺活检术中选择合适的穿刺针是确保操作成功和减少并发症的关键因素之一。在选择穿刺针时，医生需要综合考虑患者的具体情况、病变的特点以及所使用的影像引导技术，以确保活检操作的安全性和有效性。同时，术前应充分评估患者的情况，选择合适的穿刺针，并在操作过程中严格遵守规范，以减少并发症的风险。以下是关于如何选择合适的穿刺针的建议。

（1）穿刺针的选择标准　磁共振兼容性：如果使用磁共振成像（MRI）引导进行穿刺活检，穿刺针必须是由磁共振兼容性材料制成，如钛、镍、铬、钼、锰、铝、铁和碳等合金器械，以确保在 MRI 环境下能够被准确显示和定位。

（2）穿刺针规格　穿刺针的规格应根据病变的大小、位置以及穿刺路径的要求来选择。常见的规格包括直径在 12～22 号（G），长度在 50～200mm 的穿刺针，以适应不同的临床需求。

（3）穿刺针类型　对于较大的病变或气胸风险较低的情况，可以选择 17G 的磁共振兼容性穿刺针与 18G 的软组织切割枪；对于较小的病变或气胸风险较大的情况，可以选择 18G 的磁共振兼容性穿刺针与 20G 的软组织切割枪。

（4）穿刺针设计　穿刺针应为被动显示设计，即通过它本身的磁敏感性伪影来被 MRI 成像显示和定位。穿刺针、活检枪表面必须标有刻度，指示器械工作长度，以便于操作者准确控制穿刺深度。

21. 经皮针刺胸膜活检术中，如何预防气胸？

经皮针刺胸膜活检术是一种用于诊断胸膜疾病的重要方法，但在操作过程中可能会引发气胸这一并发症。气胸是指气体进入胸腔，导致肺部部分或完全塌陷的情况。为了预防和妥善处理这一并发症，可以采取以下措施。

（1）精准定位　在进行穿刺前，通过高分辨率 CT 等影像学检查精准确定穿刺点和深度，避免不必要的组织损伤和胸膜穿透。

（2）选择合适的穿刺路径　根据肺部病变的位置和患者的具体情况，选择最佳的穿刺路径，尽量避开肺大疱、叶间裂及肺气肿严重区域。

（3）选择合适的穿刺体位　根据具体情况选择合适的体位进行穿刺，如患侧卧位，可以减少患侧肺的活动，降低气胸及咯血窒息的风险。

（4）减少胸膜穿透次数　穿刺针在进入肺组织前是精准定位的关键时刻，要尽量在预先设计的穿刺路径水平面进入胸膜腔并迅速入肺 1cm，避免反复调整进针路线。

（5）术前准备　指导患者进行深呼吸练习，学会在呼气末屏住呼吸，以保持肺部静止，减少穿刺过程中的移动。

（6）消毒和清洁　确保穿刺针的消毒和清洁，避免因消毒剂残留刺激支气管引起咳嗽，增加气胸风险。

22. 经皮针刺胸膜活检术中，如何处理气胸？

（1）密切监测　穿刺后密切观察患者的生命体征和呼吸状况，及时发现气胸的迹象。

（2）立即处理　一旦发生气胸，根据气胸的严重程度采取相应措施。轻度气胸可能不需要特殊处理，观察即可；中度气胸可能需要负压吸引；重度气胸则需要紧急胸腔闭式引流。

（3）胸腔闭式引流 对于大量气胸或张力性气胸，应迅速进行胸腔闭式引流，以缓解肺部压迫和改善呼吸功能。

（4）对症治疗 对于伴随的胸痛、呼吸困难等症状，给予相应的对症支持治疗。

（5）多学科合作 在处理气胸时，可能需要呼吸科、胸外科等多学科团队的合作，确保患者得到最佳的治疗。

通过上述预防和处理措施，可以显著降低经皮针刺胸膜活检术中气胸的发生率，并确保患者的安全。同时，医生的经验和技术水平也是预防和处理气胸并发症的关键因素。

23. 气管支气管结核的诊断标准是什么？

中华医学会结核病学分会 2012 年发布的《气管支气管结核诊断和治疗指南（试行）》中提到的诊断标准如下。

（1）有结核病临床表现及临床治疗反应。

（2）痰涂片、集菌抗酸杆菌阳性，最好是培养结核分枝杆菌阳性。

（3）有影像学改变。

（4）PPD 试验阳性。

（5）有支气管镜下直视的气管、支气管典型病变。

（6）支气管刷片或支气管冲洗液抗酸杆菌阳性。

（7）经支气管镜活检组织提示结核性病理改变。

具备上述（5）＋（6）、（5）＋（7）、（5）＋（2）为确诊标准，（1）＋（2）＋（3）、（1）＋（3）＋（4）、（2）＋（3）、（3）＋（4）、（5）、（6）、（7）为高度疑诊标准。

24. 内镜超声引导下的经支气管针吸活检技术（EBUS – TBNA）在纵隔及肺门淋巴结结核的介入诊断中有何优势？

EBUS – TBNA 技术以其操作技术简单、微创、定位准确、灵敏度和特异性高及可重复性强的优势，在诊断结核病方面的价值也日益受到重视。它可以用来探查纵隔、肺门、气管支气管周围肿大淋巴及肺门周围附近占位性病变，并经超声引导进行穿刺。

25. 内镜超声引导下的经支气管针吸活检技术（EBUS – TBNA）在纵隔淋巴结结核诊断中的灵敏度和特异性如何？

根据文献综述，EBUS – TBNA 对纵隔淋巴结结核诊断的灵敏度为 94%，特异性为 100%，如为阴性，则可排除结核性淋巴结炎。

26. 在结核病介入诊断中，超声支气管镜（EBUS）的主要应用是什么？

超声支气管镜（EBUS）主要用于探查纵隔、肺门、气管支气管周围的肺内良恶性病变，具有较高的诊断价值。

27. 超声支气管镜引导下的经支气管肺活检术（EBUS – TBLB）在结核病诊断中的应用如何？

EBUS – TBLB 技术通过引导鞘将外径为 2.0～2.5mm 的辐射超声小探头导引到外周远端小气道，高频探头可以准确地确认、清晰地显示外周病灶细微结构，借助于超声探查及引导可对肺周围病变进行活检，对于包括结核病在内的良性病变，EBUS – TBLB 亦有较好的诊断价值。

28. 电磁导航支气管镜（ENB）技术在结核病诊断中的作用是什么？

电磁导航支气管镜（ENB）技术集螺旋 CT 仿真支气管镜与传统可弯曲支气管镜的优点于一身，可进行实时引导定位，准确到达常规支气管镜技术无法到达的肺外周病灶并获取标本行病理检查，在肺内结节、肺内淋巴结肿大等疾病的诊断上有着重要的意义。

29. ENB 技术在不典型肺结核的诊断中具有哪些潜在的临床应用前景？

ENB 技术在不典型肺结核的诊断中可能具有较好的临床应用前景，尤其适用于影像学表现为两上肺野单发或多发结节的疑似结核病患者，ENB 可以发挥其创伤小、高诊断率的特点进行快速诊断。

30. 内镜超声引导下的经支气管针吸活检（EBUS－TBNA）技术在结核病诊断中有哪些优势？

（1）微创性和安全性　EBUS－TBNA 是一种微创的诊断方法，相比于传统的外科手术如纵隔镜检查，它具有更小的创伤和更低的并发症风险。这种方法通过内镜前端的超声探头实时引导，能够精确地对目标淋巴结或病变组织进行穿刺，减少了误伤周围正常组织的可能性。

（2）提高诊断准确性　EBUS－TBNA 能够获取足够的病理标本，对于菌阴肺结核伴肺门和（或）纵隔淋巴结肿大的患者，其诊断符合率较高。通过 EBUS－TBNA 获取的样本可以进行抗酸染色、分枝杆菌培养和分子生物学检测，从而提高结核病的诊断准确性。

（3）快速获取结果　EBUS－TBNA 可以在门诊进行，快速获取活检样本，缩短了从疑似病例到确诊的时间。这对于早期诊断和及时治疗结核病具有重要意义，有助于及时控制疾病的传播。

（4）减少有创操作　由于 EBUS－TBNA 的微创特性，它可以减少对患者进行的有创操作，如开放性肺活检或胸腔镜检查。这些有创操作不仅会对患者身体造成较大伤害，还会增加医疗成本和恢复时间。

（5）提供更多诊断信息　EBUS－TBNA 不仅可以用于结核病的诊断，还可以用于其他胸部疾病的诊断，如肺癌、结节病、淋巴瘤等。这意味着医生可以通过单一的程序获取多种疾病的诊断信息，提高了诊断的效率和全面性。

（6）指导治疗决策　EBUS－TBNA 提供的确切诊断信息有助于医生制定更为精确的治疗方案。特别是在耐药结核病的治疗中，准确的诊断可以帮助医生选择合适的药物，提高治疗效果。

第二章　结核病诊断方法

第一节　耐药结核病诊断方法

1. 什么是耐药结核病?

耐药结核病 (drug-resistant tuberculosis, DR-TB) 是指体外药敏试验证实结核病患者感染的结核分枝杆菌对一种或多种抗结核药物耐药的结核病。

2. 耐药结核病是怎么进行分类?

耐药结核病根据体外药敏试验直接法证实可分为单耐药结核病、多耐药结核病、耐多药结核病、广泛耐药结核病及利福平耐药结核病。

(1) 单耐药结核病 (mono resistance-tuberculosis, MR-RB) 是指结核病患者感染的结核分枝杆菌体外药敏试验直接法证实对一种一线抗结核药物耐药的结核病。

(2) 多耐药结核病 (polydrug resistance-tuberculosis, PDR-TB) 是指结核病患者感染的结核分枝杆菌体外药敏试验直接法证实对一种以上一线抗结核药物耐药 (但不包括对异烟肼和利福平同时耐药) 的结核病。

(3) 耐多药结核病 (multidrug resistance-tuberculosis, MDR-TB) 是指结核病患者感染的结核分枝杆菌体外药敏试验直接法证实至少同时对异烟肼和利福平耐药的结核病。

(4) 广泛耐药结核病 (extensive drug resistance-tuberculosis, XDR-TB) 是指结核病患者感染的结核分枝杆菌体外药敏试验直接法证实至少同时对异烟肼和利福平耐药外, 还对任何氟喹诺酮类抗菌药物耐药, 及对至少一种其他的 A 组药品 (贝达喹啉、利奈唑胺) 耐药的结核病。

(5) 利福平耐药结核病 (rifampicin resistance-tuberculosis, RR-TB) 是指结核病患者感染的结核分枝杆菌体外药敏试验直接法证实对利福平耐药的结核病, 包括所有耐利福平的结核病, 即利福平单耐药结核病 (RMR-TB)、利福平多耐药结核病 (RPR-TB)、MDR-TB、XDR-TB。

3. 耐药结核病的常见的临床表现是什么?

(1) 患者多可出现间断性发热、盗汗、乏力、食欲降低、体重减轻等。重症患者可出现恶病质状态。

(2) 多数患者可以反复出现咳嗽、咳痰, 部分患者伴呼吸困难、气短、发绀、咯血、胸痛等呼吸道症状。

(3) 部分患者肺部体征不明显, 病变较为严重时可出现肋间隙变窄, 胸廓塌陷, 胸部扩张受限。叩诊为浊音, 听诊呼吸音减弱, 可闻及干湿啰音等。可并发支气管扩张、肺心病、自发性气胸等, 并出现相应体征。

4. 耐药结核病的影像学表现有哪些?

耐药结核病的影像学检查可见双肺有渗出、纤维化、干酪样变、空洞、胸膜增厚、钙化等不同病期病变。空洞可出现于一侧或双侧。可见引流支气管征，可伴有支气管播散灶；可见肋间隙变窄，肺门上提、肺纹理呈垂柳状、纵隔移位、膈肌上升等；肺可见肺气肿、肺大疱等变化。

5. 耐药结核病的表型诊断方法是什么？

耐药结核病的表型诊断方法是指在含抗结核药物培养基中进行结核分枝杆菌培养，观察结核分枝杆菌生长是否受到抑制，包括常规检测法如绝对浓度法、比例法以及抗性比率法等，快速培养仪检测法包括 BACTEC MGIT 960、Bact/ALERT 3D 方法，氧化还原指示法，酶活性测定法如硝酸还原酶测定法、荧光素酶测定法等，其他诊断方法如显微镜直视下药物敏感性检测、微量快速显色药敏检测法等。

（1）常规检测法　在开展耐药结核病规范化治疗的过程中起着重要的作用。不但可帮助临床筛选有效个体化抗结核治疗药物，还可以分析耐药结核分枝杆菌的流行情况，为耐药结核病治疗与控制提供客观依据。比例法是 WHO 全球耐药监测项目推荐的标准药物敏感性试验方法，比例法和绝对浓度法是测定分枝杆菌药物性的两种常规检测方法。

（2）快速培养仪检测方法　是结核病诊断的重要技术，传统的罗氏培养技术是我国结核病实验室主要依赖的培养方法，以结核分枝杆菌在试管内的生长为基础。结核分枝杆菌是一种缓慢生长菌，单个细菌在固定培养基上生长成可视菌落需 4 周的时间。

6. 耐药结核病的基因型诊断方法是什么？

耐药结核病的基因型诊断主要检测结核分枝杆菌耐药基因，有线性探针方法、结核分枝杆菌/利福平耐药实时荧光定量核酸扩增检测技术（Xpert RIF/MTB）、基因芯片技术、实时荧光 PCR 熔解曲线法等方法。

（1）线性探针测定法　从定量 PCR 技术到 DNA 芯片技术，均可利用线性探针杂交，在检测结核分枝杆菌异烟肼和利福平耐药方面应用较广泛。

（2）Xpert MTB/RIF 检测法　是一项以结核分枝杆菌扩增为基础的全自动分子诊断方法，集 DNA 提取、痰标本处理、核酸扩增、利福平耐药基 rpoB 突变检测、结核分枝杆菌特异性核酸检测为一体，快速诊断结核病和耐药结核病，可同时实现结核分枝杆菌和利福平耐药的检测。

（3）基因芯片技术　又称 DNA 微阵列（DNA microarray），是按照预定位置固定在固相载体上很小面积内的千万个核酸分子组成的微点阵列。可以根据不同耐药基因在一个芯片上检测几种药物的耐药性。

（4）实时荧光 PCR 熔解曲线法　可判断检测结核分枝杆菌相应位点的基因型情况，且可以最终判定结核分枝杆菌对相应药物的耐药情况。

7. 耐药结核病的诊断要点是什么？

（1）有耐药结核病的临床表现。

（2）有耐药结核病的影像学特征。

（3）实验室检查药物敏感性试验是确诊耐药结核病的唯一方法。

8. 近年来耐药结核病诊断的新进展有哪些方面？

（1）Xpert MTB/RIF 技术。

（2）TaqMan MTB 探针实时聚合酶链反应（RT – PCR）。

（3）分子信标技术。

（4）线性探针测定法。

（5）高分辨率熔解曲线分析。

（6）焦磷酸测序技术。

（7）质谱技术。

（8）PCR 扩增限制性酶切分析。

（9）寡核苷酸微矩阵法。

（10）直接测序法。

（11）纳米金探针技术。

第二节　菌阴肺结核诊断方法

1. 菌阴肺结核的临床表现有哪些？

（1）临床症状　结核分枝杆菌可导致患者出现全身症状和局部症状。全身症状表现为结核中毒症状，主要有发热，多为午后低热、乏力、盗汗、食欲减退、体重减轻、结节性红斑、女性月经失调或者闭经等；局部症状主要表现为咳嗽、咳痰超过 2 周，伴咯血、胸痛、呼吸困难等；儿童可出现发育迟缓。部分菌阴肺结核患者无典型的全身及局部症状。

（2）体征　轻症肺结核患者无明显体征；重症肺结核患者可出现各种呼吸系统体征，因肺内病变特点而不同。

2. 菌阴肺结核影像学检查有哪些表现？

影像学检查是菌阴肺结核患者重要的检测方法和依据，常用检查方法及特点如下。

（1）胸部 X 线检查表现特点　①多发生于肺上叶尖后段、肺下叶背段及后基底段；②病变可局限也可能多肺段侵犯；③影像学可呈多形态表现，即同时出现渗出、增殖、纤维及干酪样病变，也可伴钙化，易合并空洞，可伴支气管播散灶，可伴有胸腔积液、胸膜增厚及粘连；④呈球形病灶（结核球），直径一般在 3cm 以内，周围有卫星病灶，内侧可见引流支气管征；⑤病变吸收慢（不足 1 个月变化较小）。

（2）胸部 CT 检查　肺结核患者胸部 CT 比胸部 X 线更加清晰，可以检出被 X 线检查漏诊的病变，明确 X 线检查上可疑病变、判断继发性肺结核的活动性。对以下情况有补充诊断价值：①发现胸内隐匿部位病变，包括气管及支气管内的病变；②早期即可发现肺内粟粒阴影；③诊断有困难的肿块阴影、孤立结节、空洞及浸润阴影的鉴别诊断；④了解纵隔淋巴结、肺门的肿大情况，对纵隔淋巴结结核及肿瘤进行鉴别；⑤囊肿和实体肿块的鉴别。

（3）B 超检查　主要用在观察结核性胸膜炎患者胸膜病变，可确定胸腔积液的部位、积液量，引导穿刺及引流。

3. 菌阴肺结核免疫学诊断方法有哪些？

肺结核患者结核分枝杆菌侵入机体所引起的免疫反应在整个结核病的发生、发展及转归过程中发挥重要作用，免疫学诊断是菌阴肺结核的重要辅助依据。

（1）细胞免疫学检测　①结核菌素皮肤试验（tuberculin skin test，TST），又称 PPD 试验，是一种检测结核分枝杆菌感染的细胞免疫功能的体内试验。PPD 试验阳性提示结核潜伏感染（LTBI）和卡介菌（BCG）接种，强阳性是菌阴肺结核辅助诊断依据之一；②γ-干扰素释放试验（IGRAs），是一种利用体外细胞免疫方法检测机体是否感染结核的方法，包括酶联免疫斑点技术（enzyme linked immunospot assay，ELISPOT）和酶联免疫吸附试验（ELISA）。IGRAs 可在常规诊断依据的基础上，起补充或辅助诊断的作用。

（2）体液免疫检测　血清结核抗体检测。结核分枝杆菌感染机体后，患者体液中产生特异性抗体 IgG、IgA、IgM，对这些特异性抗体检测有益于结核病的诊断。结核抗体阳性，提示结核分枝杆菌感染，是菌阴肺结核的诊断依据之一，但是结核抗体阴性也不能排除肺结核。

4. 结核菌素皮肤试验（PPD）具体操作方法和判定标准是什么？

操作需按照药品说明书要求进行，在左前臂掌侧前 1/3 中央皮内注射 0.1ml PPD，使局部出现 6～10mm 大小的圆形橘皮样皮丘（孟都法）。72 小时（48 小时～96 小时）检查反应，以皮肤硬结平均直径 ［（纵径＋横径）/2］ 为准。

（1）阴性（－）　硬结平均直径 <5mm 或无反应者为阴性。

（2）阳性反应（＋）　硬结平均直径 ≥5mm 者为阳性。

（3）5mm≤硬结平均直径 <10mm 为一般阳性。

（4）10mm≤硬结平均直径 <15mm 为中度阳性。

（5）硬结平均直径 ≥15mm 或局部出现双圈、水疱、坏死和淋巴管炎者为强阳性。

其中有 BCG 接种史者，PPD 皮肤反应硬结≥10mm 者视为 TB 感染。无 BCG 接种史者、HIV 阳性者、接受免疫抑制剂 >1 个月者和与病原学阳性肺结核患者有密切接触的 5 岁以下儿童，PPD 皮肤反应硬结≥5mm 者视为 TB 感染。

5. 菌阴肺结核的诊断标准是什么？

（1）典型肺结核的临床症状和胸部 X 线表现。

（2）抗结核治疗有效。

（3）临床上排除其他非结核性肺部疾患。

（4）PPD 强阳性，血清抗结核抗体阳性。

（5）痰结核分枝杆菌 PCR 结核探针检测呈阳性反应。

（6）肺外组织病理学检查证实结核病变。

（7）支气管肺泡灌洗液检测出抗酸分枝杆菌。

（8）支原体或肺部组织病理学检查证实结核病变。

具备 1～6 条中的 3 项或者 7～8 条中的任意一项即可确诊。

第三节　结核性胸膜炎诊断方法

1. 什么是结核性胸膜炎？

结核性胸膜炎是由于结核分枝杆菌直接感染和（或）胸膜对结核分枝杆菌菌体成分产生迟发性变态反应而发生的胸膜炎症。部分患者表现为发热、咳嗽、胸痛甚至呼吸困难，以及少至中量的胸腔积液，少数患者可出现大量胸腔积液体征。临床上常将其分为干性胸膜炎、渗出性胸膜炎和结核性脓胸 3 种类型。

2. 结核性胸膜炎临床症状有哪些？

结核性胸膜炎的患者，临床表现与疾病的病程（早、中、晚期）、病变范围、部位以及机体的超敏反应等因素有关。主要症状有咳嗽、胸痛、胸闷、气短、盗汗、发热、乏力、食欲不振、消瘦、失眠等，女性患者可出现月经紊乱，儿童可出现性格改变、易怒、烦躁等情况。

3. 结核性胸膜炎临床体征有哪些？

干性胸膜炎听诊可闻及胸膜摩擦音。渗出性胸膜炎呼吸运动受限，常以腹式呼吸为主，气管移向健侧，语音震颤减弱或消失，叩诊患侧呈浊音或实音。久治不愈的渗出性胸膜炎患者，脏壁层胸膜增厚、粘连，患侧胸廓塌陷，气管移向患侧，叩诊闻及浊音，听诊呼吸音低于健侧。

4. 渗出液与漏出液如何区分？

结核性胸膜炎的胸腔积液性质为渗出液。胸腔积液区分渗出液还是漏出液，采用 Light 标准。

（1）胸腔积液总蛋白与血清总蛋白比值 >0.5。

（2）胸腔积液乳酸脱氢酶（LDH）与血清 LDH 的比值 >0.6。

（3）胸腔积液 LDH >200U/L 或大于血清 LDH 正常值上限的 2/3。

符合以上 3 条中的任意一条标准，可确认为渗出液。

5. 结核性胸膜炎的影像学表现有哪些？

（1）X 线检查　胸腔积液在胸部 X 线上的表现取决于胸腔积液的量，当胸腔积液 ≤300ml 时，后前位 X 线无改变；当胸腔积液 >300ml 时，X 线可显现膈角变钝；积液量 ≥500ml 的中等量积液，可表现为胸腔下部均匀的密度增高影，膈影被遮盖，积液表现为典型的渗液曲线，呈外高内低、上淡下浓的弧形阴影；大量胸腔积液时，X 线肺野呈均匀浓密阴影，膈影被遮盖，纵隔移向健侧。

（2）CT 检查　胸腔积液 CT 上一般表现为肺的外周与胸壁之间成平行出现的新月状改变，或是半月状低密度区。改变患者体位进行扫描时，低密度阴影会随体位变化而变化。

（3）B 超检查　B 超探测胸腔积液的灵敏度高，定位准确，并能估计胸腔积液的深度和积液量，提示穿刺位置；也可以和单纯胸膜增厚进行鉴别。

6. 结核性胸膜炎结核菌素试验是阳性还是阴性？

结核菌素试验是判断机体是否受到结核分枝杆菌感染的重要方法。有些结核性胸膜炎患者早期 PPD 皮肤试验呈阴性反应，其原因可能是被结核分枝杆菌菌体蛋白致敏的 T 淋巴细胞被隔离在胸膜腔；结核菌素强阳性可作为临床诊断结核性胸膜炎的其中一项参考指标。

7. 结核性胸膜炎诊断要点有哪些？

结核性胸膜炎的诊断是综合诊断，可根据胸腔积液的存在及性质，再结合其他相关依据做出诊断，具体诊断要点如下。

（1）胸腔积液。

（2）胸腔积液常规单核细胞 ≥75%。

（3）胸腔积液是渗出液，且脑脊液腺苷脱氢酶（ADA）≥40U/L。

（4）外周血抗结核抗体阳性或 γ - 干扰素释放试验阳性或结核菌素试验阳性。

（5）胸腔积液抗酸染色涂片阳性或结核分枝杆菌培养阳性或分子生物学检测阳性。

（6）胸膜组织病理学可见肉芽肿样病变，伴有或不伴有干酪样坏死。

（1）为疑似诊断；（1）+（2）+（3）或（1）+（4）为临床诊断；（1）+（5）或（1）+（6）即可确诊。

第四节 中枢神经系统结核诊断方法

1. 中枢神经系统结核临床表现有哪些?

（1）一般表现 患者起病多缓慢或呈亚急性，但也有呈急性的。多为不规则低热，也可有高热；伴乏力、盗汗、恶心、食欲不振、头晕、头痛等；也可出现畏光、易激动、尿潴留及便秘。如若合并其他脏器结核，可有各自的征兆，如合并肺结核时，可有咳嗽、咳痰，合并急性血行播散性结核可出现弛张热或稽留高热。

（2）神经系统表现 ①脑膜刺激征，多数患者出现颈强直、克氏征及布氏征阳性，婴幼儿和老年患者的脑膜刺激征不典型；②脑神经受损表现，临床上以Ⅱ、Ⅲ、Ⅴ、Ⅶ对脑神经常见，表现为眼睑下垂或者闭合不全、视力减退或者象限盲、瞳孔不等大等；③颅压增高表现，头痛多为首发症状，常较剧烈而持久，以枕后及额颞部痛多见；呕吐多发生在头痛剧烈时，有时呈喷射性呕吐；视神经盘水肿；意识障碍，可表现为嗜睡、昏睡、意识模糊、谵妄，甚至昏迷；脑疝，临床常见小脑幕切迹疝和枕骨大孔疝；④脑实质受损害表现，临床表现多种多样，如癫痫；瘫痪，可出现偏瘫、单瘫、去大脑强直；去皮质强直；四肢手足徐动、震颤、舞蹈样运动；⑤自主神经系统受损表现，间脑受损主要表现为自主神经功能紊乱，如呼吸异常、循环障碍、体温调节障碍，还可以表现为肥胖、尿崩症及脑性失盐综合征等；⑥脊髓受损表现，临床表现为脊神经受刺激及脊髓受压迫症状。

2. 中枢神经系统结核怎么进行临床分期?

（1）早期（前驱期） 一般可见于起病的 1~2 周，起病缓慢，多表现为一般结核病的中毒症状，如发热、食欲减退、消瘦等。

（2）中期（脑膜刺激期） 一般持续 1~2 周，进而持续头痛剧烈，并伴呕吐，无恶心，重者出现喷射性呕吐。可出现病理反射及脑神经损害症状，脑脊液检查出现典型中枢神经系统结核变化。

（3）晚期（昏迷期） 一般持续 1~3 周，上述症状加重，意识障碍加重进入昏迷，临床可见频繁抽搐、弛张型高热、呼吸不规律、去大脑或去皮质强直，甚至出现脑疝，常因呼吸及循环中枢麻痹导致死亡。

（4）慢性期（迁延期） 治疗效果不显著或不规律使病情迁延不愈，常出现顽固性颅高压、持续或间断头痛等。

3. 中枢神经系统结核脑脊液检查特点有哪些?

虽然约有 1/3 的患者脑脊液检查呈不典型改变，但中枢神经系统结核脑脊液变化出现较早，是诊断及鉴别诊断的主要依据之一。

（1）脑脊液压力及外观 一般情况下，中枢神经系统结核患者的脑脊液压力多可升高到 1.765~1.961kPa（180~200mmH$_2$O），有时甚至可高达 4.9kPa（500mmH$_2$O）。脑脊液外观多数清亮或者呈淡黄色，甚至呈草黄色，或稍浑浊，或呈磨玻璃状。

（2）脑脊液细胞学检查 绝大多数中枢神经系统结核患者脑脊液白细胞可升至（300~500）×10^6/L，甚至少数可达 1.5×10^9/L 以上。早期可为中性粒细胞比例偏高，随着病情进展，可表现为淋巴细胞比例升高。

（3）脑脊液生化 脑脊液蛋白含量增高，一般在 1.0g/L 以上；糖含量多降低，越低越有诊断价值，常低于 2.5mmol/L；氯化物含量降低的诊断意义比糖含量降低更大，一般低于 120mmol/L，可作为诊断的重要参考。

（4）脑脊液病原学检查　脑脊液病原学是诊断中枢神经系统结核的金标准，包括脑脊液抗酸染色及结核分枝杆菌培养。

4. 脑膜结核有哪些影像学表现？

中枢神经系统结核中以脑膜结核最常见，脑膜结核的影像学表现如下。

（1）脑膜炎渗出和增殖导致脑膜增厚出现基底池、侧裂池、软脑膜及室管膜增厚。

（2）脑膜结核瘤为圆形或不规则形态的肉芽肿环和干酪样坏死中心构成，多与增厚的脑膜融合在一起，多发常见，且常呈簇状分布，也可单发。

（3）硬膜外结核性脑脓肿表现为颅骨内板下双凸透镜形态病灶，硬膜下结核性脑脓肿表现为颅骨内板下新月形病灶。

5. 中枢神经系统结核诊断新进展有哪些？

（1）细菌学诊断　①涂片镜检，改良的抗酸染色法和新免疫荧光染色法，其中脑脊液涂片抗酸染色是目前用于诊断中枢神经系统结核最常用的一种简单又迅速的诊断方法；②分离培养法。

（2）免疫学诊断　①IGRAs，是一种用于结核分枝杆菌感染的体外免疫检测的新方法；②其他生物标志物的检测，抗原检测、抗体检测及细胞因子检测。

（3）分子生物学诊断　①Xpert MTB/RIF；②聚合酶链反应；③环介导等温扩增技术；④结核分枝杆菌直接检测（MTD）；⑤结核分枝杆菌基因型直接检测。

（4）生物化学指标检测。

6. 中枢神经系统结核的诊断要点有哪些？

（1）具有结核密切接触史。

（2）起病缓慢，有结核中毒症状、颅高压症状，伴脑膜刺激征和其他神经系统症状体征。

（3）有脑外的结核病灶。

（4）抗结核治疗有效。

（5）PPD 试验或者 γ - 干扰素释放试验阳性。

（6）脑脊液腺苷脱氨酶（ADA）增高。

（7）有中枢神经系统结核典型影像学表现。

（8）脑脊液检查符合中枢神经系统结核特征。

第五节　结核性心包炎诊断方法

1. 什么是结核性心包炎？

结核性心包炎是由结核分枝杆菌侵犯心包引起心包膜脏层及壁层的炎症而产生的一系列临床症状和体征。根据临床和病理、病理生理特点，结核性心包炎可分为结核性渗出性心包炎和结核性缩窄性心包炎。

2. 结核性心包炎常见感染途径有哪些？

（1）淋巴逆行感染，其中纵隔淋巴结结核经淋巴管播散是最常见的感染途径。

（2）血行感染，为全身血行播散性结核病的一部分，常发生于多发性结核性浆膜炎。

（3）直接蔓延，常为纵隔淋巴结结核破溃直接进入心包腔。

3. 渗出性心包炎临床症状有哪些?

渗出性心包炎在结核性心包炎中最常见,临床症状如下。

(1)全身症状　发热,多为低中度发热,少数可出现高热,并伴有乏力、盗汗、食欲减退、消瘦等结核中毒症状。

(2)心包炎症状　胸痛是典型的心包炎症状,主要出现在心前区或胸骨后,常出现于纤维蛋白性心包炎阶段。

(3)心脏压塞症状　呼吸困难和心悸是渗出性心包炎最突出的症状,会出现呼吸浅表、费力,面色苍白,烦躁及发绀。

(4)心包积液对邻近器官的压迫症状　压迫肺、气管、支气管、大血管时,会出现呼吸困难加重,产生咳嗽和声音嘶哑,吞咽困难。

4. 渗出性心包炎主要有哪些体征?

(1)心包摩擦音　是纤维蛋白心包炎阶段的典型体征,多与胸痛相伴发生,多见于心前区、心底部,胸骨左缘第3、4肋间明显。

(2)心包积液征　在渗出液超过200ml时或者渗出液迅速聚集时出现,即左肩胛骨下可出现叩诊浊音,听诊闻及支气管呼吸音,并伴有语颤增强,此是肺组织受压引起。

(3)心脏压塞征象　心动过速,血压下降,休克、急性心脏压塞症状(低血压、心音低弱、颈静脉怒张)等。

5. 结核性心包炎 X 线检查有什么特征?

(1)渗出性心包炎　小量积液(约250ml)时,X 线可见心影增大;中等积液(300～500ml)时心影立位呈烧瓶状,仰卧位呈球形改变;大量积液(大于1000ml)时心影向双侧普遍性增大,心脏横径大于纵径,双侧心缘弧形消失,心膈角呈钝角,上腔静脉影增宽。

(2)缩窄性心包炎　心脏大小正常或轻度增大,左右心缘变直或粘连不均匀导致不规则,心脏冲动减弱、僵直,正常外形消失或呈三角形。主动脉弓变小,上腔静脉影增宽,部分患者可见心包膜钙化。

6. 渗出性心包炎的诊断要点是什么?

(1)起病可急可慢,有发热、盗汗、乏力等结核病中毒症状。

(2)有心包炎症状,胸痛可有可无,不剧烈,渗液多时会有心悸,甚至呼吸困难。

(3)超声及影像学检查能明确心包积液存在。

(4)心包积液是渗出液,ADA 升高。

(5)心包积液抗酸染色阳性,或培养结核分枝杆菌生长,或分子生物学诊断方法阳性。

(6)有其他部位结核病的证据。

(7)PPD 阳性或 IGRA 阳性。

(8)排除其他病因的心包炎。

(9)心包组织学检查报告有结核性改变,或者分子病理学阳性。

(10)抗结核治疗有效。

7. 缩窄性心包炎的诊断要点是什么?

(1)有结核性渗出性心包炎史,已经有过抗结核治疗。

(2)有呼吸困难、心悸、咳嗽等症状。

（3）查体心脏冲动减弱，可闻及心包叩击音；奇脉，重症可出现颈静脉怒张、肝大、腹水等静脉压升高表现。

（4）X线显示心影呈三角形，心缘僵直。

（5）胸部CT可见心包增厚，钙化及包裹性积液。

（6）超声心动检查提示心室容积减少，心房扩大，室间隔矛盾运动，心室后壁增厚，活动消失。

第六节　骨关节结核诊断方法

1. 什么是骨关节结核?

骨关节结核是结核分枝杆菌感染骨与关节、滑膜、肌肉、腱鞘及滑囊等引起的一种常见的慢性骨关节疾患，俗称骨结核，中医称为"骨痨"，是常见的一种肺外继发性结核病。骨关节结核好发于儿童和老年人，以脊柱结核和四肢关节结核最常见。根据结核分枝杆菌侵入的解剖部位不同，分为骨结核、滑膜结核、关节结核3种类型。

2. 骨关节结核的常见症状体征有哪些?

（1）关节肿胀　是骨关节结核较早出现的临床表现之一，肿胀的严重程度、部位因病变不同阶段而异；肿胀可出现在关节周围，也可局限于一侧。肿胀位置表浅，易早期发现，利于诊断。

（2）关节功能障碍　患病关节功能障碍可能比局部疼痛出现更早，如果病变在关节内，关节各方面的被动及主动活动均会有不同程度的受限；如果病变在关节旁，关节只有一个方向的运动受限，其他方向运动正常，这是对关节内及关节外病变进行鉴别的重要体征。

（3）寒性脓肿或窦道　寒性脓肿或冷脓肿是指结核性脓肿未出现炎性脓肿明显红、热、痛的症状。脓肿可穿破皮肤形成窦道，时间过久后可合并继发感染，经久不愈。

（4）疼痛　初期疼痛症状不明显，到后期病变刺激周围肌肉、神经，可引起相应部位及支配区疼痛。

（5）关节畸形　颈椎结核可出现颈部僵直、"军人颈"，脊柱结核则可出现角状后凸畸形。

（6）神经功能障碍　病变侵及神经时，可出现相应神经支配区感觉、运动障碍；侵及脊髓时可出现截瘫。

3. 骨关节结核 X 线检查特点?

X线检查是骨关节结核诊断的基本检查方法，具有以下特点。

（1）初期影像表现为轻度骨质疏松，关节间隙改变或椎间隙狭窄模糊，脊柱生理曲度改变；之后可出现骨纹理结构紊乱，密度减低，境界模糊不清，继而出现骨质破坏、缺损或死骨形成。

（2）骨松质结核，中心型结核早期骨小梁模糊及浸润致密，呈磨砂玻璃样改变，稍晚期有时可见密度增高的死骨阴影，进展期病灶边界模糊不清，稳定期边界比较清晰，治愈修复期边界清晰且有骨质密度增高；边缘型结核可见局限性溶骨性破坏，无死骨或少量死骨，缺损边缘稍致密。

（3）骨密质结核可见溶骨性破坏和周围骨膜增生、新骨形成。

（4）单纯滑膜结核表现为关节腔积液，关节间歇增宽，邻近骨质疏松和局部软组织肿胀。

（5）全关节结核可见软骨下骨部分模糊、破坏，晚期软骨下骨大部分破坏，关节间隙狭窄或消失。

（6）局部软组织非特异肿胀，部分可见寒性脓肿影像表现。

4. 骨关节结核 CT 检查有哪些特点？

（1）可准确显影骨质改变（破坏、增生、硬化）和病灶边界。

（2）可显示病灶轻微骨破坏、死骨和钙化，有助早期诊断。

（3）CT 检查可显示大部分软组织异常，效果强于 X 线，但不及 MRI。

（4）三维重建后可显示椎间隙异常。

（5）可显示特殊部位如骶骨、椎体附件病变。

5. 骨关节 MRI 检查有哪些特点？

（1）可以较准确显示病灶范围和软组织异常，寒性脓肿的部位、大小，增强后可更准确显示软组织。

（2）可以显示椎间盘异常，病变早期椎间盘炎性改变也能明确显示。

（3）可显示脊髓受压移位，判断脊髓有无缺血、变性。

（4）可显示脊髓水肿影像。

（5）显示结核钙化灶不理想。

第七节　其他肺外结核诊断方法

肺外结核指发生在肺部以外的全身其他脏器的结核病，一般是肺受结核分枝杆菌感染后播散的结果。在我国，最常见的肺外结核是周围淋巴结结核，其次是骨关节结核、泌尿系生殖器结核、肠结核等，本节主要对淋巴结结核及肠结核的诊断方法进行阐述。

1. 肠结核的定义及感染途径是什么？

肠结核是由结核分枝杆菌感染肠道而引起的一种肠道特异性慢性传染性疾病，是肺外结核的较为常见的一种。主要感染途径有三种：①肠道感染，多数是肺结核患者吞咽含结核分枝杆菌痰液所致；②血型播散；③直接蔓延。

2. 肠结核主要临床表现有哪些？

（1）腹痛　多累及回盲部，疼痛部位与病变位置有关，多发生于右下腹。增生型肠结核并发肠梗阻时，腹痛为绞痛，且出现肠梗阻相应症状。

（2）腹泻与便秘　溃疡型肠结核的主要症状之一是腹泻，多为糊状便；增生型肠结核可出现便秘。

（3）腹部肿块　主要见于增生型肠结核，多因肠壁局部增厚所引起。

（4）全身症状及肠外结核表现　常可出现结核中毒症状，如午后低热、乏力、消瘦等，可有结核性腹膜炎、肺结核等相关表现。

3. 肠结核 X 线检查有哪些征象？

X 线肠道钡剂造影是肠结核具有重要价值的诊断方法。肠结核 X 线征象表现如下。

（1）溃疡型肠结核病变肠段可见激惹现象，即钡剂进入病变处肠段排空迅速，充盈不佳，而在病变的上、下肠段则充盈良好，称为 X 线钡剂跳跃征象（Stierlin 征）。

（2）病变的肠段如能充盈，则显影可见皱襞粗乱，肠壁边缘轮廓不规则，有时可呈锯齿状征象。

（3）可见肠腔变窄，肠管缩短变形，回肠盲肠正常角度消失。

（4）小肠病变时，钡剂呈现雪花状分布，边缘呈锯齿状。

（5）增生型肠结核主要呈现盲肠或其附近肠段充盈缺损，黏膜皱襞紊乱，肠壁僵硬，肠腔狭窄，狭窄处近端肠腔扩张。

4. 肠结核的诊断要点有哪些？

肠结核的临床症状不典型，诊断常比较困难，诊断要点如下。

（1）多见于青壮年，有肠外结核病史。

（2）腹痛、腹泻、腹胀或腹泻与便秘交替，可伴有结核中毒症状。

（3）有肠出血、肠梗阻、肠穿孔、腹膜炎等急腹症表现，或者出现腹壁瘘、肛门瘘，迁延不愈。

（4）可有右下腹或脐周疼痛，能触及肿块、索状物，或有压痛。

（5）X线检查可见较为典型的肠结核征象。

（6）实验室检查 ①常见贫血，血沉加快；②粪便检查可见脓细胞或红细胞，大便潜血可呈阳性，粪便浓缩涂片可见抗酸杆菌或是结核分枝杆菌培养阳性；③血清抗结核抗体检测为阳性，可作为诊断参考；④血清γ-干扰素释放试验阳性具有辅助诊断价值。

（7）PPD试验呈强阳性可以作为诊断参考指标。

（8）结肠镜检查 回盲部病变可以用纤维结肠镜检查并活检，直肠或乙状结肠病变可用乙状结肠镜检查并活检。如发现干酪性肉芽肿或结核分枝杆菌可确诊。

（9）和腹腔肿瘤鉴别困难时，可考虑腹腔镜检查或剖腹探查。

（10）诊断性抗结核治疗有效。

5. 什么是淋巴结结核？

当结核分枝杆菌被引领区域的淋巴结巨噬细胞吞噬后即可能引起淋巴结结核，结核分枝杆菌随着淋巴管和血液播散到全身各个部位的淋巴结，故全身各个部位的淋巴结组织均可发生淋巴结结核，在中医属于"瘰疬"范畴。

淋巴结结核根据不同的发病部位，一般分为浅表淋巴结结核和深部淋巴结结核。浅表淋巴结结核占整个淋巴结结核的80%~90%，常见颈部淋巴结结核、腋窝淋巴结结核及腹股沟淋巴结结核；深部淋巴结结核常见腹腔淋巴结结核、纵隔和肺门淋巴结结核。

6. 淋巴结结核主要临床表现有哪些？

（1）颈部淋巴结结核 最常见，女性多于男性，主要表现为颈部单侧或双侧肿块，无明显压痛，按压边缘可滑动；逐步增大，肿块周围皮肤变紫，最终破溃流脓，如不及时有效治疗，则出现窦道或者溃疡，长期不愈。

（2）根据纵隔内部淋巴结的不同及受累后病变严重程度产生不同的压迫症状 ①气管旁、气管及支气管淋巴结肿大能压迫气管和主支气管引起呼吸困难，局部黏膜充血、水肿，气管壁缺血、软化及坏死，或引起气管、支气管淋巴瘘、肺不张等；②食管旁淋巴结肿大压迫食管引起吞咽困难，食管钡餐检查为外压性狭窄，长期压迫可发生食管穿孔；③压迫喉返神经引起同侧声带麻痹，出现声音嘶哑；压迫膈神经，引起顽固性呃逆；④压迫大血管出现上腔静脉压迫综合征，压迫主动脉形成假性动脉瘤。

（3）腹腔淋巴结结核 以肠系膜淋巴结结核多见，好发于儿童和青少年，多表现为腹痛、腹胀、腹部肿块等，可伴有不同程度腹盆腔积液，有的可出现急性或者慢性肠梗阻症状，严重的可出现脓肿，甚至急性或慢性肠穿孔。

7. 淋巴结结核实验室诊断有哪些特点？

（1）细菌学诊断　细菌学诊断是淋巴结结核的诊断金标准。临床上将结节型、浸润型淋巴结细针穿刺获取的标本、溃疡面渗液标本或对脓肿型及溃疡瘘管型淋巴结穿刺抽取的脓液，分别送实验室行结核分枝杆菌抗酸染色涂片和结核分枝杆菌培养。

（2）免疫学诊断　淋巴结结核诊断仍主要借助于 TST 和结核抗体检测，TST 是我国最常用结核病感染筛查方法。

（3）分子生物学诊断　无论是对浅表或深部淋巴结结核进行活检组织穿刺，还是穿刺针吸脓液，均可进行 PCR TB – DNA 检测，如是阳性，可进行 PCR 结核分枝杆菌 RNA 检测，结核/非结核分子菌种鉴定及 Gene Xpert 检测。

8. 颈部淋巴结结核诊断依据有哪些？

（1）有全身结核中毒症状。

（2）可有结核病史或结核病接触史。

（3）PPD 皮肤试验呈现阴转阳或强阳性者，血 IGRA 阳性，血清结核抗体阳性。

（4）有慢性淋巴结周围炎，颈部有单个或者质地稍硬并成串与周围组织粘连的淋巴结，并且缓慢增大，轻微疼痛或已有波动，或破溃流脓形成窦道。

（5）颈部 CT 检查表现为肿大的淋巴结中央密度减低，边缘大多清晰。增强扫描呈薄壁环形强化或厚壁环形强化或分隔样环形强化，中央密度减低区伴有钙化影。

（6）超声波检查显示淋巴结融合粘连，不同时期的结核病理共存。

（7）淋巴结穿刺病理检查可见干酪坏死，可见上皮样细胞、淋巴细胞和朗汉斯巨细胞。

（8）淋巴结穿刺液或脓液涂片可找到抗酸杆菌，培养可见结核分枝杆菌生长，分子生物学检测呈阳性。

（9）淋巴结活检组织病理学检查显示结核病的病理学改变。

（10）对难以明确诊断者，可先诊断性抗结核治疗，动态观察疗效以助诊断。

第八节　老年结核病诊断方法

1. 什么是老年结核病？
老年结核病是指年龄 60 岁及以上的人群罹患的结核病。

2. 老年结核病临床表现有哪些特点？

（1）症状体征不典型　老年结核病患者具有症状体征不典型、起病隐匿、病史长、病情重的特点。

（2）可出现无症状结核病。

（3）基础疾病掩盖结核病表现。

（4）肺外结核病多见。

3. 老年结核病实验室检查有哪些特点？

（1）结核分枝杆菌检查　分子生物学诊断方法如结核分枝杆菌/利福平耐药实时荧光定量核酸扩增检测技术（Xpert MTB/RIF 技术）、线性探针技术（LPA）、环介导等温扩增技术（LAMP）、溶解曲线法、基因芯片法等可明显提高老年肺结核的阳性检出率。对难以留取痰标本的患者，可采用3%~5%盐水雾化吸入，以诱导咳出深部痰液。

（2）血清学检查　血清抗结核抗体阳性对老年结核病具有辅助诊断价值。

（3）γ-干扰素释放试验（IGRAs）　IGRAs阳性对老年结核病具有辅助诊断意义。

4. 老年结核病影像学诊断特点有哪些？

（1）老年肺结核胸部X线表现缺乏特异性，较多研究分析认为老年肺结核X线表现不典型，呈非典型部位的多样化病灶，病灶范围广泛。老年初治肺结核患者X线多呈现渗出、干酪样病变；老年复治肺结核患者因病程长、反复恶化，所以X线多呈现新老病灶同时存在，病灶以纤维化为主，其次为干酪样病变、纤维空洞、胸膜增厚、支气管播散灶、肺气肿等。

（2）CT检查较X线敏感，可呈现以大片实变、空洞病灶、小叶片状渗出性病灶及肿块病灶为主的改变，常会伴渗出、干酪样坏死、增殖、广泛纤维化、同侧以及对侧支气管播散灶。

（3）MRI检查对中枢神经系统结核、骨关节结核、颈淋巴结结核等肺外结核的早期表现、组织异常更具有发现价值。

（4）老年患者胸部影像学表现还与患者基础疾病及病程长短相关。

5. 老年结核病的诊断依据有哪些？

（1）老年患者咳嗽、咳痰、胸痛、发热等症状超过2周。

（2）痰结核分枝杆菌检查是确诊肺结核的最主要手段和依据。

（3）分子生物学方法在老年结核病的诊断中有重要作用。

（4）PPD皮肤试验阳性可辅助诊断老年结核病。

（5）γ-干扰素释放试验对判定潜伏结核感染和活动性结核病的诊断均具有重要意义。

（6）胸部CT和支气管镜等检查可进一步明确诊断。

第九节　肺结核合并糖尿病诊断方法

1. 肺结核合并糖尿病与哪些因素相关？

（1）血糖的控制水平　有研究表明，持续性的高血糖可能在改变糖尿病患者对结核分枝杆菌的免疫反应中发挥关键作用，血糖控制欠佳是结核病的重要危险因素。

（2）胰岛素抵抗　亚洲人群对结核病的易感性可能与该人群胰岛素抵抗的高度流行有关。众所周知，结核病影响胰岛素的产生并影响胰岛素的敏感性。

（3）基因　有研究显示，即使没有长期生活在出生国，亚洲或者印度人群中结核病患者比其他人群有更高的糖尿病患病率。虽然亚洲人肺结核合并糖尿病高患病率易感性的遗传基础尚不明确，但亚洲人易患胰岛素抵抗及糖尿病的遗传原因可能在一定程度上解释了这一人群里结核病合并糖尿病更普遍的原因。

（4）年龄　研究发现肺结核合并糖尿病在40岁以上患病人群中更为常见，据WHO报道，50岁以上人群两病并发率高达56.8%。

（5）结核病对糖尿病的影响　抗结核药物可能通过药物相互作用干扰糖尿病的治疗，糖尿病也可能干扰某些抗结核药物的活性。活动性结核病患者中，糖尿病可能通过延迟微生物反应时间、降低有利结果的可能性、增加复发或者死亡的风险，对结核病的治疗结果产生不利影响。

2. 肺结核合并糖尿病患者有哪些临床特点?

（1）好发年龄在 40~70 岁，男性患者居多。

（2）起病较急，进展快。

（3）病变范围广、肺部病变主要以炎性渗出为主并伴空洞；患者出现明显体重下降、疲乏无力、发热，伴咳嗽、咯血等呼吸道症状。

（4）排菌量多，痰菌阳性率高。

（5）耐药率高，复治患者多。

（6）食欲显著增加，出现皮肤疖肿及会阴瘙痒。

3. 肺结核合并糖尿病的影像学表现有哪些?

（1）胸部 X 线表现　与普通肺结核患者相比，合并糖尿病患者 X 线多呈非典型改变，多以浸润、渗出、干酪样坏死病变为主，而且易融合，易伴空洞形成，易沿支气管播散，好发于下肺。

（2）胸部 CT 表现　CT 多表现为多形态及多部位分布，且多呈中、重度表现。好发于双上叶、下叶背段；形态以大片状和斑块状为主；多发空洞，下肺野空洞发生率高；支气管表现为支气管管腔狭窄、变形，内壁欠光滑；可伴胸腔积液；部分伴有纵隔或肺门淋巴结肿大、钙化。

4. 肺结核患者发生哪些情况应高度警惕糖尿病?

除有糖尿病典型的"三多一少"症状外，存在以下情况时需高度警惕有糖尿病可能。

（1）患者有糖尿病家族史。

（2）体重肥胖者。

（3）体重减轻且未发现其他病因者。

（4）反复发生皮肤化脓性感染或下肢溃疡经久不愈。

（5）经常出现四肢麻木、无力、刺痛或瘙痒，包括女性外阴瘙痒。

（6）肺部病变以干酪样、渗出为主，并伴有明显空洞、下肺野或者下叶肺结核。

（7）正进行抗结核治疗但病情不能控制，又排除耐药结核及非结核分枝杆菌感染。

（8）常出现餐前低血糖者。

（9）双下肢胫前黑色素沉着，不伴巩膜黄染的皮肤发黄且不能用其他原因解释。

有以上情况应及时检查空腹血糖、餐后 2 小时血糖、尿糖定性和 24 小时尿糖定量检查。

5. 糖尿病诊断标准是什么?

符合以下标准中任意一条即可诊断为糖尿病：①有典型糖尿病症状（多饮、多尿、多食、体重下降），加上测随机血糖值≥11.1mmol/L；②空腹血糖值≥7.0mmol/L；③餐后 2 小时血糖值≥11.1mmol/L。

空腹血糖受损（IFG）是指空腹血糖 6.1~6.9mmol/L。糖耐量受损（IGT）是指口服 75g 葡萄糖后 2 小时血糖在 7.8~11.0mmol/L。IFG 和 IGT 统称作糖调节受损（IGR），也可称为"糖尿病前期"。

6. 肺结核合并糖尿病的诊断有哪些注意要点?

（1）WHO 推荐对所有结核病患者进行糖尿病筛查；在结核病高负担国家应对糖尿病患者进行结核病筛查。

（2）肺结核合并糖尿病诊断需同时符合肺结核和糖尿病的相关诊断标准。

（3）应充分认识肺结核合并糖尿病的发病特点、临床表现及影像学特征。

第十节 结核病合并艾滋病诊断方法

1. 结核病合并艾滋病的临床表现有哪些？

（1）肺结核合并艾滋病 最常见，临床表现取决于患者免疫抑制的程度，艾滋病感染早期合并肺结核，其症状和体征与艾滋病阴性的肺结核患者类似，但体重减轻与发热更常见，咳嗽和咯血少见。

（2）肺外结核病合并艾滋病 艾滋病患者随着免疫抑制状态的进展，发生肺外结核及播散性结核病的风险明显增高。肺外结核可发生于任何部位，最常见淋巴结结核和结核性胸膜炎。最常受累的淋巴结包括颈淋巴结和腋窝淋巴结。

2. 结核病合并艾滋病常见影像学特点有哪些？

（1）双肺多可见弥漫性粟粒样病变。

（2）病变广泛，可侵及多个部位，以中下肺野病变多见，上叶尖后段病变较少出现。

（3）空洞相较少见。

（4）可伴有纵隔淋巴结肿大，但肺门淋巴结肿大较少见。

（5）可出现弥漫性间质浸润。

（6）常伴有胸、腹、心包腔积液。

3. 结核病合并艾滋病病原学检测有哪些具有诊断价值的检测？

（1）结核病方面 ①细菌学检查：结核病合并艾滋病患者痰抗酸染色和痰结核分枝杆菌培养阳性率取决于艾滋病患者免疫受损的程度；②分子生物学检测：结核分枝杆菌/利福平耐药实时荧光定量核酸扩增检测技术（Xpert MTB/RIF 检测法）在结核病合并艾滋病患者中具有重要的诊断价值。

（2）艾滋病方面 ①抗体检测：HIV–1/2 抗体检测是艾滋病感染诊断的金标准，包括筛查试验及补充试验；②分子生物学检测：HIV 核酸检测和 HIV 耐药检测。

4. 艾滋病患者合并结核病的诊断标准有哪些？

（1）有相应临床表现及较为典型的影像学特征。

（2）痰抗酸染色或者结核分枝杆菌培养或者聚合酶链反应（PCR）阳性。

（3）PPD 试验和（或）γ–干扰素释放试验阳性。

（4）病变活检显示结核病的特征性病理改变。

此外，还可根据 HIV/TB 患者药敏试验结果诊断耐药结核。

（聂菲菲 张杰文 陈迁 曹艳华 吴传芳 曹小华）

治疗篇

第一章　结核病的化学治疗

第一节　结核病化学治疗原则

1. 结核病化学治疗的原则是什么？

结核病化学治疗的原则即"十字方针"：早期、联合、适量、规律、全程。

2. 治疗结核病为什么应早期用药？

肺结核早期，肺泡内有炎性细胞浸润和渗出，肺泡壁充血，病灶内血液供应好，有利于药物的渗透、分布，促进病变吸收；病变早期巨噬细胞活跃，可吞噬大量的结核分枝杆菌，与抗结核药物协同发挥作用，利于病变消散和组织修复；疾病早期存在大量繁殖旺盛、代谢活跃的结核分枝杆菌，对抗结核药物敏感，容易被抗结核药物所杀灭。所以，应尽可能早地发现和治疗结核病。

3. 治疗结核病为什么必须联合用药？

联合用药的目的是利用多种抗结核药物的交叉杀菌作用，提高杀菌、灭菌能力，防止产生耐药性，提高临床疗效。在结核病灶中，结核分枝杆菌有不同代谢菌群，这些代谢菌群对不同的药物敏感性不同，因此，联合多种不同作用机制的药物可杀灭不同代谢状态的结核分枝杆菌。此外，在结核分枝杆菌的菌群中存在着自然耐药菌，联合用药可通过交叉的杀菌作用消灭各自的敏感菌，使耐药菌繁殖受到限制，减少继发性耐药的发生。联合用药还能促进药物发挥协同作用而提高疗效。

4. 治疗结核病为什么要适量用药？

适量即选择适当的药物剂量进行治疗，既能发挥最大杀菌和抑菌作用又可避免因不良反应而不能耐受。剂量不足易造成治疗失败或诱发耐药性，而过量的抗结核药物会增加不良反应的发生。因此，应根据患者的年龄、体重，参照抗结核药物的剂量表，给予适当的治疗剂量。

5. 治疗结核病为什么要规律用药？

规律用药是保证治疗成功的关键，也是有效防止耐药性产生的重要保证。规律服药可保持相对稳定的血药浓度，以达到杀灭结核分枝杆菌的目的。不规律用药会导致血药浓度高低不一，在低浓度下达不到杀菌和抑菌的作用，反而易诱发细菌的耐药性，不仅直接影响近期治疗效果，还会导致治愈后的复发，给治疗带来更大困难。因此，要严格遵照执行方案所规定的给药次数和给药间隔，规律用药。

6. 治疗结核病为什么要全程用药？

全程用药是确保疗效的前提。结核病患者应用抗结核药物后，许多症状可在短期内消失。在化疗后的 2～3 周，大部分敏感的结核分枝杆菌已被杀灭，但此时部分非敏感菌、细胞内结核分枝杆菌及持存菌可能仍然存活。只有坚持用药才能最终杀灭非敏感菌、细胞内结核分枝杆菌及持存菌等，达到减少复发的目的。

7. 治疗耐药结核病的原则是什么？

（1）对所有诊断明确的耐药结核病患者应给予及时治疗，治疗前应征得患者的知情同意。

（2）在治疗前需进行药物敏感性试验（DST），包括一线及二线抗结核药物，有条件时应同时采用快速分子药敏检测。

（3）基于患者药敏试验结果、药物的可及性以及既往用药史制订治疗方案。

（4）对所有耐药结核病患者应采取全程督导治疗。

（5）耐药长程治疗方案可为标准化，也可为个体化，并可全程口服用药；短程治疗方案为指南标准化治疗方案。

（6）需对所有纳入耐多药结核病（MDR‐TB）治疗的患者积极开展抗结核药物安全性监测和管理，及时发现和处理不良反应。

（7）药物剂量应根据患者的体重而定。

第二节　结核病化学治疗药物

1. 结核分枝杆菌的代谢状态有哪些？

结核病灶中分布着数量、毒力各不相同的结核分枝杆菌菌群，可分为 A、B、C、D 4 种菌群。

（1）A 菌群　生长繁殖旺盛，致病力强，占细菌的绝大部分。大量的 A 菌群细菌多位于巨噬细胞外和肺空洞干酪液化部分，易被抗结核药所杀灭，也易产生耐药变异菌。

（2）B 菌群　处于半静止状态，多位于巨噬细胞内酸性环境中和空洞壁坏死组织中。

（3）C 菌群　处于半静止状态，可有突然间歇性短暂的生长繁殖，存在于干酪坏死灶中。

（4）D 菌群　为休眠菌，不繁殖，数量很少，无致病力和传染性。

2. 抗结核药物对不同菌群的作用是什么？

抗结核药物对不同菌群的作用各异。

（1）通常大多数抗结核药物可以作用于 A 菌群，异烟肼（isoniazid‐INH）和利福平（rifampicin‐RFP）具有早期杀菌作用，可在治疗的 48 小时内迅速杀菌，使菌量明显减少，传染性减少或消失，痰菌阴转。

（2）RFP 对 B 菌群的作用优于 INH，可杀灭 B 菌群和 C 菌群，可减少复发，故应贯穿疗程始终。

（3）吡嗪酰胺（pyrazinamide‐PZA）是对 B 菌群最有效的药物，短程化疗中加用 PZA 至关重要。

（4）抗结核药物对 A 菌群作用强弱依次为 INH > 链霉素（streptomycin‐Sm）> RFP > 乙胺丁醇（ethambutol‐EMB）；对 B 菌群作用强弱依次为 PZA > RFP > INH；对 C 菌群作用强弱依次为 RFP > INH。D 群为完全休眠菌，化疗药物对其不起作用（贝达喹啉除外）。

3. 结核病化学治疗的作用有哪些？

（1）杀菌　迅速杀死病灶内大量繁殖的结核分枝杆菌，使患者由传染性转为非传染性，减轻组织破坏，缩短治疗时间，临床上表现为痰菌迅速阴转。

（2）灭菌　彻底杀灭结核病病变中代谢缓慢或处于半休眠甚至是完全休眠状态的结核

分枝杆菌是化学治疗的最终目的，临床上表现为完成规定疗程治疗后无复发或复发率很低。

（3）防止获得性耐药结核分枝杆菌产生　防止获得性耐药结核分枝杆菌的出现是保证治疗成功的重要措施，获得性耐药结核分枝杆菌分子结构发生了变异，会造成结核病的治疗失败和复发。

4. 抗结核药物按照杀菌作用可分为哪几类？

可分为杀菌药和抑菌药，异烟肼和利福平为全杀菌药物，吡嗪酰胺和链霉素为半杀菌药物，其余抗结核药物为抑菌药。

5. 临床上常见的一线和二线抗结核药物有哪些？

传统上，按作用效果与不良反应大小将抗结核药物分为 2 类。异烟肼、利福平、吡嗪酰胺、乙胺丁醇、链霉素等为一线药物，其余归为二线药物，推荐使用固定剂量复合剂进行抗结核治疗。

6. 我国长程 MDR－TB 方案中使用的抗结核治疗药物按先后顺序划分为几组？分别包括哪些药物？

（1）A 组　为首选药物，包括左氧氟沙星或莫西沙星、贝达喹啉和利奈唑胺。

（2）B 组　为次选药物，包括氯法齐明、环丝氨酸或特立齐酮。

（3）C 组　是 A 组和 B 组药物不能组成有效治疗方案时可以添加的药物，包括乙胺丁醇、德拉马尼、吡嗪酰胺、亚胺培南－西司他丁、美罗培南、阿米卡星、卷曲霉素、乙硫异烟胺或丙硫异烟胺、对氨基水杨酸。

7. 异烟肼使用的注意事项有哪些？

（1）异烟肼大剂量使用者、老年人、慢性肝病患者易患神经炎，可加用维生素 B_6 预防，但应分开服用。

（2）异烟肼可加强香豆素类抗凝药如某些抗癫痫药、降压药、抗胆碱药、三环抗抑郁药等的作用，合用时应注意；抗酸药物如氢氧化铝会抑制异烟肼的吸收，不宜同服。

（3）肝功能不良者、有精神病和癫痫病史者、孕妇等慎用。

8. 利福平使用的注意事项有哪些？

（1）利福平必须空腹服用。

（2）定期监测肝功能。

（3）利福平可加速双香豆素类抗凝血药、降糖药、洋地黄类药、皮质激素、氨苯砜及避孕药的代谢，与其合用时需调整剂量。

（4）利福平与对氨基水杨酸钠、巴比妥类药物、氯氮䓬等药物合用时应间隔 8 小时。

（5）服药后尿液、汗液、唾液等排泄物可呈橘红色，应向患者做好解释，以免引起恐慌。

9. 吡嗪酰胺使用的注意事项有哪些？

（1）吡嗪酰胺必须与异烟肼、利福平等药物联合应用，单用容易产生耐药性。

（2）指导患者服药期增加饮水量，如关节疼痛可遵医嘱口服嘌呤醇以增加尿酸排泄。

（3）定期监测肝功能和做好血尿酸检查。

（4）本品毒性较大，除非必需，通常儿童不宜应用。

（5）糖尿病者、痛风者、严重肝功能减退者、孕妇慎用。

10. 乙胺丁醇使用的注意事项有哪些？

（1）本品不宜用于不能确切表达症状的小儿，婴幼儿禁用。

（2）有痛风或视神经炎、无反应能力者慎用。

（3）肾功能减退者慎用。

（4）治疗期间注意检查视力、视野、红绿色鉴别力等。

（5）氢氧化铝能减少乙胺丁醇的吸收，故两药不宜同时应用。

11. 链霉素使用的注意事项有哪些？

（1）本品与阿卡米星和卷曲霉素具有单向交叉耐药，对阿卡米星或卷曲霉素耐药时使用链霉素无效。

（2）老年人应减量；儿童慎用；孕妇禁用。

（3）链霉素与其他氨基糖苷类药物同用，或先后连续局部/全身应用，可增加耳毒性、肾毒性、神经及组织作用的可能性。

12. 阿米卡星使用的注意事项有哪些？

（1）禁止与利尿剂并用，禁止做腹腔、胸腔注射，避免呼吸抑制。

（2）禁用于氨基糖苷类药物过敏者。

（3）妊娠期妇女禁用；哺乳期妇女可以使用；听力减退者禁用或慎用。

（4）使用本品需定期做尿常规、肾功能检查。

（5）停药后发生听力减退、耳鸣或耳部饱满感，提示可能为耳毒性，必须引起注意。

（6）与卡那霉素有交叉耐药，故不可用于卡那霉素耐药病例。

13. 卷曲霉素使用的注意事项有哪些？

（1）用药期间应做电解质、肾功能、尿常规检查。有电解质紊乱的患者需在电解质获得纠正后使用。

（2）用药期间严密观察头晕、耳鸣、听力减退等反应。

（3）妊娠期妇女禁用；哺乳期妇女可以使用；听力减退者禁用或慎用。

（4）本品与阿片类镇痛药并用，有抑制呼吸的作用。

（5）与抗真菌药、万古霉素、杆菌肽、抗癌药并用，可增加肾毒性和耳毒性。

（6）禁用于重症肌无力、帕金森患者。

（7）对本品过敏者禁用。

14. 氟喹诺酮类药物使用的注意事项有哪些？

（1）18 岁以下青少年、儿童慎用本品。

（2）有精神病史、癫痫病史者慎用或禁用。

（3）应用此品时，注意不与含铝、镁、铁、锌制剂同服，防止干扰喹诺酮吸收；亦不可与茶碱、咖啡因同服，预防茶碱中毒。

（4）禁用于对任何喹诺酮药品过敏者。

（5）服用抗心律失常药的患者不应使用此类药物。

（6）Q-T 间期延长者禁用莫西沙星和左氧氟沙星。

（7）禁止非甾体消炎镇痛药与喹诺酮类药物并用，防止加剧中枢神经系统毒性反应和诱发癫痫。

15. 丙硫异烟胺使用的注意事项有哪些？

（1）慢性肝病患者、精神病患者、孕妇禁用。

（2）因胃肠反应不能耐受者，可酌情减量，或从小剂量开始，逐步递增用量。同时采用抗酸药、解痉药等可减轻胃肠反应。

（3）本品可引起烟酰胺的代谢紊乱，部分患者宜适当补充 B 族维生素，尤其补充维生素 B_6、维生素 B_2。

（4）需定期检测肝功能，营养不良者、糖尿病患者和酗酒者需适当缩短检测周期。

（5）长期服药者不宜长时间在阳光下曝晒，避免发生光敏反应。

16. 利福布汀使用的注意事项有哪些?

（1）人类免疫缺陷病毒（HIV）合并活动性结核患者在没有其他抗结核药物联合治疗的情况下，利福布汀不能用于预防鸟-胞内分枝杆菌复合体（MAC），易导致结核分枝杆菌对利福布汀和利福平产生耐药。

（2）在动物实验中本品对胎儿骨骼生长有影响，故妊娠妇女只有在利大于弊时方可使用。

（3）老年人、合并严重肾功能损害者用药时，注意调整剂量。

（4）利福平、利福喷汀和利福布汀这 3 种药物具有高度的交叉耐药性。

（5）基于抗结核药物和抗病毒药物间的相互影响，在耐药结核病合并 HIV 的情况下宜选用利福布汀。

17. 对氨基水杨酸使用的注意事项有哪些?

（1）需与异烟肼、链霉素等其他抗结核药品配伍应用。

（2）需定期进行肝、肾功能检查；偶可引起低血钾、低血钙、白细胞和粒细胞减少，需定期进行血常规和电解质检查。

（3）静脉滴注时其药液需新鲜配制并避光保存，变色后不能使用。

（4）可干扰利福平的吸收，与之联用时二者给药时间宜相隔 8~12 小时。本药可降低强心苷的吸收，与之并用时需注意调整后者的剂量。

（5）可促使抗凝血药、苯妥英钠作用增强，并用时应注意观察是否有出血征象。与阿司匹林并用，可加重肠道刺激，严重时可产生溃疡。

（6）肝、肾功能减退者慎用。

（7）若发生过敏反应，应立即停药并进行抗过敏治疗。

18. 环丝氨酸使用的注意事项有哪些?

（1）伴有肾疾病的患者慎用，应用时必须减少剂量。

（2）严重焦虑者、精神抑郁者或精神病患者禁用；有癫痫发作史者禁用；酗酒者禁用。

（3）与异烟肼或丙硫异烟胺联合应用时，两药均可促进环丝氨酸血药浓度升高，加重中枢神经系统毒性作用，如嗜睡、眩晕、步态不稳。

（4）与苯妥英钠联合应用，可使后者代谢减慢、毒性作用增强。

19. 氯法齐明使用的注意事项有哪些?

（1）过敏者禁用，严重肝肾功能不全及严重胃肠道疾病患者慎用。

（2）能透过胎盘，因此孕妇慎用。可进入乳汁，使新生儿和哺乳儿童皮肤染色，哺乳期妇女避免应用。

（3）氯法齐明可引起 Q-Tc 间期延长，因此与贝达喹啉、德拉马尼、莫西沙星和克拉霉素等延长 Q-Tc 间期的药物同时应用时，应密切监测心电图的变化，尤其是儿童。

（4）服药期间患者出现腹部绞痛、恶心、呕吐、腹泻时，应减量、延长给药间期或停药。偶有服药期间发生脾梗死、肠梗阻或消化道出血需进行剖腹探查者，因此应高度注意服药期间出现急腹症症状者。

（5）与食物同服可减少胃部不适并改善吸收。

20. 利奈唑胺使用的注意事项有哪些？

（1）过敏者禁用；孕妇与哺乳期妇女慎用。

（2）尤其应注意该药的骨髓抑制（包括血小板减少症、贫血等）、视神经炎和外周神经炎等不良反应。

（3）与类肾上腺素能（拟交感神经）药物有潜在的相互作用，可引起加压作用，应避免合用含盐酸伪麻黄碱或盐酸苯丙醇胺的药物。与5-羟色胺类制剂合用有5-羟色胺综合征的报告。若患者反复出现恶心和呕吐、有原因不明的酸中毒或低碳酸血症，需要立即进行检查，以排除乳酸性酸中毒。长期使用时需注意引起的二重感染，如假膜性肠炎。

21. 贝达喹啉使用的注意事项有哪些？

（1）应与其他抗结核药物联合应用，且须保持整个疗程的依从性。

（2）对本品过敏者，有严重心脏、肝脏、肾脏等功能不全以及 Q-TcF 间期 > 500ms（经重复心电图证实）者禁忌使用。

（3）与氯法齐明、莫西沙星和克拉霉素等合用可能增加心脏毒性；治疗期间应避免与强效细胞色素 P450-3A4（CYP3A4）诱导剂及强效 CYP3A4 抑制剂（如利福霉素类）或中效 CYP3A4 诱导剂（如依法韦仑）合用，与强效 CYP3A4 抑制剂连续合用不超过 14 天；与洛匹那韦/利托那韦等抗反转录病毒药物联合给药时需慎用。

（4）有尖端扭转型室性心动过速，先天性 Q-T 综合征，甲状腺功能减退和缓慢性心律失常，失代偿性心力衰竭，血清钙、镁或钾水平低于正常值下限的情况时应密切监测心电图。

（5）避免饮酒或摄入含酒精的饮料，慎用肝脏毒性大的药物或中草药。

（6）轻度或中度肾损害的患者用药时不需要调整剂量。重度肾损害或肾病终末期需要血液透析或腹膜透析的患者应谨慎使用。

22. 德拉马尼使用的注意事项有哪些？

（1）注意本品的心脏毒性作用，与其他引起 Q-T 间期延长药物如贝达喹啉、氯法齐明、莫西沙星、克拉霉素等同时应用时，应注意监测心电图。

（2）中度至重度肝功能异常患者不建议使用，重度肾功能不全时减量使用。

（3）目前不建议在妊娠期和哺乳期使用。3 岁及以上儿童在受益大于风险时可谨慎使用，3 岁以下儿童不推荐使用。

（4）对无 HIV 感染或结核病的健康人，德拉马尼与抗反转录病毒治疗药物同时使用时无须调整剂量。目前，HIV 合并 MDR-TB 患者同时使用德拉马尼和抗反转录病毒治疗药物数据有限。

23. 亚胺培南/西司他汀使用的注意事项有哪些？

（1）本品与其他 β-内酰胺类抗生素、青霉素类抗生素和头孢菌素类抗生素有部分交叉过敏反应。因此，在使用本品前，应详细询问患者过去有无对 β-内酰胺类抗生素的过敏史。若在使用本品时出现过敏反应，应立即停药并做相应处理。

（2）肌酐清除率 ≤5ml/（min·1.73m²）的患者不应使用本品，除非在 48 小时内进行血液透析。血液透析患者仅在使用本品的益处大于癫痫发作的危险性时才可考虑。

（3）只有在对胎儿益处大于潜在危险的情况下，才能在妊娠期给药。在人乳中可测出亚胺培南，如确定有必要对哺乳期妇女使用本品，患者需停止授乳。

第三节　抗结核药物不良反应及处理

1. 什么是药物不良反应？

药物不良反应（adverse drug reactions，ADR）系指正常剂量的药物用于预防、诊断、治疗疾病或调节生理功能时出现的有害的、与用药目的无关的反应。该定义排除有意的或意外的过量用药及用药不当引起的反应。

2. 药物不良反应严重程度如何划分？

（1）轻度　指轻微的反应，症状无发展或有好转，无须特殊治疗。

（2）中度　指有较明显的药品不良反应症状，有重要器官或系统功能损害，需要治疗处理或停药。

（3）重度　即严重的药品不良反应，指抗结核药品引起以下损害之一：引起死亡；致癌、致畸、致出生缺陷；对生命有危险并能够导致人体永久或显著伤残；对器官功能产生永久损伤；导致住院或住院时间延长。

3. 抗结核药物的主要不良反应有哪些？

全身反应；胃肠道反应；肝损害；肾功能损害；血液系统症状；电解质紊乱；神经、精神系统症状；骨骼、肌肉、关节不良反应；心脏毒性；皮肤不良反应；过敏反应。

4. 抗结核药物不良反应的识别方法有哪些？

（1）时间顺序是诊断药物不良反应的重要依据。在服用抗结核药物前应该详尽记录患者既往疾病史、体格检查所见，完善血、尿常规及肝、肾功能等化验检查，服药后出现不适时，需要根据临床表现进行相关检查，并与服药前基线检查结果比对。

（2）除激发试验（dechallenge）和再激发试验（rechallenge）　在用药过程中出现药品不良反应，停药后反应消退，就增强了对药品引起不良反应的怀疑，此法称为除激发试验，能判断不良反应和该药可能有关。再激发试验（rechallenge）是用来证实某些药品存在时可激发疾病（不良反应），当去除该药品时疾病（不良反应）即消失或恢复正常。一般临床上不主动去做再激发试验，往往是在逐一试用药物的过程中偶然发生。

5. 如何进行抗结核药物不良反应的预防和监测？

（1）服药前评估　制定合理、安全的化疗方案。

（2）健康教育　向患者详细讲解抗结核药物治疗过程中可能出现的不良反应的临床表现，一旦出现疑似不良反应，应及时就诊。

（3）治疗过程中的监测　在抗结核治疗之前进行基线检测，治疗过程中及时复查。对于无症状者进行主动监测，每月至少复查一次肝、肾功能及血常规。用药早期及高危人群要增加监测频率，使用贝达喹啉及德拉马尼者需要监测心电图，使用环丝氨酸者需仔细观察患者的精神状态等。

6. 耐药结核患者抗结核药物不良反应的预防原则是什么？

（1）对所有纳入 MDR－TB/利福平耐药结核病（RR－TB）治疗的患者积极开展抗结核药物安全性监测和管理。

（2）在实施 MDR/RR – TB 化疗前应向患者及家属介绍所用抗结核药物的不良反应的表现，并告知出现不良反应时应及时到医院就诊。

（3）医务人员应掌握抗结核药物常见的不良反应及处理措施。

（4）在治疗前医生应了解患者及其家族的药物过敏史，同时了解患者的基础疾病情况。

（5）识别可能出现抗结核药物不良反应的高危人群，实现高危人群抗结核治疗个体化。

（6）对于药物不良反应的高危人群，合理使用预防性措施。

（7）所有服用环丝氨酸或特立齐酮的患者应给予维生素 B_6 预防神经毒性。

7. 抗结核药物不良反应的处理原则是什么？

（1）临床用药过程中，一旦发现不良反应，应即刻去除一切可能引起不良反应的因素。

（2）及时复查肝功能、肾功能、电解质、血常规、尿常规等，以便及时发现不良反应所波及的器官、系统。

（3）使用肾上腺皮质激素治疗。

（4）应用抗组胺药。

（5）应用特异性解毒药物对抗药物的毒性反应。

（6）补充液量，促进排泄。静脉补液时注意液体出入量及水、电解质平衡，严防发生心功能不全、肺水肿。

8. 抗结核药物引起的恶心、呕吐、食欲不振等如何处理？

首先判断是否与食物有关，其次鉴别是否与疾病有关，如合并结核性脑膜炎导致的高颅压所致的呕吐，合并肠结核所致的肠梗阻导致的恶心、呕吐。对于轻度恶心、呕吐，可以调整服药时间以改善症状，如空腹服药改为睡前服药，餐前服药改为餐后服药，顿服改为分服。如症状仍不缓解，可加用止吐药品如甲氧氯普胺治疗。重症者可改用静脉注射治疗或调整方案。

9. 抗结核药物引起过敏反应的处理原则是什么？

（1）停用致敏药品或可疑药品。

（2）过敏反应轻者，停用引起过敏的药品后症状可迅速消失，无须任何治疗。

（3）过敏反应严重或持久者可给予相应的药品治疗，如钙制剂、维生素 C、抗组胺类药品。

（4）对特别严重的过敏反应，可在严密监测下应用肾上腺皮质激素。

（5）出现喉头水肿时可能出现窒息而危及生命，应及时行气管切开术。

（6）出现过敏性休克时应立即皮下注射或肌内注射肾上腺素，按相应急救原则进行处理。

（7）对于病情需要，而又没有替代药品的情况，可以采用脱敏疗法逐渐加药。

10. 抗结核药物引起肝损伤如何分级？如何处理？

（1）肝功能异常　40U/L < 谷丙转氨酶（ALT）≤80U/L，患者无相关症状和体征。可在保肝治疗、严密监测下继续原抗结核治疗方案。

（2）轻度肝损伤　40U/L < ALT ≤120U/L，或 38μmol/L < 总胆红素（TBIL）≤ 57μmol/L；间隔 2 周以上 2 次检测 ALT >40U/L（正常值上限），或 TBIL >19μmol/L（正

常值上限）；患者无症状或仅有轻微症状。应暂时停用严重影响肝功能的药物，如吡嗪酰胺、丙硫异烟胺。

（3）中度肝损伤　$120U/L < ALT \leqslant 200U/L$，或 $57\mu mol/L < TBIL \leqslant 95\mu mol/L$，或 $80U/L < ALT \leqslant 120U/L$ 和 $TBIL > 38\mu mol/L$（或伴有肝损伤症状和体征）。应停用严重影响肝功能的药物，如吡嗪酰胺、丙硫异烟胺。

（4）重度肝损伤　$ALT > 200U/L$（正常值上限 5 倍），或 $TBIL > 95\mu mol/L$（正常值上限 5 倍），患者出现明显肝损伤症状和体征。应停用所有抗结核药物，积极保肝治疗。

11. 抗结核药物引起肝损伤后如何进行保肝治疗？

（1）去除病因，停用一切可导致肝脏损伤的药物。

（2）针对药物对肝细胞产生损伤的机制，应用解毒、保护肝细胞的药物治疗。

（3）必要时可短期应用肾上腺糖皮质激素，起到消炎、利胆的作用。

（4）治疗方案中含有 INH 时，可应用大剂量的维生素 B_6 来解救。

（5）积极处理腹胀，可补充消化酶、增强胃肠蠕动、酸化结肠，可以用乳酶生、西沙必利、乳果糖等药物治疗。

（6）补充足够的液量和热量、维生素、电解质，补充蛋白质、支链氨基酸。

12. 抗结核治疗过程中一旦出现肾损害如何处理？

首先一旦判断患者出现由抗结核药品引起的肾功能损害，或不明原因的肾功能损害，应及时停用可能对肾功能有影响的药品。对于严重患者或停药后肾功能损害进行性加重的患者，应进一步检查，如肾活检，以获得组织病理学诊断依据，从而指导进一步的治疗。

一般认为对于药品引起的急性间质性肾炎，糖皮质激素治疗有一定价值。对于急性肾小管坏死的治疗，仍以对症治疗和防止并发症为主。

13. 抗结核治疗过程中出现急性肾衰如何处理？

对出现急性肾功能衰竭的患者行血液透析或腹膜透析，可以维持水、电解质、酸碱平衡，防止肾脏进一步受损，促进肾功能恢复，为其他治疗创造条件。

紧急透析指征：急性肺水肿或充血性心力衰竭；严重高钾血症，血钾在 6.5mmol/L 以上，或心电图出现明显异位心律，伴 QRS 波增宽。

14. 使用抗结核药物过程中出现粒细胞减少如何处理？

（1）白细胞 $3 \sim 4 \times 10^9/L$　可维持原治疗方案，在严密监测下继续抗结核治疗（每周复查 $1 \sim 2$ 次血常规）。

（2）白细胞 $2 \sim 3 \times 10^9/L$　停用利福类及氟喹诺酮类药品，并应用升白细胞药品，如利血生 20mg，3 次/日，口服，每周复查 1 次血常规。

（3）白细胞 $< 2 \times 10^9/L$　停用所有可能引起骨髓抑制的药品，积极给予升白细胞治疗，如利血生等，每周复查 2 次血常规。

（4）白细胞 $< 1 \times 10^9/L$　停用所有抗结核药品，并给予集落刺激因子。

当白细胞恢复至 $4 \times 10^9/L$，且中性粒细胞恢复至 $2 \times 10^9/L$ 以上时才可逐步恢复抗结核治疗，尽量避免使用可能引起骨髓抑制的药品。

15. 使用抗结核药物过程中出现血小板减少如何处理？

（1）血小板 $80 \sim 100 \times 10^9/L$　可维持原治疗方案，在严密监测下继续抗结核治疗（每周复查 $1 \sim 2$ 次血常规）

（2）血小板 $50 \sim 80 \times 10^9/L$　应停用利福类药品，并应用升血小板药品。

（3）血小板 $< 50 \times 10^9 / \text{L}$　应停用所有可能引起血小板减少的药品。

（4）血小板 $< 30 \times 10^9 / \text{L}$　应密切监测出、凝血时间。有出血倾向时，应及时给予输注血小板或新鲜全血。

16. 抗结核药物治疗过程中出现贫血如何处理？

血红蛋白很少受药品影响，一旦发生溶血性贫血则可危及患者的生命安全。有些结核病患者尤其是重症结核病患者在抗结核治疗前由于结核分枝杆菌毒素的作用，或因食欲不振长期处于营养不良状态，存在不同程度的贫血，因此观察血红蛋白的变化应与患者治疗前水平或前次复查结果比较。当血红蛋白较前下降 30g/L 时，在排除其他原因引起的血红蛋白下降后，应该考虑为抗结核药品引起的骨髓抑制或溶血，应停用利福类药品。

17. 抗结核治疗中神经及精神系统不良反应的可疑药物有哪些？应如何处理？

常见的可疑药物有：异烟肼、环丝氨酸、链霉素、卡那霉素、阿米卡星、卷曲霉素、利奈唑胺、氟喹诺酮类、乙硫异烟胺或丙硫异烟胺、乙胺丁醇等。处理方法如下。

（1）针对周围神经病，可选用维生素 B_6。

（2）针对精神症状，需及时对患者进行心理评估，降低可疑药物的用量或停用可疑药物；若有自杀倾向须住院治疗并停用环丝氨酸，进行专科治疗。

（3）针对癫痫，一旦发生，应立即停用可疑药物，同时须排除中枢神经系统感染。

（4）针对前庭功能和听力障碍者，若采用注射类抗结核药物，可将该药调整为每周 2 次或 3 次给药；若经过调整后患者症状继续进展，应停用注射类抗结核药物。听力障碍时应立即进行电测听力检查，测听力可发现高频听力丧失。前庭功能损伤不可逆，不会随停药而改善，故早期发现、早期处理非常重要。

（5）针对视觉损伤及视神经炎，最常引起该反应的药物是乙胺丁醇、利奈唑胺，这种症状随着药物减量或停用通常可获得缓解，若出现视力减退应减量或停用。

（6）对于味觉损伤（金属味），吮硬糖或嚼口香糖都有效，停药后味觉即可恢复。

18. 抗结核治疗出现心血管系统不良反应的常见症状有哪些？应如何处理？

心血管系统不良反应常见表现为 Q - T 间期延长和心律失常。可疑药物有贝达喹啉、氟喹诺酮类、克拉霉素、氯法齐明。氟喹诺酮类药物中，莫西沙星和加替沙星最有可能延长 Q - Tc 间期，而左氧氟沙星和氧氟沙星引起该反应的风险较低。处理方法如下。

（1）若 Q - Tc 值超过 500ms，应停用贝达喹啉。

（2）Q - Tc 间期延长应考虑停用相关药物，检查血钾、钙及镁水平，建议保持血钾高于 4mmol/L，血镁高于 0.74mmol/L。

（3）同时避免使用可能延长 Q - T 间期的药物，如西沙必利、红霉素、抗精神病药物和三环类抗抑郁药等。

（4）若患者有发生尖端扭转型室性心动过速的危险，且风险超过了药物带来的益处，则不建议使用莫西沙星。

19. 抗结核治疗出现内分泌系统及代谢异常不良反应的常见症状有哪些？应如何处理？

内分泌系统及代谢异常不良反应常见表现为甲状腺功能异常、糖代谢障碍、高尿酸血症、男性乳房发育、脱发等。常见可疑药物为：丙硫异烟胺、对氨基水杨酸、乙胺丁醇、吡嗪酰胺、异烟肼。处理方法如下。

（1）针对甲状腺功能低下，一般可继续服用抗结核药物，同时给予左甲状腺素治疗。多数患者停用对氨基水杨酸、丙硫异烟胺后可完全恢复。建议自抗结核药物治疗开启时定期检测甲状腺功能。

（2）针对糖代谢障碍，多为加替沙星所致，一旦发生应立即停止使用，可用莫西沙星代替。

（3）针对尿酸升高患者，应嘱患者多饮水及饮食控制，必要时可口服苯溴马隆对症治疗。若患者出现关节肿胀、疼痛等，须先排除痛风等自身免疫疾病，若考虑为药物所致，应立即停用可疑药物。

（4）针对男性乳房发育，必要时可停药，症状可立即改善，同时对患者进行心理指导。

（5）针对患者脱发，一般不严重，无须特殊处理，可鼓励患者耐受不良反应，通常停药后毛发可重新生长。

20. 抗结核治疗出现运动系统损伤不良反应的常见症状有哪些？应如何处理？

运动系统损伤不良反应常见表现为肌肉和关节疼痛、肌腱炎和肌腱断裂。常见可疑药物有吡嗪酰胺、氟喹诺酮类、乙胺丁醇和贝达喹啉等。处理方法如下。

（1）针对肌肉和关节疼痛，可使用非甾体抗炎药对症，若不能缓解，则停用可疑药物。

（2）针对肌腱炎和肌腱断裂，首先应对患者进行健康宣教，嘱其合理运动，必要时减少药物剂量或停用。

21. 异烟肼的主要不良反应有哪些？

（1）末梢神经炎。

（2）中枢症状　欣快感、兴奋、记忆力减退、抑郁、中毒性脑病、癫痫发作等。

（3）肝损害。

（4）内分泌失调　男性乳房增大、库欣综合征、月经失调、阳痿等。

（5）血液系统　贫血及白细胞、血小板减少等。

（6）变态反应　皮疹、药物热等。

（7）胃肠道反应　恶心、呕吐、腹泻、便秘等。

22. 利福平的主要不良反应有哪些？

（1）肝损害　一过性转氨酶升高、黄疸、肝大、急性坏死性肝炎。

（2）消化道反应　上腹不适、厌食、恶心、呕吐、腹痛、腹泻或便秘等。

（3）变态反应　如皮疹、荨麻疹，表现为流感样综合征等。

（4）血液系统症状　骨髓抑制（白细胞、血小板减少）、急性溶血性贫血。

（5）神经系统症状　头痛、嗜睡、眩晕、疲乏、肢体麻木、视力障碍、共济失调等。

（6）其他不良反应　血压升高、心律失常、关节肿胀。

23. 利福喷汀的主要不良反应有哪些？

（1）胃肠反应　少见，需饭后服用，可减少胃肠反应。

（2）肝毒性　比利福平发生率低，多呈可逆性变化，表现为一过性转氨酶升高，肝大。肝损害与误服大剂量相关。

（3）过敏反应　少见皮疹、药物热等。

（4）血液系统　白细胞减少相对常见，多为轻度。偶见血小板减少。

注意：利福喷汀和利福平一样具有强大的肝药酶诱导作用，与其他药物同时使用时，可使其他药物的药效降低甚至失效而诱发相应的不良反应，如华法林、胰岛素、左甲状腺素及降血压药等，使用时应注意药物相互作用。

24. 吡嗪酰胺的主要不良反应有哪些？

（1）肝损害。

（2）高尿酸血症，引起关节痛或痛风发作。

（3）食欲缺乏、恶心、呕吐等胃肠道反应。

（4）偶见发热、皮疹、对光过敏、皮肤暴露部位呈鲜红色。

25. 乙胺丁醇的主要不良反应有哪些？

（1）视神经损害　多发生在治疗3个月以后，发生率与用药剂量有关。

（2）其他不良反应　少数患者有胃肠道反应、皮疹、末梢神经炎、粒细胞减少等，偶见肝功能障碍、血尿酸增高等。罕见引发精神障碍、低钙血症、癫痫发作。

26. 氨基糖苷类药物的主要不良反应有哪些？

（1）损害前庭神经和耳蜗神经，随着年龄增长，剂量增大，发生率随之增高；链霉素、卡那霉素和阿米卡星对耳蜗神经均有毒性，卡那霉素和阿米卡星对前庭神经损害相对轻。

（2）损害肾小管引起蛋白尿、管型尿，少数患者出现肾功能损害、血肌酐和尿素氮升高，严重者可发生肾衰竭。

（3）引起神经肌肉传导阻滞，主要表现为箭毒样反应，面部口唇麻木、肌肉抽搐，严重者可引起心肌抑制和呼吸困难。

（4）引起过敏反应，多见皮疹和药物热；嗜酸性细胞增多、关节痛、血管神经性水肿、紫癜和过敏性休克罕见。

27. 卷曲霉素的主要不良反应有哪些？

（1）与氨基糖苷类药物有相同的不良反应，肾毒性相对较多，而过敏反应、耳毒性、神经肌肉阻滞等不良反应相对少。

（2）可引起电解质紊乱，包括低钾血症、低钠血症、低钙血症和低镁血症，其中低钾血症临床更多见，严重者可出现抽搐昏迷。

28. 丙硫异烟胺的主要不良反应有哪些？

（1）消化道反应　较多见，除常见的恶心、呕吐、畏食、腹部不适外，尚可发生口腔金属味，唾液增多，舌炎、口角炎等。

（2）肝损害　肝功能异常发生率在20%左右，严重者伴有黄疸。

（3）神经系统损害　中枢神经毒性表现为精神忧郁、嗜睡、头痛，偶见精神异常，诱发癫痫发作；多发性神经炎可表现末梢神经炎、视觉、嗅觉障碍等。

（4）其他反应　甲状腺功能减退、烟酸缺乏性皮炎（糙皮病）、脱发、过敏反应、手抖、男性乳房增生、女性月经紊乱、低血糖和体位性低血压等。

29. 喹诺酮类药物的主要不良反应有哪些？

（1）胃肠道反应　恶心、呕吐、腹部不适或腹痛、腹泻等。

（2）神经系统反应　头痛、头晕、失眠等。

（3）超敏反应　皮疹、瘙痒、药物热等。

（4）骨骼肌肉系统反应　主要表现为肌肉酸痛、肌腱疼痛甚至断裂、影响骨骺形成，故儿童、孕妇禁用。

（5）光敏性皮炎　表现为红斑、大疱疹。

30. 对氨基水杨酸异烟肼的主要不良反应有哪些？

（1）胃肠反应　恶心、胃部不适。

（2）肝毒性　比异烟肼低，偶有黄疸。

（3）其他不良反应　偶有头晕、头痛、失眠、发热、皮疹、乏力、血细胞减少、视神经炎和末梢神经炎等，同异烟肼的不良反应。

31. 环丝氨酸的主要不良反应有哪些？

（1）中枢神经系统损害　常见为头疼、眩晕、抑郁、不安、焦虑、梦魇、躁狂和睡眠障碍，严重者可出现抽搐、惊厥、诱发癫痫发作、情绪改变、精神失常，个别有自杀倾向。与异烟肼或丙硫异烟胺联合应用时可加重中枢神经系统毒性。

（2）其他不良反应较少见　有末梢神经炎、过敏引起皮疹、药物热及胃肠道反应等。对环丝氨酸过敏及癫痫、抑郁、严重焦虑、精神病、严重肾功能不全、过量饮酒者禁用此药。

32. 利福布汀的主要不良反应有哪些？

（1）胃肠反应　相对多见，表现为恶心、呕吐，腹痛少见。

（2）肝毒性　可引起转氨酶升高和黄疸。

（3）过敏反应　皮疹、药物热。

（4）血液系统　白细胞和血小板减少或贫血。

（5）其他不良反应　乏力、肌肉和关节疼痛、眼葡萄膜炎。

33. 贝达喹啉的主要不良反应有哪些？

贝达喹啉是一种全新的抗结核药物，全球多中心临床研究使用贝达喹啉治疗 MDR - TB 的成功率达 71.3%，仅 5.8% 患者由于不良反应的发生而中断使用。最常见的不良反应为 Q - T 间期延长，但鲜有心律失常及有症状心血管疾病发生的报道。其他不良反应为胃肠道反应（恶心、呕吐、腹痛、食欲缺乏）、关节疼痛、头痛、咯血和胸痛。其他少见的不良反应有高尿酸血症、磷脂在身体组织中的积累表现、氨基转移酶增高、胰腺炎等。

34. 利奈唑胺的主要不良反应有哪些？

利奈唑胺引起的不良反应主要表现为对血液系统的影响，如骨髓抑制作用（血红蛋白、白细胞或血小板的减少）及乳酸中毒。其他的不良反应有腹泻、头痛、恶心、视力下降甚至失明，以及神经系统的不良反应，有时还可引起低血糖。罕见发生的不良反应有皮肤黑棕色及黑毛舌。不良反应的发生与用药剂量有关。轻度的不良反应可对症处理，同时需要密切观察症状的变化。发生严重的骨髓抑制及周围神经炎等表现则需要停药处理。

35. 氯法齐明的主要不良反应有哪些？

（1）光敏反应、皮肤黏膜着色为其主要不良反应。服药 2 周后即可出现皮肤和黏膜红染。着色程度与剂量、疗程呈正比，停药 2 个月后逐渐减退，约 1~2 年才能褪完，该药可使尿液、汗液、乳汁、精液和唾液呈淡红色，且可通过胎盘使胎儿着色，但未有致畸的报道，发生皮肤色泽的改变不是停药指征。

（2）70%~80% 的患者用药后会发生皮肤鱼鳞病样改变，尤以四肢和冬季为主，停药后 2~3 个月可好转。

（3）可致食欲减退、恶心、呕吐、腹痛、腹泻等胃肠道反应。

36. 德拉马尼的主要不良反应有哪些？

德拉马尼是一种全新的抗结核药物。不良反应多以胃肠道反应、失眠为主，虽可见 Q - T 间期延长，但较少有晕厥、心律失常等临床症状。其他不良反应有心血管系统反应（如心悸）、神经系统反应（如头痛、感觉异常、震颤、头晕、耳鸣等）、精神症状反应（如精神不振）、骨骼肌肉不良反应（如关节或肌肉疼痛）、血液系统反应（如网织红细胞增多），以及低血钾、高尿酸血症等。

第二章 结核病的免疫治疗

第一节 结核病的免疫治疗策略

1. 免疫学在结核病防控中的应用主要包括哪些方面？

（1）免疫诊断 是根据体液免疫应答和细胞免疫应答原理建立的结核病特异的免疫诊断方法。

（2）免疫治疗 一方面通过免疫调节制剂调节机体的免疫功能，提高抗结核免疫功能，减轻或消除有害病理反应，清除病原菌或抗原；另一方面通过干细胞移植技术恢复或增强结核病患者的免疫功能，达到免疫重建的目的。

（3）免疫预防 通过接种疫苗使机体主动产生免疫力。

2. 结核病感染的免疫机制是什么？

（1）经呼吸道防御性咳嗽反射排出体外或被巨噬细胞非特异性抗菌活性杀灭。

（2）进入肺组织，被肺泡巨噬细胞吸附、吞噬、加工组装成多种抗原多肽，运送至肺泡巨噬细胞表面，并和主要组织相容性复合体 II 结合组成递呈抗原致敏 CD4$^+$T 淋巴细胞，从而引起一系列免疫反应。

（3）结核分枝杆菌在巨噬细胞内大量繁殖，巨噬细胞破坏裂解释放的结核分枝杆菌可在细胞外生长繁殖，也可再被吞噬，感染更多的巨噬细胞，产生的 IL-10 等前炎症细胞因子，致敏 T 细胞诱导以 Th2 为主的病理学免疫反应；产生的 IL-4、IL-5、TGF 则对 Th1 免疫反应具有负调控作用，从而促进病变发展、渗出、坏死乃至空洞形成、支气管播散。

3. 人体固有免疫系统的抗结核机制是什么？

人体固有免疫应答始于机体对病原体相关分子模式（PAMP）等的识别，通过炎症反应等机制，清除病原体及衰变和死亡的自身成分。固有免疫具有以抗原非特异性方式识别和清除病原体、产生于免疫应答的早期等特征。

4. 人体感染结核分枝杆菌后是否发病取决于哪些因素？

人体感染结核分枝杆菌后是否发病取决于结核分枝杆菌的菌量与毒力、机体的免疫状态和环境等因素。机体对结核分枝杆菌的免疫识别、免疫反应和免疫调节决定了结核病的发生、发展和转归。

5. 什么是结核病的免疫治疗？

结核病的免疫治疗是指应用免疫制剂调节机体的免疫状态，使机体对疾病产生适当的免疫应答，从而防治疾病。

6. 什么是宿主导向的免疫治疗？

宿主导向的免疫治疗是通过多种机制及途径提高宿主对 MTB 的免疫保护反应，包括通过活化或提高宿主的固有免疫及适应性免疫保护效应，或提高免疫记忆功能等的辅助治疗，可提高结核病的化疗效果。

7. 为什么要进行结核病免疫治疗？

结核病免疫治疗可调节结核病患者的免疫系统，控制结核分枝杆菌复制甚至将其清除；其基于增强保护性免疫或减弱晚期阶段的免疫调节反应，可在结核病治疗中发挥辅助性作用。应用免疫治疗制剂可诱导细胞介导免疫应答（cell – mediated immune response, CMI），缩短化疗疗程，预防结核潜伏感染的活化和结核感染的传播。

8. 结核病免疫治疗的目的是什么？

（1）缩短疗程和提高疗效。

（2）减少耐药和预防复发。

（3）减轻组织损伤和改善预后。

9. 结核病免疫治疗的主要方法有哪些？

结核病的免疫治疗主要包括免疫调节和免疫重建，前者主要通过免疫调节剂使机体原有的免疫功能增强、有害的免疫反应减轻或消除；后者是指通过干细胞移植技术恢复或增强患者的细胞免疫功能。

10. 结核病免疫治疗的适应证有哪些？

（1）患者外周血 CD4 比值下降，CD4/CD8 ≤ 1。

（2）肺部病灶广泛或伴巨大、多发空洞者，或合并多部位的肺外结核病灶。

（3）MDR – TB、广泛耐药结核病（extensive drug resistant tuberculosis，XDR – TB）者，需要传统长疗程方案才可能治疗成功的患者。

（4）结核病伴免疫缺陷性疾病。

11. 结核病免疫治疗应注意的问题有哪些？

（1）免疫治疗与抗结核药物的相互作用　抗结核药物治疗主要杀灭病灶内大多数 MTB，免疫治疗制剂虽可增强宿主体质，但不能快速杀灭 MTB，不能替代抗结核治疗。

（2）充分评估结核病患者免疫功能，力求患者利益最大化　在选择免疫制剂之前，应充分评估结核病患者的免疫功能，充分利用不同免疫制剂的优点，使其有利作用最大化。

（3）具有多种免疫功能的免疫制剂的恰当和超说明书使用　很多免疫制剂既有免疫增强功能，又可能有免疫抑制功能，需根据结核病患者主要的临床问题进行恰当的选择。

12. 从免疫治疗制剂来源进行分类，免疫制剂有哪些？

（1）生物制剂　①疫苗制剂；②细胞因子制剂；③非特异性制剂。

（2）化学药品　①宿主导向治疗药品：沙利度胺、二甲双胍、维生素 D；②具有免疫调节作用的药品：左旋咪唑、糖皮质激素、阿司匹林。

第二节　生物制剂治疗

1. 常见的生物制剂有哪些？

（1）疫苗制剂　母牛分枝杆菌菌苗（MV）、草分枝杆菌疫苗。

（2）细胞因子制剂　IL – 2、IFN – γ、IFN – α。

（3）非特异性制剂　卡介苗多糖核酸、小分子免疫多肽（包括胸腺肽 α1 和胸腺五肽）。

2. 母牛分枝杆菌菌苗（MV）的作用机制是什么？

MV 可促进外周血淋巴细胞增殖反应，使 CD3$^+$T 细胞、CD4$^+$T 细胞水平明显升高，

CD8$^+$T 细胞水平明显降低，改善细胞免疫功能，抑制变态反应和减轻病理损害，具有明显的双向免疫调节功能。还可增强巨噬细胞功能，提高巨噬细胞产生的过氧化氢和一氧化氮水平而吞噬杀灭 MTB，从而消除巨噬细胞内的顽固滞留菌。

3. 母牛分枝杆菌菌苗（MV）的应用范围有哪些？

MV 用于初、复治和耐药结核病患者抗结核治疗的辅助性治疗，可缩短症状改善的时间，加速痰菌转阴、病灶吸收和空洞闭合，增强细胞免疫反应，缩短疗程，甚至可代替糖皮质激素辅助治疗结核性渗出性胸膜炎，避免激素的免疫抑制作用，降低复发率。

4. 母牛分枝杆菌菌苗的不良反应及注意事项有哪些？

（1）不良反应　个别患者可能出现注射部位局部红肿、局部皮疹、皮下小硬结、溃疡或发热等，对症处理后，不良反应可短期内消失。

（2）注意事项　对本品过敏或过敏体质者、严重心血管疾病者、妊娠期妇女、极度衰弱及重症贫血者禁用。

5. 草分枝杆菌疫苗的作用机制是什么？

（1）灭活的草分枝杆菌疫苗可增强 Th 细胞活性，促使 Th 细胞分泌细胞生长因子及细胞分化因子，最终促进特异性抗体形成。

（2）可显著增强特异性细胞免疫功能，促进淋巴细胞转化和增殖，促进 IL-2、IL-4、IFN-γ 等细胞因子的产生，还可显著增强自然杀伤（NK）细胞活性。

（3）能刺激 T 淋巴细胞，使之释放巨噬细胞凝集因子、巨噬细胞移动抑制因子等，对单核巨噬细胞系统功能和代谢等有促进作用。

（4）可诱导内皮细胞和单核巨噬细胞产生集落刺激因子，促进骨髓多能干细胞、脾粒细胞、巨噬细胞的前体增殖，增加 IL-1 的分泌；还可刺激 B 细胞进入增殖、分化阶段，最终促进特异性抗体形成。

6. 草分枝杆菌疫苗的应用范围有哪些？

灭活的草分枝杆菌疫苗可作为抗结核治疗的辅助治疗，对渗出性结核性胸膜炎疗效尤为肯定。

7. 草分枝杆菌疫苗的不良反应及注意事项有哪些？

（1）不良反应　注射部位局部出现红肿、硬结和疼痛；少数患者出现恶心、呕吐、药物热、皮疹等。

（2）注意事项　高热或较虚弱患者禁用；过敏体质者慎用；与抗生素、抗结核药、口服降糖药配伍使用时，疗效有协同作用。

8. IL-2 的作用机制是什么？

IL-2 是 T 细胞和 NK 细胞产生的糖蛋白，是抗原反应特异性 T 细胞生长因子，也是巨噬细胞活化因子和 Th1 辅助 T 细胞的特征性细胞因子。IL-2 的主要功能是促进 CD8$^+$T 细胞活化为细胞毒性 T 细胞，从而产生杀灭 MTB 的作用。

9. IL-2 的应用范围有哪些？

IL-2 联合抗结核治疗安全性好，可能具有抗菌免疫反应。每日低剂量疗法可增强 MDR-TB 患者的免疫反应。采取 50 万 U，隔日 1 次，第 1、3、5、7 个月皮内注射给药法，可显著提高患者痰菌转阴率、X 线缓解率和治疗完成率，重组人 IL-2 可改善 MDR-TB 患者免疫状态，发挥保护作用。

10. IL - 2 的不良反应及注意事项有哪些？

（1）不良反应　发热、注射部位的疼痛和红肿等。

（2）注意事项　对本品成分过敏者、高热者、有严重心脏病者、低血压者、严重脏器功能不全者等禁用。

11. IFN - γ 和 IFN - α 的作用机制是什么？

巨噬细胞吞噬 MTB 依靠的主要物质是氮氧化物，IFN - γ 通过一氧化氮合成酶刺激巨噬细胞产生氮氧化物。IFN - γ 可刺激巨噬细胞、活化 NK 细胞和增强 CD8$^+$ T 细胞反应。此外，IFN - γ 促进 Th1 细胞分泌 IL - 2 等有抗结核作用的细胞因子，抑制 Th2 细胞分泌 IL - 4 等细胞因子。IFN - γ 与 TNF 协同发挥杀灭 MTB 的作用，IFN - γ 可促使机体产生保护性免疫反应。

IFN - α 是具有多种功能的细胞因子，主要影响树突状细胞和 Th1 细胞，可活化巨噬细胞，增强其吞噬 MTB 的能力。IFN - α 与 IL - 12 可增 Th1 反应，包括增加 IFN - γ 和 IL - 2 反应并抑制 Th2 反应。

12. IFN - γ 和 IFN - α 的应用范围有哪些？

IFN - γ 和 IFN - α 气溶胶吸入辅助治疗可促使 MDR - TB 患者痰涂片转阴、减少菌落形成单位（colony - forming units，CFU）数量、加速空洞缩小。研究发现重组人 IFN - γ 的持续序贯间歇肌内注射可促使耐药结核病患者于 3 个月内痰涂片和痰培养均转阴，6 个月内肺部空洞缩小或消失，患者体质量指数增加，而且耐受性好，仅出现轻微发热和关节痛。

13. IFN - γ 和 IFN - α 的不良反应及注意事项有哪些？

（1）不良反应　IFN - γ 和 IFN - α 常规治疗的不良反应发生率低。最常见的不良反应为过敏反应，包括发热、流感样综合征。其他不良反应还表现为：疲劳、肌痛、关节痛和头痛。减轻剂量后，不良反应可减轻。流感样症状多在用药 2~3 周后出现。亦可见生化指标和血液系统的异常，但发生率极低。

（2）注意事项　已知对该制剂过敏者，有心绞痛、心肌梗死病史以及其他严重心血管病史者，有严重其他疾病而不能耐受本品者，癫痫等患者禁用；明显过敏体质和有抗生素过敏史者慎用。

14. 卡介苗多糖核酸（BCG - PSN）的作用机制是什么？

BCG - PSN 有类似 MTB 的抗原性，能增强机体细胞免疫功能，调节机体内的细胞免疫、体液免疫，刺激网状内皮系统，促进单核巨噬细胞系统增生，增强巨噬细胞的吞噬与消化活力，增加血清溶菌酶、腹腔巨噬细胞的数量，增强 NK 细胞功能。

15. 卡介苗多糖核酸（BCG - PSN）的应用范围有哪些？

耐多药肺结核病（MDR - PTB）患者注射 BCG - PSN 1、2、3 个月后，痰菌转阴率和肺部病灶吸收率均提高；治疗 3 个月后，淋巴细胞亚群数量升高。BCG - PSN 可有效改善初治肺结核患者的细胞免疫功能，促进痰菌转阴及病灶吸收。

16. 卡介苗多糖核酸的不良反应及注意事项有哪些？

（1）不良反应　低热，个别患者在注射第 1、2 次后出现急咳现象，再次用药后逐渐好转。

（2）注意事项　急性传染病（如麻疹、百日咳、传染性肺炎等）、急性眼结膜炎、急性中耳炎及对本品有过敏史者不宜使用。

17. 胸腺肽 α1 和胸腺五肽的作用机制是什么？

（1）胸腺肽 α1 是一种分离自胸腺素的小分子氨基酸活性短肽，具有较强的免疫增强活性，可通过促进淋巴细胞成熟和分泌 IFN－γ、IL 等细胞因子，增强机体的抗病毒、抗细菌、抗肿瘤的免疫活性。

（2）胸腺五肽由小牛胸腺素纯化而成，能刺激 T 细胞亚群的增殖并增强其活性作用，同时有调节 B 细胞的功能，可提高机体免疫应答水平和免疫功能，在激活体内抗结核防御机制中起重要作用；可使骨髓产生的干细胞转变成 T 细胞，调节和增强细胞免疫功能，对体液免疫也有一定调节作用。

18. 胸腺肽 α1 和胸腺五肽的应用范围有哪些？

（1）胸腺肽 α1 联合抗结核治疗可显著提高肺结核的疗效，改善初治涂阳肺结核患者的痰菌转阴率、病灶吸收率，缩短咳痰、盗汗和乏力症状缓解时间，不良反应率低，有利于患者康复。

（2）胸腺五肽联合抗结核治疗能改善耐药结核病与 HIV 感染共病患者的免疫功能，显著提高疗效，提高原发性肺结核痰菌转阴率，减轻炎症，保护肺功能。

19. 胸腺肽 α1 和胸腺五肽的不良反应及注意事项有哪些？

（1）不良反应　皮疹、瘙痒、发热、头痛、肌痛或注射部位局部红肿。

（2）注意事项　过敏体质者，每疗程用药前需做皮内敏感试验（配成 25mg/L 的溶液，皮内注射 0.1ml），阳性反应者禁用；对本品成分有过敏反应者、器官移植者禁用；本品如出现浑浊或絮状沉淀物等异常变化，禁止使用。

第三节　化学药品治疗

1. 沙利度胺的治疗作用是什么？

沙利度胺应用于抗结核药物和类固醇皮质激素治疗无反应或矛盾性反应的中枢神经系统结核病（central nervous system tuberculosis，CNS－TB）患者、具有免疫重建炎症综合征（immune reconstitution inflammatory syndrome，IRIS）的 CNS－TB/HIV 共病患者，低剂量的沙利度胺治疗 IRIS 或矛盾反应的 CNS－TB 儿童患者获益较大。大多数 CNS－TB 的神经系统并发症是宿主过度的炎症反应所致。抗结核药物和大剂量糖皮质激素联合治疗无效的脑内结核瘤和视交叉结核患者使用沙利度胺也会获益。

2. 沙利度胺的不良反应及注意事项有哪些？

（1）不良反应　皮疹、肝氨基转移酶升高、胃肠道反应、血液毒性、心血管毒性、神经毒性、皮肤损害、肺栓塞、致畸等。

（2）注意事项　孕妇及哺乳期妇女、对本品过敏者、驾驶员、机器操纵者等禁用。为减少不良反应，可低剂量使用。大剂量 [24 mg/（kg·d）] 使用需谨慎，剂量增加后死亡风险亦相应增加。

3. 二甲双胍的治疗作用是什么？

二甲双胍应用于年龄 10 岁及以上的 2 型糖尿病合并活动性结核病（ATB）患者，可增强吞噬细胞活性，减弱胞内 MTB 的生长，抑制耐药 MTB 的生长，增加线粒体活性氧分泌，促进吞噬体－溶酶体的融合而清除耐药菌；还可减轻结核病灶的严重程度。服用二甲双胍的 2 型糖尿病患者感染 MTB、结核病发病、结核病死亡和结核病复发的风险均较低。

4. 二甲双胍的不良反应及注意事项有哪些？

（1）不良反应　常见的有恶心、呕吐、腹泻、口中有金属味；有时有乏力、疲倦、头晕、皮疹；罕见乳酸性酸中毒；可减少肠道吸收维生素 B_{12}，使血红蛋白减少，产生巨红细胞贫血。

（2）注意事项　2 型糖尿病伴严重的乳酸酸中毒、心肝肾功能不全、感染、外伤及全身情况较差的患者禁用。二甲双胍可轻度减轻体质量，应注意增强营养支持。不推荐用于 10 岁以下的患儿。

5. 维生素 D 的治疗作用是什么？

维生素 D 应用于肺结核和 MDR－TB 患者，对固有免疫和适应性免疫系统均可间接地发挥抗菌和免疫调节作用。足够的维生素 D 水平可通过调节免疫反应、分泌抗菌肽和促进细胞自噬作用等而避免发生 MTB 感染，还可提高 MDR－TB 患者痰培养转阴率。

6. 维生素 D 的不良反应及注意事项有哪些？

（1）不良反应　高剂量应用时，可出现轻微的高钙血症。

（2）注意事项　应用前需检测患者血清维生素 D 水平，维生素 D 增多症、高钙血症、高磷血症伴肾性佝偻病者及对本品过敏者禁用，过敏体质者慎用。

7. 左旋咪唑的治疗作用是什么？

左旋咪唑辅助性治疗初治、无反应性复治或重症肺结核患者，可提高患者病灶吸收好转率、痰菌转阴率及空洞闭合率。

8. 左旋咪唑的不良反应是什么？

偶有头晕、恶心、呕吐、腹痛、食欲不振、发热、乏力、皮疹、白细胞减少症、剥脱性皮炎及肝损伤等，停药后能自行缓解。

9. 糖皮质激素的治疗作用是什么？

糖皮质激素是一种广谱抗炎药，已常规应用于结核性脑膜炎（TBM）的治疗。TBM 患者常伴有明显的脑脊液炎症反应，糖皮质激素可缓解蛛网膜下腔的炎症，减轻脑和脊髓水肿，降低颅内压力，减轻小血管炎症，从而减少血流减慢对脑组织的损伤。糖皮质激素能降低 HIV 阴性 TBM 患者的短期病死率，缓解抗结核治疗矛盾现象和脊髓结核继发的急性脊髓压迫症；脑内结核瘤患者也可获益。

10. 糖皮质激素的不良反应及注意事项有哪些？

（1）不良反应　长期应用可出现肥胖、多毛、痤疮、血糖升高、高血压、眼压升高、水钠潴留、血钾降低、精神兴奋、胃及十二指肠溃疡甚至出血穿孔、骨质疏松、脱钙、病理性骨折、机会性感染或 HIV 阳性患者诱发肿瘤等。

（2）注意事项　活动性溃疡以及肠吻合术后、严重高血压、心力衰竭、动脉粥样硬化、妊娠、糖尿病、感染 HIV、精神病或 MDR－TB 为相对禁忌证；糖皮质激素必须与抗结核治疗、心包穿刺抽液同时应用；停药时需逐渐减量，不宜骤停。

11. 阿司匹林的治疗作用是什么？

阿司匹林应用于肺结核合并 TBM 或单纯 TBM 患者，可降低 TBM 患者新发脑梗死的风险，但对病死率无影响。低剂量阿司匹林具有抗血栓形成作用，随着剂量的增加，其抗炎作用亦增强。与抗结核治疗联用可提高疗效，发挥部分抗菌活性。

12. 阿司匹林的不良反应及注意事项有哪些？

（1）不良反应　常见的不良反应为胃肠道反应，如腹痛和胃肠道轻微出血，偶尔出现恶心、呕吐和腹泻。

（2）注意事项　对阿司匹林和水杨酸过敏、胃及十二指肠溃疡、有出血倾向等患者禁用。

第三章 结核病的介入治疗

第一节 经支气管镜介入治疗

1. 什么是介入治疗？

介入治疗是在内镜、超声波、X线影像等技术直视或监视下，将专用导管、针、治疗器械等插入患病脏器局部，使用药物或物理等疗法对疾病达到治疗目的的治疗方法。

2. 介入治疗有哪些优点？

介入治疗是介于内科、外科之间的新型学科，具有操作简便、创伤小、安全、有效等特点。介入治疗相对于内科治疗优点在于可提高局部药物浓度、减少药物用量及不良反应，相对于外科治疗优点在于麻醉风险低、创伤小、恢复快等方面。

3. 气管镜经气道介入治疗结核病方法有哪些？

目前借助于支气管镜经气道介入治疗结核病方法主要有局部给药术、冷冻术、热（激光、高频电刀、氩等离子体凝固、微波等）消融术、球囊扩张术、支架置入术等。不同类型介入治疗技术特点不尽相同，不同类型结核病所选择的介入治疗措施也不尽相同，临床上有时采用多种技术方法相结合的综合介入治疗。

4. 经支气管镜局部给药术的适应证有哪些？

（1）炎症浸润型、溃疡坏死型、肉芽增殖型及淋巴结瘘型气管支气管结核。

（2）空洞、耐药肺结核，全身抗结核药物治疗效果不佳者；慢性纤维空洞型肺结核、毁损肺合并非特异性感染且无手术肺切除指征者。

5. 经支气管镜下局部给药术的禁忌证有哪些？

（1）支气管镜检查禁忌证。

（2）单纯慢性纤维空洞性肺结核、毁损肺。

（3）肺结核伴纤维坚壁空洞。

（4）瘢痕狭窄型、管壁软化型气管支气管结核。

（5）对所用的抗结核药物过敏者。

6. 经支气管镜下局部给药术的注意事项有哪些？

（1）经支气管镜局部给药术必须在全身应用抗结核药物化学治疗的基础上实施，单纯给药治疗可造成新的耐药产生。

（2）局部所给予药物应与全身抗结核药物化学治疗方案所用药物相一致。

（3）局部给药时一定要保持呼吸道通畅。

（4）局部给药可能会导致结核病支气管播散。

7. 经支气管镜冷冻术的适应证有哪些？

（1）肉芽增殖型气管支气管结核。

（2）淋巴结瘘型气管支气管结核。

（3）管腔闭塞型支气管结核，中心气道闭塞所属末梢肺组织实变无损毁。

（4）支架置入后再生肉芽肿。

（5）支气管肺切除术后，吻合口增殖性肉芽肿并气道狭窄。

8. 经支气管镜冷冻术的并发症有哪些？

单纯冷冻治疗并发症较少见，主要为气道痉挛；长时间冷冻治疗可导致气道黏膜冻伤。气道痉挛可以通过预防性吸入支气管扩张剂、糖皮质激素进行预防。

9. 经支气管镜冷冻治疗的注意事项有哪些？

（1）冷冻治疗不适用于急性气道阻塞，冻切术实施时极易引起大出血，治疗气管支气管结核时一般推荐使用冻融术。

（2）在各种良性病变中，以新生的肉芽组织对冷冻治疗最为敏感，应在肉芽组织的增生期进行冷冻治疗，可有效地防止瘢痕形成。

（3）气道内较大肉芽肿冻融治疗后，有可能暂时形成所属气道梗阻。

（4）冷冻术一般不会发生气道穿孔，治疗后肉芽组织增生、纤维瘢痕形成率低，不影响心脏起搏器工作，不破坏金属、硅酮支架。冷冻术作用较弱，局部反应轻患者易接受。

10. 什么是热消融术？

热消融术是利用发热效应引起结核等组织细胞凝固与坏死而达到消减结核肉芽肿、瘢痕组织的目的。

11. 根据产热机制不同，热消融治疗术可分为哪几种？

不同发热器械产热机制有所不同，现有热消融治疗术包括激光、高频电刀、氩等离子凝固及微波等。

12. 经支气管镜热消融术的适应证有哪些？

（1）肉芽增殖型，尤其是较大肉芽肿阻塞气道者。

（2）淋巴结瘘型，尤其是较大淋巴结瘘阻塞气道者。

（3）瘢痕狭窄型，尤其是局部或膜状瘢痕形成者。

（4）结核支气管肺切除术后，吻合口增殖性肉芽肿。

13. 经支气管镜热消融术的禁忌证有哪些？

（1）支气管镜检查禁忌者。

（2）腔外压迫致气道狭窄者。

（3）气管重度弥漫性狭窄。

（4）安装心脏起搏器的患者不能进行高频电刀切割。

14. 经支气管镜热消融术的操作注意事项有哪些？

（1）热消融术实施时必须注意防止使用的功率过大、局部烧灼的时间过长，以防支气管穿孔或大出血、熔断电烧头等治疗器械。

（2）热消融治疗时禁止使用氧疗吸入，避免气道内失火，以免烧伤患者及烧坏支气管镜。

15. 经支气管镜球囊扩张术的适应证有哪些？

（1）瘢痕狭窄型气管支气管结核，中心气道等较大气道瘢痕性狭窄，且该气道所属末梢肺无损毁。

（2）肺结核中心气道重建术、气管插管及切开术后再狭窄。

（3）支架置入术后腔内再狭窄。

16. 经支气管镜球囊扩张术的禁忌证有哪些？

（1）支气管镜检查禁忌者。

（2）气道狭窄所属末梢肺组织损毁、有较大或多发空洞、支气管扩张等肺功能不佳者。

（3）气管支气管结核管壁软化型狭窄。

（4）气管支气管严重狭窄或闭塞，球囊导管无法进入气道者，为相对禁忌证。

17. 经支气管镜支架置入术的适应证有哪些？

（1）气管、主支气管等中心气道严重狭窄，导致呼吸困难、呼吸衰竭，严重影响患者生活质量者。

（2）气管、主支气管等中心气道支气管结核管壁软化型，合并呼吸道反复严重感染者。

（3）中心气道瘢痕狭窄经球囊扩张成形术等联合治疗反复多次仍难以奏效，并呼吸功能不佳者。

18. 经支气管镜支架置入术的禁忌证有哪些？

（1）支气管镜检查禁忌者。

（2）中心气道狭窄其他介入治疗方法能够解除者。

19. 经支气管镜支架置入术的近期并发症有哪些？

（1）咽痛　与局部损伤有关，可自行缓解。

（2）刺激性咳嗽　由于支架置入后无异于气道内有异物，患者常常会出现刺激性咳嗽，可使用止咳药物对症处理，必要时可使用中枢性镇咳药，同时需控制继发感染。

（3）支架移位　与选择支架膨胀直径过小、长度不足（未超越狭窄部位两端 1cm 以上）、剧烈咳嗽等因素有关。

（4）咯血　可能与气管壁损伤有关，如支架嵌入和穿透气管壁，侵犯周围血管，可引起致命的大咯血。

（5）窒息　支架置入过程中可能发生窒息，尤其是局麻或气管狭窄支架置入时。

20. 经支气管镜支架置入术的远期并发症有哪些？

（1）支架移位　原因包括外部压迫、病灶组织继续发展、反复和剧烈的咳嗽。支架移位发生率从高到低依次为硅酮支架、金属裸支架、覆膜支架。

（2）支架断裂　金属类支架可能发生金属疲劳而致支架断裂，尤其是咳嗽时平滑肌收缩压迫、气道扭转产生的各种应力等。

（3）肉芽组织增生导致支架腔内再狭窄　是最常见的也是发生率最高的远期并发症。原因在于机体对支架的过度反应，可以发生于支架的任何部位。

21. 经支气管镜支架置入术的术前准备有哪些？

胸部 CT 扫描，行气道三维重建成像、支气管镜检查，判断病变气道的位置、长度及相应正常部位气道的内径，从而确定支架的类型、长度及直径。

22. 经支气管镜支架置入后的注意事项有哪些？

（1）观察生命体征。

（2）观察及记录支架位置，即刻行胸部后前位等胸片检查。

（3）支架置入后 24 ~ 48 小时进行气管镜检查 1 次，第 1 个月内应每周进行气管镜检查 1 次，1 个月后每月进行气管镜检查 1 次。

23. 经支气管镜下治疗咯血的适应证有哪些？

（1）支气管镜检查诊断、介入治疗过程中发生的气道内大出血及术后急性并发症大咯血为绝对适应证。

（2）无外科手术指征、不接受手术、需择期外科手术者；不具备支气管动脉栓塞术或肺动脉栓塞术指征者；经内科治疗无效出现急性大咯血者、反复中等量以上咯血，因支气管镜插入有可能诱发新的大咯血，故为相对适应证。

24. 经支气管镜下治疗咯血的止血方法有哪几种？

（1）气道内局部药物应用止血。

（2）压迫封堵术。

（3）热凝止血术。

（4）冷冻止血术。

25. 经支气管镜介入治疗大咯血的注意事项有哪些？

（1）严格掌握其绝对适应证、相对适应证及禁忌证。

（2）保持呼吸道通畅。

（3）若过程中发生气道内大出血，应立即将患者放于患侧卧位，不到万不得已时千万不要将支气管镜拔出气道。

第二节　支气管动脉栓塞术治疗

1. 什么是支气管动脉栓塞术？

血管栓塞技术最初用于颅内血管性疾病，是将某种固体或液体物质通过导管选择性地注入某一血管并使其栓塞，达到预定治疗目的的一种技术。支气管动脉栓塞术是在选择性支气管动脉插管和造影的基础上发展起来的一项治疗技术。

2. 支气管动脉栓塞术的适应证有哪些？

（1）急性大咯血或一次咯血量≥50ml，经内科治疗无效者。

（2）反复大咯血、胸部病变广泛、肺功能差、不适宜手术或拒绝手术者。

（3）术后复发咯血者。

（4）隐源性咯血（经各种检查仍然不能明确出血来源）希望做支气管动脉造影明确诊断并进行治疗者。

3. 支气管动脉栓塞术的禁忌证有哪些？

（1）有支气管动脉造影禁忌者，如有严重出血倾向或感染倾向、造影剂过敏、重要脏器衰竭、休克状态、全身一般情况差者，以及不能平卧者。

（2）肺淤血以及肺动脉炎症狭窄或闭塞的先天性心血管病患者。

（3）插管、造影时发现导管不能深入靶血管口，栓塞时可能发生栓子反流入主动脉，造成异位栓塞者。

（4）靶血管与脊髓动脉交通，可能引起脊髓损伤者。

4. 支气管动脉栓塞术并发症有哪些？

（1）支气管动脉栓塞后可有发热、胸闷、胸骨后烧灼感、肋间痛、吞咽疼痛等症状，主要因纵隔和肋间组织缺血引起。

（2）由栓塞时支气管动脉导管插入不牢，造影剂反流所致的误栓。

（3）常因反复穿刺、插管和拔管后局部压迫不当而形成穿刺部位血肿。

（4）动脉内异物、栓子或血栓。

（5）脊髓损伤发生率多在 1%～3%。

5. 为降低手术并发症，行支气管动脉栓塞术时需要注意哪些原则？

（1）防止脊髓动脉的栓塞　术中严密观察下肢感觉，若发现异常，应立即放弃栓塞治疗，采取抗凝、扩容和激素等治疗。

（2）避免过多栓塞相邻肋间动脉　一般同侧相邻肋间动脉栓塞不宜超过 5 支，栓塞较多时易出现严重胸痛。

（3）胸廓内动脉节段栓塞　防止膈肌麻痹。

（4）同轴微导管的应用　同轴微导管可以超选择达到血管远端，越过血管开口约 3cm，有效避免栓塞剂反流；有时也可以越过脊髓动脉或其他不予栓塞动脉的开口，减少异位栓塞的概率。

6. 支气管动脉栓塞术后何时拔管？股动脉穿刺点应压迫多长时间？

当明确大咯血部位和其供血的支气管动脉后即可施行支气管动脉栓塞术，供血血管栓塞后还需确认有无侧支供血血管，栓塞所有供血血管后方可拔管。股动脉穿刺点应压迫止血 15～20 分钟，局部加压包扎，并嘱患者平卧 24 小时，以防穿刺点出血。

7. 肺结核大咯血为什么首选支气管动脉栓塞术止血？

支气管动脉栓塞止血术可使出血部位支气管动脉主干和其远端末梢血管同时被栓塞，即刻止血率较高；即使仅使支气管动脉主干栓塞，大咯血也可在一定程度上被有效控制，因而减少了因大咯血所导致的窒息和出血性休克等严重并发症，降低了大咯血的死亡率。

8. 肺结核大咯血栓塞为什么要联合应用多种栓塞剂？

短期栓塞剂较长期栓塞剂容易出现再咯血，对出血动脉近远端的联合栓塞出现再咯血率也明显低于仅支气管动脉主干栓塞者。多种栓塞剂的联合应用，目的是将整个病变区域的供血血管完全填塞，既可即刻有效止血，又能控制因侧支循环再通而出现的再咯血，明显提高了肺结核大咯血栓塞止血的中远期疗效。

9. 肺结核大咯血支气管动脉栓塞术后再咯血的原因有哪些？

对于内科治疗无效的肺结核大咯血首选支气管动脉栓塞术已经成为共识。综合文献报道，肺结核大咯血支气管动脉栓塞的近期疗效是肯定的，但中远期疗效还有待进一步提高。分析栓塞后再咯血的原因，不仅与栓塞材料种类和栓塞技术有关，还与肺结核病变的程度、损坏的范围、侧支循环和其他非支气管动脉的体循环参与供血的状况等有关。

10. 肺结核大咯血行支气管动脉栓塞术止血后，为减少复发应采取哪些治疗措施？

肺结核大咯血首先选择支气管动脉栓塞止血术，减少了因大咯血所导致的窒息和出血性休克等严重并发症，降低了大咯血的死亡率。栓塞术后还应进行积极的内科治疗，包括止血、抗感染和抗结核治疗等，才能使大咯血达到完全彻底的控制，有效减少复发。

11. 为什么合并肺结核空洞或广泛纤维化的支气管动脉栓塞后复发率明显高于一般的肺结核病变大咯血?

(1)合并肺结核空洞或广泛纤维化者病变肺损毁程度较大,血供丰富,常有多支血管供血,难以进行完全彻底的栓塞。

(2)合并肺结核空洞或广泛纤维化者由于对抗结核药物产生耐药,或合并空洞内真菌感染等,原发病变得不到有效控制,导致栓塞血管再通或产生新的血管而再次咯血。

(3)再咯血来自支气管动脉以外的血管,如肋间动脉、胸廓内动脉、甲状颈干、膈下动脉、胃左动脉等的分支,这些血管也可以参与供血。

第四章 结核病的外科治疗

第一节 肺结核的外科治疗

1. 肺结核患者行外科治疗的意义是什么?

由于耐药性结核分枝杆菌和非结核分枝杆菌的感染患者的增加,以及不规律的治疗,临床上仍可见到一些仅靠药物治疗难以治愈的患者,以及一些伴有并发症的患者,这些患者需要进行行外科治疗。外科手术目前在我国仍然是解决复治失败、耐药结核病、合并严重并发症和特殊类型结核病的有效手段,在消灭传染源、降低发病率中起到不可或缺的重要作用。

2. 肺结核手术治疗时机是什么?

经过 3 个月以上规则抗结核治疗的菌阴肺结核大部分可逆病变已被吸收,是比较合适的手术时间。但应结合具体病变性质和范围综合分析,对空洞性病变,一般 3~6 个月;对结核球与干酪灶,不少于 1 个月;对支气管病变和肺不可逆病变,应在 6 个月以上;对于毁损肺,应在选用新方案后不少于 3~6 个月。

3. 耐药肺结核手术治疗时机是什么?

病灶局限、有足够的心肺功能储备,同时满足以下条件之一可考虑手术治疗。

(1)经有效的正规抗结核治疗但痰菌持续阳性(涂片或培养)。

(2)复发病例。

(3)从药敏结果及影像学等方面分析结核病复发可能性大。

(4)广泛耐药结核病缺乏杀菌药物治疗,复发概率高,不管痰培养情况,就算临床治愈,亦应该考虑手术。

(5)术后有有效的抗结核药物保护,促进支气管残端愈合。

4. 肺段切除术的适用范围有哪些?

内科疗效不佳的肺结核病灶(如耐药结核分枝杆菌或非结核分枝杆菌感染)、需要外科处理的肺结核并发症(如曲霉瘤、支气管扩张),只要病变范围局限于肺段,皆可考虑。

5. 肺段切除术后并发症有哪些?

肺段切除术后并发症大致与肺叶切除术后相当,持久胸膜残腔发生率相对高,其次是支气管胸膜瘘或肺泡瘘所致的长时间漏气、脓胸等。

6. 肺叶切除术的适用范围有哪些?

(1)已局限、持久的空洞型肺结核 洞壁厚度 >3mm,经抗结核药物规则治疗 18 个月,空洞无明显变化或增大者,特别是耐药病例;空洞病变伴发感染、反复咯血,治疗无效者;不排除癌性空洞;非典型抗酸杆菌空洞。

(2)结核球与干酪灶 经抗结核治疗 18 个月,痰菌阳性,有咯血者;直径 >3cm 者;不排除肺癌者。

（3）气管、支气管结核　气管、支气管结核如伴有支气管瘢痕样狭窄超过管腔周径2/3，合并远端肺组织反复感染，或呈现肺毁损、支气管扩张等不可逆改变者；支气管结核性狭窄合并远端肺结核，经抗结核治疗无效者；支气管结核性狭窄合并顽固性咳嗽、咳痰、痰中带血、咯血等症状，经正规抗结核治疗无效者。

（4）结核性支气管扩张反复排菌及大咯血者。

（5）肺结核合并支气管淋巴瘘持续排菌者。

（6）肺结核合并急性大咯血者　在垂体后叶素、纤支镜下止血等治疗无效，出血部位明确时，应急诊做肺切除手术，以挽救生命。

（7）毁损肺经规则治疗仍排菌，或反复咯血及继发感染者。

（8）部分选择性的结核性脓胸，经内科治疗无效，应考虑施行手术。

（9）细菌学培养证实对多种抗结核药耐药者。

（10）肺结核合并肺癌。

7. 肺叶切除的禁忌证有哪些？

（1）结核病活动期，对侧肺或同侧其他肺叶有浸润性病变，痰菌阳性。

（2）心功能不全，有严重的心脏病、冠心病者，近期有心肌梗死病史者。

（3）有严重呼吸系统慢性疾病，哮喘及重度肺气肿，肺功能不全，不能耐受手术者。

（4）全身一般情况差，严重营养不良，伴有其他肝、肾功能异常，经内科治疗不能改善者。

（5）未成年儿童的肺结核病。

（6）有明显出血倾向或凝血功能障碍者。

8. 全肺切除术适应证有哪些？

（1）累及全肺的结核病变，如慢性纤维空洞型肺结核；毁损肺或合并支气管结核而导致广泛性支气管狭窄及弥漫性支气管扩张，对侧肺健康或仅有少许播散性病灶，但病变稳定在3个月以上，呼吸功能代偿良好者。

（2）一侧结核性脓胸或合并支气管胸膜瘘，肺内也存在着较重的结核病灶，对侧肺正常可行患侧胸膜肺全切除术。

（3）肺结核合并大咯血，肺部病变广泛但局限于一侧，引起呼吸道梗阻窒息者，应行全肺切除术。

9. 全肺切除术禁忌证有哪些？

（1）结核病的自身情况　结核病正在扩展或特别活跃的、无化疗的、对侧或手术部位以外有结核病灶未稳定的、有全身中毒症状等。

（2）全身重要脏器的功能情况　术前全身重要脏器检查有不适合行全肺切除的，禁忌手术。

（3）合并其他特殊疾病　如糖尿病、甲亢、高血压、贫血、白细胞减少、凝血机制不良等，需在疾病控制、稳定或减轻后再考虑手术。

（4）其他情况　如肿瘤、脑血管意外、严重的低蛋白血症等，禁忌手术。

10. 全肺切除术注意事项有哪些？

（1）结核病全肺切除术，尤其是胸膜全肺切除术创伤大，渗血多，应严格掌握手术适应证。

（2）术前必须认真进行全面检查，对侧肺要有足够的代偿能力，其他重要脏器如心、肝、肾等无明显器质性病变。

（3）右全肺切除术较左侧更应严格掌握手术适应证。

（4）术中对肺门解剖必须清楚。

（5）主支气管残端必须妥善缝合，并用带蒂胸膜片严密包盖。

（6）全肺切除术后巨大残腔的处理至关重要。恰当地应用胸腔引流可以调节纵隔的位置。术后密切注意胸腔积液情况，必要时胸穿胸腔积液检查。

（7）常规应用有效广谱抗生素。

（8）加强抗结核治疗。

11. 全肺切除术常见并发症有哪些？

（1）胸腔内出血。

（2）支气管残端瘘。

（3）胸腔感染及脓胸。

（4）其他　如呼吸功能不全、心血管系统并发症、消化系统并发症等。

12. 肺楔形切除术适用范围有哪些？

对于肺内怀疑肺结核的孤立结节，或者已明确为结核病灶，一般在单一病灶邻近胸膜、周围无卫星病灶、直径在 3.0cm 以下时可施行肺楔形切除术。

13. 肺楔形切除术后出血的来源及处理方法是什么？

出血主要来源于两种可能，一是术中分离粘连所造成的创面，另一则是楔形切除术后的肺创面。胸腔内已经出现血肿时应在补充血容量的情况下积极剖胸止血，清除血块，防止并发结核性脓胸、血块机化严重影响肺功能。

14. 肺楔形切除术后发生肺瘘如何处理？

一般可以通过术中创面给予胸膜包盖，或加固缝合等减少肺瘘概率。晚期肺瘘一般可能为创面结核病灶残留引起，一般需要充分引流，必要时行胸腔灌洗，留置引流管。在积极抗结核治疗同时加强支持治疗。

15. 电视胸腔镜手术治疗胸部结核病变的适应证有哪些？

（1）结核性胸膜炎病史在 4 周内，通过胸腔穿刺抽液、胸腔闭式引流、胸腔冲洗并注入抗结核和尿激酶药物等措施治疗后，仍有积液，并已形成包裹、分隔者，称为难治性结核性胸膜炎；机化初期的结核性脓胸，脏层纤维板水肿、增厚，质地较脆，两者均可行电视胸腔镜胸腔廓清术。

（2）位于肺周边的结核球、肺结核空洞，抗结核治疗充分，符合结核病手术治疗条件者，尤其是疑有恶变或肺癌可疑的病例可适当缩短药物治疗时间，可行肺楔形切除术。

（3）位于肺内较深的结核球、肺结核空洞，尤其是肺结核空洞有曲霉菌寄生的患者，结核病灶位于一个肺叶内合并有支气管扩张咯血者，可行肺叶切除术。

16. 电视胸腔镜手术治疗胸部结核病变的禁忌证有哪些？

（1）结核病活动期，应先充分抗结核治疗。

（2）肺胸膜广泛粘连，胸膜腔严重闭锁。如果肺部病灶较广泛，胸膜腔粘连较重，预计无法在胸腔内游离出操作空间，应避免胸腔镜下强行分离，否则将造成肺严重损伤。

（3）全身情况差，感染未得到有效的控制。如果是脓胸患者，可先行闭式引流，改善一般状况后，再考虑胸腔镜手术。

（4）肺功能差，不能耐受术中单肺通气麻醉和肺切除的患者。

17. 电视胸腔镜手术治疗胸部结核病变注意事项有哪些？

（1）不能违背结核病内科治疗的原则，术前、术后的抗结核治疗是必需的。

（2）所有的胸部结核病变的患者，大部分有不同程度的胸膜腔粘连、肺裂粘连，甚至胸腔闭锁。如果粘连较重，应放弃全胸腔镜手术，改为辅助小切口手术或常规手术。

（3）术中避免切开结核病干酪灶，病灶切缘组织要正常，用标本带取出切除的结核病灶。

（4）外科胸腔镜行结核性脓胸廓清术，术中对于肺表面病灶的清理应慎重，如果脓胸是肺表面病灶破溃入胸感染导致，清理病灶后，若漏气较重，应镜下缝合或用切割缝合器切除局部病肺；如果肺表面纤维素较厚，肺膨胀不佳，应行胸膜剥脱术，必要时附加小切口手术。

18. 电视胸腔镜手术治疗胸部结核病变常见并发症有哪些？

（1）肋间神经痛。

（2）穿刺套管损伤。

（3）出血　肺损伤出血、粘连带断裂出血、支气管动脉及肋间血管损伤等。

（4）肺漏气。

（5）其他　如胸腔内感染、伤口感染、全麻术后并发症等。

19. 纵隔镜治疗肺结核病的适应证有哪些？

（1）气管周围结核病变的切除，如纵隔淋巴结结核。对于气管周围直径在3cm以下的孤立小病变，可在纵隔镜检查的同时做病灶的切除术。

（2）纵隔淋巴结结核合并脓肿的引流或清除。

20. 纵隔镜治疗肺结核病常见并发症有哪些？

（1）创面组织出血。

（2）血管损伤出血。

（3）喉返神经损伤。

（4）纵隔胸膜损伤。

（5）气管、支气管损伤。

（6）纵隔感染。

第二节　骨、关节结核的外科治疗

1. 骨、关节结核行外科治疗的意义是什么？

我国自20世纪90年代起开始了骨、关节结核药物治疗的短程化疗研究，并获得了满意的疗效，使缩短骨、关节结核的药物治疗疗程成为可能。尽管化学治疗高效，但外科手术仍然是骨、关节结核治疗的重要手段。

2. 颈椎结核病灶清除术适应证有哪些？

颈椎结核合并较大脓肿和死骨、颈椎脱位半脱位合并脊髓压迫、截瘫，经保守治疗不满意者。

3. 颈椎结核病灶清除术术后处理有哪些？

（1）经口腔入路术后应加强口腔护理和鼻饲，静脉补液加用抗生素，气管切开插管处每日换药预防感染。局部情况好转后，可渐进无渣流食。

（2）待术后1周左右，呼吸道炎症消退，分泌物减少，呼吸道通畅，排痰和发音功能良好后拔除气管插管。拔管后不必缝合创口，局部消毒敷以无菌纱布即可。继续用枕颌带或颅骨牵引6~8周，如寰枢椎稳定，病变好转，可在颈围保护下逐渐开始下床活动。颈椎结核病灶清除术前做牵引者术后继续维持牵引。

（3）术前未做牵引者，术后如无不稳定，仅做颈托或围领即可。

4. 颈椎结核病灶清除术注意事项有哪些？

（1）骨关节结核术前必须进行抗结核药物化疗4~6周。

（2）术中应注意勿损伤由胸锁乳突肌上1/3处穿过的副神经，因其最后支配提肩胛肌。

（3）术中应避免过度向两侧剥离，不得超过寰椎侧块，以免损伤椎动脉；刮除病灶后方时应注意勿损伤脊髓。

（4）颈椎结核前外侧入路病灶清除术后，有时可出现患侧面部无汗、上眼睑下垂、眼球下陷、瞳孔缩小的霍纳（Honer）综合征，这是因为术中伤及颈椎两旁的交感神经节所致，多数于术后2~3个月自行消失。

5. 胸椎结核病灶清除术适应证有哪些？

胸椎结核合并较大脓肿和死骨，经保守治疗无效者；胸椎结核合并神经功能障碍或截瘫者；胸椎结核后凸畸形进展，脊柱不稳定者。

6. 胸椎结核病灶清除术术后处理有哪些？

（1）肋骨横突切除术患者卧床休息，按时协助翻身，预防压力性损伤，引流管3~7天拔除。

（2）经胸腔病灶清除术后注意保持闭式引流管通畅，观察引流量及排气情况。加强呼吸道护理，协助排痰，鼓励患者吹气球，帮助肺膨胀。每日拍摄胸片观察胸腔及肺部恢复情况。

7. 胸椎结核病灶清除术注意事项有哪些？

（1）肋骨横突切除术中，在剥离肋骨骨膜和拔除肋骨头时，应注意操作轻柔，避免损伤胸膜，以防气胸发生。如发生胸膜破损应立即修补；破损较大者，术毕应放置胸腔闭式引流管。

（2）该术式在显露上胸椎病灶时，注意颈8、胸1神经根不能切断，它们参与臂丛的形成，一旦损伤，会造成手内在肌的严重残疾；胸2神经根有时也参与臂丛的形成，也不能切断。该术式在显露下胸椎病灶时，应注意下胸椎神经根不得切断2根以上，以免造成腹壁肌肉神经性麻痹和腹壁疝。

8. 腰椎结核病灶清除术适应证有哪些？

腰椎结核保守治疗效果不满意者；骨病灶内有明显的骨质破坏、死骨、空洞以及较大脓肿和窦道者。

9. 脊柱结核治疗中内固定应用的适应证有哪些？

（1）未治愈型脊柱结核 脊柱病变范围大，骨质塌陷缺损较大，植骨脊柱不稳定者；后凸畸形较大，需矫正畸形；病灶清除后有加重的脊柱不稳定或有畸形加大趋势者；脊髓压迫或截瘫，脊柱不稳定者；多椎体、多阶段病变，脊柱不稳定者；一些特殊节段如颈胸段、胸腰段、腰骶段病变，脊柱不稳定者。

（2）治愈型脊柱结核 畸形较大，或畸形有进行性加重者（如儿童）；晚发截瘫需实施减压矫形者。

10. 脊柱结核治疗中内固定有哪 4 种不同方式？

（1）前路病清（减压）+ 前路内固定。

（2）后路病清（减压）+ 后路内固定。

（3）后路内固定 + 前路病清（减压）。

（4）单纯后路内固定。

11. 脊柱结核治疗中内固定前提条件是什么？

（1）规范有效的化疗。

（2）干净彻底的病灶清除。

12. 骶髂关节结核的外科治疗适应证有哪些？

骶髂关节结核保守治疗效果不满意者；骨病灶内有明显的骨质破坏、死骨、空洞以及较大脓肿和窦道者。

13. 骶髂关节结核病灶清除术的方式有哪些？

有前、后 2 种途径，通常多采用后路途径。

14. 骶髂关节结核病灶清除术注意事项是什么？

显露骨病灶行骨膜下剥离时，不可越过坐骨大切迹，以免损伤臀上动静脉。

15. 肩关节结核病灶清除术适应证有哪些？

肩关节单纯滑膜结核、骨结核、早期全关节结核非手术治疗效果不满意者；骨病灶内有明显的骨质破坏、死骨、空洞以及较大脓肿和窦道者。

16. 肩关节结核病灶清除关节融合术适应证有哪些？

肩关节晚期全关节结核者；关节破坏严重，疼痛影响正常行走，或因关节畸形、强直需进一步治疗者。

17. 肘关节结核病灶清除术适应证有哪些？

非手术治疗效果不佳的肘关节单纯滑膜结核、单纯骨结核、早期全关节结核。

18. 肘关节结核病灶清除叉状成形术适应证有哪些？

14 岁以上晚期全关节结核，关节结构破坏严重，无须做体力劳动者；14 岁以上畸形或强直于非功能位上的晚期全关节患者。

19. 肘关节结核病灶清除关节融合术适应证有哪些？

静止的肘关节全关节结核、晚期全关节结核，因关节无力不稳，又必须参加体力劳动或关节强直位置不佳者。

20. 腕关节结核病灶清除术适应证有哪些？

腕关节单纯滑膜结核、单纯骨结核、早期全关节结核。

21. 腕关节结核病灶清除关节融合术适应证有哪些？

晚期腕关节全关节结核、静止的腕关节全关节结核、关节畸形或假关节活动无力者。

22. 髋关节结核病灶清除术适应证有哪些？

髋关节单纯滑膜结核、骨结核、早期全关节结核非手术治疗效果不满意者；骨病灶内有明显的骨质破坏、死骨、空洞以及较大脓肿和窦道者。

23. 髋关节结核关节融合术适应证有哪些？

髋关节晚期全关节结核，关节破坏严重，疼痛影响正常行走，或因关节畸形、强直需进一步治疗者。

24. 膝关节结核病灶清除术适应证有哪些？

膝关节单纯滑膜结核、骨结核、早期全关节结核非手术治疗效果不满意者；骨病灶内有明显的骨质破坏、死骨、空洞以及较大脓肿和窦道者。

25. 膝关节加压融合术适应证有哪些？

膝关节晚期全关节结核，关节破坏严重，疼痛影响正常行走，或因关节畸形强直需进一步治疗者。

26. 踝关节结核病灶清除术适应证有哪些？

踝关节单纯滑膜结核、骨结核、早期全关节结核非手术治疗效果不满意者；骨病灶内有明显的骨质破坏、死骨、空洞以及较大脓肿和窦道者。

27. 踝关节加压融合术适应证有哪些？

踝关节晚期全关节结核，关节破坏严重，疼痛影响正常行走，或因关节畸形强直需进一步治疗者。

第三节　其他肺外结核的外科治疗

1. 结核性脓胸手术治疗的方式有哪些？

（1）胸膜纤维板剥离术。

（2）胸廓改形术。

（3）胸膜肺切除术。

（4）带血管蒂大网膜胸内移植术。

（5）带血管蒂肌瓣填充术。

（6）电视胸腔镜手术。

2. 结核性脓胸术后常见并发症有哪些？

（1）呼吸衰竭及心律失常。

（2）术中、术后出血。

（3）术后肺粗面漏气。

（4）残腔积液与切口不愈及顽固性窦道。

（5）复张性肺水肿。

（6）肺部感染、肺不张。

3. 胸壁结核的外科治疗手术原则是什么？

彻底清除病灶，包括受侵的肋骨、淋巴结和有病变的胸膜；切开所有的窦道，彻底刮除坏死组织、干酪样物质和结核性肉芽组织，消灭残腔；术后加压包扎，加压包扎有利于新鲜创面的紧密贴合，防止创面渗血。

4. 胸壁结核常见的术式有哪些？

（1）单纯的胸壁软组织结核病灶清除术。

（2）肋骨、胸骨切除加肌瓣填塞或局部胸廓成形术。

（3）胸壁结核病灶清除加胸膜纤维板剥脱术。

（4）胸膜外病灶清除术及壁层胸膜剥脱术。

5. 胸壁结核复发的预防措施有哪些？

（1）术前进行正规的抗结核治疗。

（2）彻底清除病灶。

（3）胸壁结核经正规全身抗结核治疗中毒症状明显减轻或消失、一般情况改善，是手术治疗的基本条件。

（4）密切观察术后加压包扎松紧度、引流是否通畅。

6. 浅表的淋巴结结核手术治疗的适应证有哪些?

（1）经正规抗结核治疗3~6个月效果不佳者。

（2）脓肿形成，经药物治疗不能控制者。

（3）脓肿形成，合并其他细菌感染者。

（4）窦道形成，经过治疗3个月迁延不愈或反复发作者。

（5）瘘口和（或）瘢痕形成，影响美观，有美容要求者。

（6）非结核分枝杆菌感染，药物治疗无效者。

（7）诊断不明，需要和肿瘤等进行鉴别诊断者。

7. 浅表的淋巴结结核手术治疗的禁忌证有哪些?

（1）患者一般情况较差，无法耐受手术和麻醉创伤。

（2）患者有严重的肝肾功能异常，或出凝血时间明显延长。

（3）没有正规的抗结核保护。

（4）和肺内结核并发，且肺内结核没有被控制。

第五章　结核病的营养支持治疗

第一节　结核病患者的营养筛查与评估

1. 对结核病患者进行营养筛查与评估的重要性是什么？

结核病属于慢性消耗性疾病，与机体营养状态关联密切，两者彼此影响，互为因果。结核病可以导致机体发生营养不良，反之，营养不良对结核病的发病、进展、治疗、预后都存在影响。因此，了解结核病患者的营养状况，掌握患者营养风险的影响因素，对结核病的诊治和预后至关重要。

2. 营养筛查的内容是什么？

营养筛查包括营养风险筛查、营养不良风险筛查及营养不良筛查3个方面的内容。

（1）营养风险筛查　欧洲临床营养与代谢协会（ESPEN）将营养风险定义为现存的或潜在的、与营养因素相关的、导致患者出现不利临床结局的风险。与营养不良风险是两个截然不同的概念。

（2）营养不良风险筛查　是识别与营养问题相关特点的过程，目的在于发现个体是否存在营养不足和营养不足的危险。

（3）营养不良筛查　通过筛查直接得出营养不良及其严重程度的判断。

3. 常用的营养筛查工具有哪些？

（1）营养风险筛查2002（nutritional risk screening 2002，NRS 2002）。

（2）微型营养评定法（mini nutritional assessment，MNA）。

（3）营养不良通用筛查工具（malnutrition universal screening tool，MUST）。

4. 营养筛查的方法有哪些？

（1）营养风险筛查　推荐采用NRS 2002筛查患者的营养风险，其适用对象为一般成年住院患者。NRS 2002总分≥3说明营养风险存在，而不是说明营养不良。营养风险的存在提示需要制订营养支持计划，但并不是实施营养支持的指征，是否需要营养支持应该进行进一步的营养评估。

（2）营养不良风险筛查　营养不良风险筛查方法首选MUST或简化版MNA。

（3）营养不良筛查　营养不良的筛查方法有多种，其中理想体重及身体质量指数（BMI）较为常用。

5. 营养筛查的适用对象、实施时机与实施人员是什么？

（1）适用对象　所有患者。

（2）实施时机　所有患者应该在入院后8小时内常规进行营养筛查。

（3）实施人员　该工作由责任护士实施。

6. 营养筛查的注意事项有哪些?

（1）方法选择　实施营养筛查时并不需要分别采用上述所有不同方法对患者进行筛查，只需要选择上述方法中的任何一种即可。我国较多使用 NRS 2002，其他国家较多使用 MUST 或营养不良筛查工具（MST）。

（2）后续处理　对营养筛查阳性的患者，应该进行营养评估，同时制订营养支持计划或者进行营养教育；对营养筛查阴性的患者，在一个治疗疗程结束后，应再次进行营养筛查。但是，对特殊患者如恶性肿瘤患者、老年患者及重症患者，即使营养筛查阴性，也应该常规进行营养评估。

7. 营养评估的量表有哪些?

结合结核病（TB）患者的营养状况及临床表现，可借鉴的常用量表主要有主观整体估（subjective global assessment，SGA）、患者主观整体评估（patient‑generated subjective global assessment，PG‑SGA）2 种。

8. 营养评估的金标准是什么?

SGA 是目前临床营养评估的"金标准"，其结果可发现营养不良，并对营养不良进行分级，包括详细的病史与身体评估的参数。

9. SGA 的评估内容中，病史主要强调哪些方面?

（1）体重改变。

（2）进食改变。

（3）现存的消化道症状。

（4）活动能力改变。

（5）患者疾病状态下的代谢需求。

10. SGA 的评估内容中，身体评估有哪些?

（1）体表脂肪组织的丢失。

（2）肌肉的消耗。

（3）水肿（踝部、骶部、腹水）。

11. PG‑SGA 评估分为几部分，内容有哪些?

PG‑SGA 由患者自我评估和医务人员评估两部分组成，具体内容包括体重、进食情况、症状、活动和身体功能、疾病与营养需求的关系、代谢需求、体格检查 7 个方面。

12. PG‑SGA 评估定性与定量评估的内容有哪些?

定性评估将患者分为营养良好、可疑或中度营养不良、重度营养不良 3 类；定量评估将患者分为 0~1 分（营养良好）、2~3 分（可疑营养不良）、4~8 分（中度营养不良）、≥9 分（重度营养不良）4 类。

13. 营养评估的适用对象、实施时机与实施人员是什么?

（1）适用对象　对营养筛查阳性（即有营养风险、营养不良风险或营养不良）的患者，应该进行二级诊断，即营养评估；对特殊患者群如全部肿瘤患者、全部危重症患者及全部老年患者（≥65 岁），无论其一级诊断（营养筛查）结果如何（即使为阴性），均应该常规进行营养评估。

（2）实施时机　营养评估应该在患者入院后 48 小时内完成。

（3）实施人员　由护士、营养师、医生实施。

14. 营养评估的注意事项有哪些?

（1）方法选择 对不同人群实施营养评估时应该选择不同的方法。SGA是营养评估的金标准，适用于一般住院患者，包括肿瘤患者及老年患者；肿瘤患者优先选择PG-SGA；65岁及以上非肿瘤老人优先选择MNA。

（2）后续处理 通过营养评估将患者分为营养良好、营养不良2类。对营养良好的患者，不需要营养干预；对营养不良的患者，应该进一步实施综合测定，或者同时实施营养干预。

第二节　结核病患者的营养治疗

1. 结核病营养治疗的目的是什么?

营养治疗的目的是辅助药物治疗，不仅可以减少药物的不良反应，改善营养状态，还可以加速病灶钙化，提高患者免疫力，促进疾病康复。

2. 结核病营养治疗原则是什么?

（1）营养治疗应遵循高能量、高蛋白、适量脂肪、丰富的维生素和矿物质的原则。

（2）供给充足热量、优质高蛋白并补充含钙的食物，促进病灶钙化。

（3）供给丰富的维生素，减少药物的不良反应，帮助机体恢复健康，促进钙的吸收。

（4）适量补充矿物质（如铁、钾、钠）和水分。

（5）注意饮食搭配，可以在改善菜肴色、香、味的同时，做到食物多样、荤素搭配，以调整膳食结构、刺激患者食欲、增加摄食量。

3. 为什么营养治疗在结核病治疗中不容忽视?

结核治疗时，休息、药物治疗与营养是不可或缺的3大部分，其中营养治疗的重要性不容忽视。营养治疗辅助药物治疗，给予高能量、优质高蛋白、丰富维生素和适量矿物质的均衡饮食可以在一定程度上减少抗结核药物的不良反应，加速结核病灶的钙化，提高机体免疫力，促进结核疾病转归。

4. 结核病患者饮食的注意事项有哪些?

（1）可多选有滋阴退虚热功能的黑鱼、鸭、银耳、甘蔗、菱角、黑木耳、海蜇皮、山药等食物。

（2）膳食应少刺激性，少用或不用辛辣食品和调味品，辛辣生痰助火的葱、韭菜、洋葱、辣椒、胡椒等食物应不吃或少吃。

（3）禁烟和烈性酒。酒精能使血管扩张，加重肺结核患者的气管刺激症状，加重咳嗽和咯血。

（4）烹调方法一般以蒸、煮、焖、炖、烩等为佳，煎、炸、烤等烹调方式应少用。

5. 营养不良五阶梯治疗法是什么?

（1）饮食＋营养教育。

（2）饮食＋口服营养补充剂（ONS）。

（3）全肠内营养（TEN）（口服或管饲）。

（4）部分肠内营养（PEN）＋周围静脉营养（PPN）。

（5）全胃肠外营养（TPN）。

6. 老年结核病患者的营养治疗原则是什么？

高热量、高蛋白、高维生素，适度控制盐的摄入，少食多餐。老年疾病状态的营养治疗应以提供基本营养物质、维持机体内环境稳定为目的。

7. 老年结核患者与普通结核病患者在蛋白质选择上有什么不同？

老年人由于肾功能降低，蛋白质的摄取必须质优、量少，以免加重肾脏负担。患者必须保证每天摄入足量的富含优质蛋白的食物，如瘦肉、禽类、乳类、蛋类等，应占总蛋白的1/2～2/3；保证每日摄入鱼虾类50～75g，畜禽肉类50～75g，蛋类50g。禽肉和鱼肉不仅脂肪含量低，而且含较多的多不饱和脂肪酸，因此宜将鱼肉、禽肉作为老年人的首选荤菜类。

8. 老年结核病患者饮食结构中蔬菜水果和薯类的重要性是什么？

蔬菜是一类低能量食物，能为人体提供大量微量营养素和有益的植物化学物质，如维生素、矿物质、膳食纤维等，有助于预防或改善一些老年易患疾病如高血压、冠心病、脑卒中等。薯类含丰富的膳食纤维，可以预防便秘。建议老年人每天吃蔬菜500g，最好深色蔬菜约占一半；水果200～400g。保证每餐有1～2种蔬菜，每天吃2～3种水果。

9. 老年结核病患者在饮食中油盐的使用注意事项有哪些？

烹调油摄入量每日不要超过25ml，老年结核患者的消化系统、肾脏、心脏等有明显的退行性变化，不宜多吃咸食，烹调用食盐每日应控制在5g，其中包括酱油、咸菜、味精等高钠食品。总的说来，饮食应清淡、易消化，以少食多餐为宜。不要偏食，做到食物多样化，荤素搭配。

10. 营养在青少年结核病治疗中的重要性是什么？

由于青少年结核病确诊患者正处于身心生长发育的重要阶段，学习任务繁重、心理压力较大，若不及时发现或治疗不当，将会影响其身心健康。结核病是一种与营养不良有关的传染性疾病，而营养不良导致的细胞免疫功能低下已成为结核病发病的一个主要原因。因此为了提高青少年肺结核的防治效果，除了要积极地采用抗结核药物杀死病原菌和消灭传染源，我们还要重视改善青少年的营养状况，提高结核的治愈率。

11. 青少年结核病营养治疗目标是什么？

提供适合青少年结核患者的均衡膳食，维持或达到理想体重，保证其正常生长发育；增加青少年患者免疫力，减少结核病的各种急、慢性并发症的发生；培养良好的膳食模式，配合合理的运动习惯，提高生活质量。

12. 青少年结核病患者补充微量元素及维生素的原则是什么？

青少年结核患者应注意多补充维生素与矿物质。每日饮食中应含有3种以上新鲜蔬菜，其中一半以上为深绿色、红色、橙色、紫色等深色蔬菜，适量提供菌藻类；每日至少吃一种新鲜水果，以保证维生素的摄入。富含钙的食物主要有奶及奶制品、虾皮、海带、芝麻酱等。富含铁的食物主要有动物肝脏、瘦肉、动物血、深色蔬菜等。当日常食物提供的营养素不能满足青少年结核患者需求时，可使用相关营养素补充制剂如钙制剂、铁制剂等，或营养素强化食物如强化面粉或大米等。

13. 儿童结核病患者应补充哪些微量元素？

（1）儿童补充维生素A可能有助于降低可溶性CD30的水平，并向防治结核病很重要的Th1型反应转变。有严重急性营养不良的儿童应在整个治疗期间按每日推荐摄入量5000IU补充维生素A，其可以作为治疗性食物的组成部分，也可以作为多种微量营养素配方的一部分。

（2）异烟肼对维生素 B_6 代谢有着不良影响，能够阻断维生素 B_6 的磷酸化并增加尿液中维生素 B_6 的清除。因此对饮食中维生素 B_6 摄入量较低的儿童，建议在接受异烟肼治疗的同时，考虑补充维生素 B_6。

14. 儿童活动性结核病合并中度营养不良的营养建议有哪些？

患有活动性结核病合并中度营养不良的儿童，在结核病治疗期间如出现持续体重下降或抗结核治疗 2 个月后 BMI 仍未恢复到正常范围内，应进行治疗依从性评价和营养评估，必要时提供营养丰富或强化营养素补充的食品。针对 5 岁以下中度急性营养不良儿童的膳食管理，应以充分摄入营养丰富的食物为基础。

15. 孕妇结核病患者如何补充微量元素？

（1）异烟肼治疗的孕妇可补充维生素 B_6，以预防并发症的发生。建议所有服用异烟肼的妊娠或哺乳期妇女每日补充维生素 B_6 25mg。应注意，复合维生素制剂中维生素 B_6 的含量往往低于这一推荐量，因此单独依靠复合维生素制剂不能满足结核病孕妇对维生素 B_6 的需要。

（2）建议将补充钙剂作为产前护理的一部分，以预防孕妇特别是具有高血压风险的孕妇发生先兆子痫。每日补充 $1.5 \sim 2.0$g 钙可有效降低妊娠期高血压、子痫前期和早产的发生风险。

（3）在贫血高发地区，无论孕妇体内铁营养状况如何，都应向患结核病的孕妇提供营养护理和支持，注意在妊娠期间补充叶酸。在结核病和（或）艾滋病流行率高的地区，建议孕妇补充多种微量营养素补充剂，而不是仅提供铁和叶酸。但要注意的是，结核孕妇合并中度营养不良时如果正在接受强化补充食品，应考虑到该食品中微量营养素的含量，避免微量营养素的过度补充。

16. 结核病合并糖尿病的营养治疗原则是什么？

结核合并糖尿病患者的营养治疗原则是在合理控制总能量的前提下适当增加营养，调整蛋白质、脂肪、糖类三大营养素的供能比例，做到营养均衡；既要满足结核的营养需要，又要将血糖控制在理想的水平。其中增加优质蛋白的摄入，需要贯穿结核的整个治疗过程。

17. 结核病合并糖尿病的饮食的注意事项是什么？

（1）结核合并糖尿病患者血糖不易控制，高糖分水果应少吃。用甜味剂制成的糕点、元宵、月饼等因含脂肪较高，也应少用。微量元素铬是构成人体糖耐量因子的重要组成成分，在人体糖代谢中起启动胰岛素的作用等，因此结核合并糖尿病患者可以注意食用含铬的食物，如海产品、肉类、谷物、豆类、黑木耳等。

（2）无鳞青皮鱼如金枪鱼、鲐鲅鱼、马条鱼、竹荚鱼、青占鱼等组胺含量高，抗结核药物异烟肼是单胺氧化酶抑制剂，若两者同食，组胺氧化不足会导致组胺蓄积，从而引起头痛、头晕、恶心呕吐、皮肤潮红、荨麻疹样皮疹、腹痛腹泻、呼吸困难、高血压危象、脑出血等症状，应避免同时服用。

18. 结核合并高尿酸血症患者的营养治疗原则是什么？

结核合并高尿酸血症患者应在保持适宜体重的前提下，给予高能量、优质高蛋白、适量脂肪及丰富的维生素和矿物质。补充含钙的食物，促进钙化；避免高嘌呤食物，减少尿酸形成；饮食多选用以素食为主的碱性食物，供给丰富的维生素，减少抗结核药物的不良反应的同时促进尿酸排出；保证充足的液体摄入，大量饮水，促进尿酸排泄；避免饮酒及乙醇饮料等。

19. 结核合并肝损害患者的营养治疗原则是什么？

在治疗结核合并肝损伤时，首先要满足患者的营养需求，兼顾保护肝脏，再根据患者的身高、体重、活动量、饮食史、肝功能情况及应激状况进行调整。

（1）对于急性肝衰竭的患者，要确保充足的能量摄入和蛋白质最佳合成速率，急性肝衰竭患者多伴发严重低血糖，建议予以葡萄糖 1.5 ~ 2.0g/（kg·d），理想的血糖范围为 150 ~ 180mg/dL。

（2）对于慢性肝病患者来说，非营养不良的代偿性肝硬化患者一般推荐能量摄入在 25 ~ 40kcal/（kg·d），蛋白质摄入量为 1.2g/（kg·d），伴有营养不良或肌少症的代偿期患者蛋白质摄入量可增至 1.5g/（kg·d）。

（3）对于失代偿期肝硬化患者，推荐每天摄入能量 35 ~ 40kcal/（kg·d），蛋白质摄入量为 1.5g/（kg·d）。

（4）失代偿期肝硬化患者合并肝性脑病时，建议予以足量蛋白质。

（5）晚期肝硬化患者应长期口服支链氨基酸补充剂 0.25g/（kg·d），以降低死亡率、提高生存质量。

20. 结核合并 HIV 患者的营养治疗原则是什么？

（1）对于无症状期患者，建议每天给予 30 ~ 40kcal/kg 能量，其中蛋白质占总能量的 15% ~ 20%（1.2 ~ 1.8g/kg），脂肪占总能量的 20% ~ 30%，控制饱和脂肪酸、胆固醇和 n-6 多不饱和脂肪酸的摄入，避免反式脂肪酸摄入。

（2）对于 HIV 感染者，建议能量摄入增加到每天 35 ~ 50kcal/kg，蛋白质摄入增加至 20%（1.5 ~ 2.0g/kg），脂肪占总能量的 20% ~ 40%，必要时增加中链脂肪酸。

（3）对于腹泻患者，可在短期内予以谷氨酰胺，维持肠道黏膜的完整性。

21. 肠结核患者的营养治疗原则是什么？

（1）能量以维持理想体重为原则，当消化功能不好时可适当降低能量供给，一般以每日 30kcal/kg 供给，以满足患者的生理需要及疾病消耗。

（2）肠结核患者主要是增加蛋白质的供给量，应占总能量的 20%，其中优质蛋白应占 1/2 ~ 2/3，优质的高蛋白饮食有利于结核病灶恢复。

（3）尽量少用含膳食纤维较多的食物，如粗粮、叶菜类、坚果等，避免刺激肠道蠕动。

（4）脂肪含量不宜过多。为防止脂肪泻，脂肪每天不应超过 40g，腹泻患者可给予中链脂肪酸代替。

（5）少吃或不吃容易引起肠胀气的食物，如豆浆或含糖饮料等，以免加重肠道负担。

（6）食物制备应细、软、烂，易于消化，可选用精细米面制作的粥、烂糊面饭等，切碎煮烂的肉糜类及去皮煮软无渣的瓜果类。每次进食数量不宜太多，少食多餐。

（7）此类饮食在制作过程中易导致维生素丢失过多，再加上患者肠道吸收功能障碍，应注意维生素、矿物质及微量元素的补充，必要时可使用制剂补充。

第六章　结核病的中医治疗

第一节　中医对结核病的认识

1. 肺结核在中医上叫什么疾病？

中医称肺结核为肺痨，是指由正气虚弱、痨虫侵蚀肺脏所致的以咳嗽、咯血、潮热、盗汗及身体逐渐消瘦等为主要特征的具有传染性的慢性消耗性病症。本病发病多慢，初起病情轻，逐渐加重；亦有急性发病，迅速恶化者。

2. 唐代孙思邈对肺痨的主要观点是什么？

唐代孙思邈在《备急千金要方·九虫》提出"痨热生虫在肺"。"肺虫"之说的提出，在肺痨病因的认识上是一个很大的进步，同时将其列入肺脏病篇，明确了本病的病位在肺。

3. 中医认为肺痨的病理演变过程是什么？

一般初起时肺体受损，阴分先伤，则阴虚肺燥；继则阴虚生内热，而致阴虚火旺；或阴伤气耗，阴虚不能化气，而致气阴两虚，甚则阴损及阳，则阴阳两虚。

4. 肺痨的致病因素是什么？

肺痨的致病因素主要有两个方面，一为感染痨虫，一为正气虚弱。正气虚弱是本病发病的关键，因直接接触本病患者，痨虫侵入人体而成病。古人所称的"痨虫"即西医学所说的结核杆菌。

5. 痨虫致病有哪些特点？

（1）具有传染性，如问病、吊丧、看护等，亲属与患者朝夕相处，都是导致感染的条件，可因直接接触传染致病。

（2）病程较长，渐耗肺阴，"发病后积年累月，渐就顿滞，以至于死"。

6. 导致正气虚弱感染肺痨的原因有哪些？

（1）禀赋不足　先天素质不强，小儿发育未充，痨虫入侵致病。

（2）酒色过度　饮酒入房，重伤脾肾，耗损精血，正虚受损，痨虫入侵。

（3）忧思劳倦　情志不遂，忧思伤脾，劳倦过度，脾虚肺弱，痨虫入侵。

（4）病后失调　如大病或久病（如麻疹、哮喘等病）后失于调治、外感咳嗽经久不愈、胎产之后失于调养等，正虚受病。

（5）生活贫困　贫贱窘迫，营养不良，体虚不能抗邪，痨虫入侵。

7. 肺痨的主要症状及特点有哪些？

肺痨的主要症状有咳嗽、咯血、潮热、盗汗、胸痛、消瘦等。

（1）咳嗽　阴虚者，干咳痰少，咳声轻微短促；气虚者，咳而气短声低，痰清稀。

（2）咯血　多为痰中带血，少数为血痰，亦有大量咯血者。

（3）潮热　多为低热，有时只觉手心灼热。

（4）盗汗　虚热蒸逼，津液外泄而致盗汗。

（5）胸痛　常有胸部不适或隐痛，其多为肺阴不足，痰瘀阻滞，络脉失和之故。

（6）消瘦　逐步发展，一般为四肢先行瘦削，渐见颈部纤细，两颧高突，肋骨暴露，精神萎靡。

第二节　结核病的中医预防

1. 如何做好未病先防，已病防变，早发现，及时治疗？

对结核病易感人群，可进行普查，一经发现要及时治疗，以防延误病情。已病的患者，不但要劝其耐心接受药物治疗，还须重视摄生，戒酒色、节起居，并适当采用饮食疗法、体育疗法等，以便早日康复，并预防病变的复发。

2. 肺痨患者如何针对不同主症采取相应措施？

（1）对咯血量多者，应嘱患者安静休息，消除紧张情绪，密切观察病情变化，警惕瘀血阻塞气道和气随血脱的危证发生。

（2）潮热严重者，除卧床休息外，可多饮水，多吃水果，注意病室通风。

（3）咳嗽较重者，应避免活动，保持病室通风流畅和一定湿度，避免尘埃飞扬刺激咳嗽。必要时可开水送服川贝粉3g以止咳。

（4）盗汗多者，宜静少动，注意室内通风，盖被勿太厚。衣被浸湿后应及时更换并用盐水擦身。

（5）胸痛者，应取卧位，减少活动。

3. 肺痨患者辨证起居措施有哪些？

（1）肺阴亏损者，可用加湿器适当增加病室湿度。痰多难咳时，可协助翻身拍背，必要时雾化吸入以稀释痰液。

（2）阴虚火旺者，病室宜安静凉爽，盗汗时用干毛巾及时擦干，保持皮肤清洁。

（3）气阴耗伤者，注意保暖；防外感，汗后避风。

（4）阴阳两虚者，绝对卧床休息，注意保暖，及时发现咯血先兆，保持大便通畅，远房事。

4. 肺痨患者如何辨证施膳？

（1）肺阴亏损者，以滋阴润肺之品为宜，如百合、秋白梨、鲜藕、银耳、川贝等；干咳频繁者，可用梨炖白蜜或雪梨膏以润肺止咳。

（2）阴虚火旺者，以滋阴润肺降火之品为宜，如甲鱼、百合、鸭肉、海蜇、菠菜、生梨、绿豆粥、鲜萝卜汁、罗汉果等。

（3）气阴耗伤者，饮食以补养气阴、益肺健脾为主，如山药、薏苡仁、黄芪、白扁豆、莲子、桂圆、红枣等。

（4）阴阳两虚者，饮食宜滋阴温阳，补益精血，如阿胶、牛奶、黄芪、胡桃肉、海参等。

5. 肺痨除痰浊药膳选什么？

白果炖鸡。可益脾肺，除痰浊。原料：乌骨雌鸡1只，白果仁15g，莲肉15g，江米15g，胡椒3g。制法：将白果仁、莲肉、江米、胡椒末放入洗净的乌鸡腹中，用小火煮至鸡烂熟。

6. 咯血患者饮食宜忌有哪些?

咯血期间饭食忌过热,可服凉藕汁,或用鹿衔草 30g,猪肺 1 只,炖汤服;或以大蒜粥加白及粉 3g 以止血。病情稳定后可选牛奶、鸡蛋、鱼、豆类以补气血。

7. 肺痨康复食疗方如何选择?

(1)百合粥 鲜百合 30 ~ 50g,粳米 50g,煮熟即可,食用时放入冰糖适量调匀,可晨起作早餐食之。适用于肺阴不足者。

(2)珠玉二宝粥 先将生山药 60g、生薏苡仁 60g 捣成粗渣,煮至烂熟,再将柿霜饼 24g 切碎,调入融化,随意食之。适用于气虚不复者。

(3)桃仁粥 桃仁(去皮、实)100g,取汁和粳米同煮粥食。适用于瘀血残留者。

8. 肺痨患者如何选择气功疗法?

作正卧位内养功。通过平卧、放松、入静、意守、调息等,可调整脏腑,平衡阴阳,对改善患者的症状、提高机体抗病能力等有一定的积极作用。

第三节 结核病的中医治疗

1. 肺痨的中医治疗原则是什么?

本病由正气亏损,痨虫入侵,肺阴耗伤所致,故治疗遵循"一则杀其虫,以绝其根本;一则补其虚,以复其真元"两大原则。杀虫是针对病因的治疗,另补其虚以复其真元,提高抗病能力。但补虚培元还要根据受损脏器的不同及病性的差异而恰当辨证治疗。

2. 肺痨的辨证要点是什么?

肺痨主要根据咳嗽特点、痰液情况及伴随症状进行辨证,分为肺阴亏损证、阴虚火旺证、气阴两虚证、阴阳两虚证、瘀血痹阻证。

3. 肺痨肺阴亏损证的症状有哪些?

主要表现为干咳,痰少黏白,或带血丝,咳声短促,胸部隐痛,手足心热,口干咽燥。舌质红,苔薄,脉细数。

4. 肺痨阴虚火旺证的症状有哪些?

主要表现为咳呛气急,咯血,痰少黏白或黄,口干咽燥,午后颧红,潮热,骨蒸,盗汗。舌红或绛,苔薄黄或剥,脉弦细数。

5. 肺痨气阴两虚证的症状有哪些?

主要表现为咳嗽无力,气短声低,咯痰清稀,偶有咯血,神疲乏力,自汗盗汗,或食少腹胀便溏。舌质红嫩,苔薄,脉弱而数。

6. 肺痨阴阳两虚证的症状有哪些?

主要表现为咳逆喘息,痰呈泡沫状或夹血,形寒自汗,声嘶音哑,形体消瘦,或有浮肿、腹泻等症。舌质淡而少津,苔光剥,脉微数或虚数无力。

7. 肺痨瘀血痹阻证的症状有哪些?

主要表现为咳嗽咯血不止,血色暗而有块,胸痛如刺,午后或夜间发热,肌肤甲错,面色黧黑,身体消瘦。舌质黯或有瘀斑,脉涩。

8. 肺痨不同证型的治法是什么?

(1)肺阴亏损证 滋阴润肺,杀虫止咳。

(2)阴虚火旺证 滋阴降火,补肺益肾。

（3）气阴两虚证　益气养阴，润肺止咳。

（4）阴阳两虚证　滋阴补阳，培元固本。

（5）瘀血痹阻证　活血祛瘀生新。

9. 肺痨患者如何辨证施药？

（1）肺阴亏损者，中药汤剂宜饭后少量多次含咽。干咳较重、咽痒时，可遵医嘱予止咳药，或用桔梗6g煎水频频含咽，以利咽宣肺。

（2）阴虚火旺者，服药见效后，需持续服1~2个月以巩固疗效。

（3）阴阳两虚者，汤剂宜热服，可遵医嘱适当服用紫河车、虫草、灵芝、蛤蚧等，服药期间忌生冷之品。

10. 月华丸加减常用于哪种证型，主要药物及作用是什么？

常用于肺阴亏损证，主要药物有生地黄、熟地黄、天冬、麦冬、沙参、百部、獭肝、川贝母、三七、白及、茯苓、山药。方中以生地、熟地、天冬、麦冬、沙参滋阴清热润肺，百部、獭肝、贝母杀虫润肺止咳，三七、白及止血，茯苓、山药资脾胃化源，生津保肺。全方标本同治，共奏滋阴润肺、杀虫清热、镇咳、止血之功。

11. 百合固金汤加减常用于哪种证型，主要药物及作用是什么？

常用于阴虚火旺证，主要药物有生地黄、熟地黄、麦冬、百合、玄参、龟甲、鳖甲、知母、胡黄连、银柴胡、白及、三七。方中以二地为君，重在滋补肾水，亦能润泽肺阴，生地兼能凉血止血，且滋阴以降火；配百合润肺止咳，麦冬滋肺清热，玄参滋补肺肾之阴，又凉血而降虚火，龟甲、鳖甲、知母养阴清热，胡黄连、银柴胡清热除蒸，白及、三七活血止血。全方合力，使肺肾得滋，阴血得养，虚火降，咳痰止，而诸症自愈。

12. 保真汤加减常用于哪种证型，主要药物及作用是什么？

常用于气阴两虚证，主要药物有人参、白术、茯苓、生甘草、炙黄芪、五味子、生地黄、熟地黄、天门冬、麦门冬、生白芍、地骨皮、莲子心、百部、白及、当归。方中人参、白术、茯苓、五味子、生甘草、炙黄芪补益肺脾之气，生地、熟地、天冬、麦冬养阴润肺，白芍、当归滋阴养血，莲子心清心除烦，地骨皮退虚热，百部、白及补肺杀虫。

13. 补天大造丸加减常用于哪种证型，主要药物及作用是什么？

常用于阴阳两虚证，主要药物有人参、黄芪、白术、山药、茯苓、当归、白芍药、熟地黄、枸杞子、紫河车、龟甲、鹿角、远志、酸枣仁。方中人参、黄芪、白术、山药、茯苓补脾肺之气，当归、白芍、熟地、枸杞子培育阴精，紫河车、龟甲、鹿角阴阳并补，厚味填精，远志、酸枣仁宁心安神。

14. 大黄䗪虫丸加减常用于哪种证型，主要药物及作用是什么？

常用于瘀血痹阻证，主要药物有大黄、䗪虫、桃仁、丹参、生地黄、白芍药、杏仁、黄芩、百部、生甘草。方中大黄、䗪虫攻下瘀血，以通其血脉，大黄并能凉血泄热，共为君药；桃仁、丹参助君药活血祛瘀，通络行血为臣；生地黄、白芍药滋阴养血，杏仁开宣肺气，通利气机，黄芩配大黄、生地清瘀热，百部止咳杀虫共为佐药；甘草和中补虚，使祛瘀而不伤气，并调和药性为使药。

15. 大黄䗪虫丸加减如何增减药物？

咯血不止，色黯有块者，加三七、郁金、花蕊石化瘀止血；午后低热，盗汗者，加秦皮、地骨皮、银柴胡退虚热；胸痛明显者，加丝瓜络、郁金、延胡索理气止痛；口燥咽干者，加沙参、麦冬养阴润燥。

16. 肺痨患者中药服药宜忌是怎样的?

（1）中药汤剂宜早、晚空腹温服，忌苦寒伤胃。

（2）服药期间可用生梨、荸荠等润肺之品，以助药效，禁食辛辣、炙煿之品。

（3）观察药后反应，监测肝肾功能。

（4）咳剧，可予川贝粉 1.5~3g，开水调服。

（5）痰中带血，可用鲜藕汁送服三七、白及粉以止血。

17. 肺痨患者针灸治疗如何选穴?

选太渊、肺俞、膏肓、足三里、三阴交、太溪等为主穴。肺阴亏损配照海；阴虚火旺配合谷、行间；气阴两虚配脾俞、胃俞、气海；潮热配尺泽、鱼际；盗汗配阴郄；咯血配孔最；遗精配志室；经闭配血海。毫针刺，用补法。

18. 肺痨盗汗患者如何进行中药穴位贴敷?

肺痨患者汗出较多时，可用五倍子粉醋调，制成硬币大小的药饼，每晚睡前 30 分钟贴敷神阙穴，24 小时 1 次；或用龙骨牡蛎粉外擦皮肤。

19. 肺痨消瘦患者如何进行中药穴位贴敷?

取肺俞、三阴交、脾俞、大椎，或足三里、肾俞、肝俞、百劳，或膏肓、结核、内关、心俞，3 组穴位交替使用。中药贴敷（白芥子 40%，甘遂、百部、白及、没药、地榆、麦冬各 10%，姜汁调和），每次贴敷 1 小时，10 天贴 1 次，以提高抵抗力，可辅助抗结核治疗，增效减毒。

20. 肺痨消瘦患者如何进行艾灸治疗?

取百劳、肺俞、膏肓、气海、身柱，与中府、膻中、关元、足三里、结核穴，两组穴位交替，行温和灸，每次 30 分钟。或行隔蒜灸（取独头紫皮大蒜），每穴灸 3~5 壮，每壮含艾绒约 250mg，均每周灸 3~5 次，共治疗 3 个月，以提高抵抗力。

21. 肺痨盗汗患者足部按摩的方法是什么?

先按摩双足肾、输尿管、膀胱、头部、颈椎、甲状腺、甲状旁腺及上下身淋巴结反射区，重点按摩太阳神经丛、心、肺、脾、胃、肝反射区，力度以患者能耐受为宜，每足按摩约 15 分钟。然后取复溜穴、太溪穴施以补法按揉，每日或隔日按摩 1 次。

22. 肺结核咳嗽咳痰实施拔罐如何选穴?

取肺俞、天突、膻中、中府等穴。风寒袭肺者，加风门、大杼；风热犯肺者，加大椎；痰湿蕴肺者，加脾俞、丰隆；肺阴亏耗者，加照海、太溪。先闪罐，再留罐 5~10 分钟，每日 1 次。

23. 肺结核咳嗽咳痰实施穴位按摩如何选穴?

先按揉肩颈部和背部，再顺时针方向指揉肺俞、风门、大杼、天突、膻中、中府、脾俞、丰隆等穴，再指揉胸部，每日 1 次，每次半小时。咳喘重者加定喘穴。

24. 肺痨患者如何选用推拿疗法?

取手太阴肺经的尺泽、列缺、太渊等穴，用按、掐、揉等方法，可达到调理肺气、疏通经络、清热和中、止咳化痰的作用。

第七章　结核病的心理治疗

第一节　结核病患者的心理评估

1. 结核病患者的心理行为反应有哪些？

（1）疑虑、恐惧　患者对自身病情有一定了解，但由于缺乏治疗信心，会对自己劳动能力可能丧失产生疑虑、恐惧心理。

（2）抑郁、焦虑　结核病疗程长，经济困难的患者容易产生焦虑不安的心理。服药导致的患者消化系统、肝肾功能受损等不良反应，会影响患者饮食及睡眠，让患者饱受身心双重折磨，承受能力下降，容易产生抑郁心理。

（3）自卑　患者自卑与常人有别，常担心将疾病传染给他人，同时也担心其他人因为疾病而冷落、歧视和疏远自己，进而产生自卑心理，在未婚青年、老年人中此种表现更为明显。

（4）易激惹　患者因疾病久治不愈，反复住院，加之疾病本身所带来的痛苦，容易被激惹，对护理人员及医生均有抱怨情绪，各种小事均可引发矛盾。

（5）退行与依赖　有些患者会以原始、幼稚的方法来应对当前的疾病，以降低自己的焦虑，表现为对周围的事或他人有过多的依赖。

2. 什么是心理评估？

心理评估是依据心理学理论，排除精神疾病和严重精神异常人群，遵循心理评估的原理，融合心理学、医学、护理学、社会学等综合知识与技能，对有心理问题或心理障碍的临床患者做出心理特征的判断和鉴别。

3. 心理评估的内容包括哪些？

心理评估是一个多维度的过程，旨在了解个体的心理状态、功能和问题，包括以下几个关键方面。

（1）认知评估　评估个人的注意力、记忆力、思维能力和语言表达能力。

（2）情绪评估　评估个人的情感状态、情绪表达和调节能力。

（3）个性评估　评估个人的性格特点、价值观、生活态度和行为模式。

（4）家庭评估　评估个人的家庭环境、关系和互动方式。

（5）社会功能评估　评估个人在社会生活中的适应能力和社交技能。

（6）身体健康状况评估　评估个人的身体健康状况和生理需求。

4. 心理评估的作用是什么？

（1）筛选干预对象　医护人员通过观察、访谈、测评等定性或定量的方法，对患者心理状态实施综合性评估，根据评估结果进一步制定干预方案。将患者的心理反应按轻度、中度、重度划分临床心理干预等级，可采取有针对性的干预措施，避免盲目性。

（2）提供干预依据　临床心理评估不仅要把握患者心理反应的强度，还要分析患者心理反应的影响因素。因为同样的表现形式，其影响因素不尽相同。例如焦虑、抑郁、恐惧、愤怒等负性情绪，可能受到疾病认知、就医环境、社会支持、人格特征等不同因素影响。只有确定患者发生的心理反应的主要原因，才能有的放矢地制定干预对策，有效降低患者负性情绪反应强度。

5. 常见的心理评估的方法有哪些？

常见的心理评估方法有访谈法、观察法，还可以采用心理卫生评定量表采集患者全方位的心理信息。

6. 焦虑自评量表的使用方法是什么？

焦虑自评量表共有 20 个项目，由评定对象自行填写，测量最近一周内的症状水平，评分不受年龄、性别、经济状况等因素的影响。

（1）项目评定等级标准　①没有或很少时间；②小部分时间；③相当多时间；④绝大部分或全部时间。

（2）评判标准　焦虑评定的分界值为 50 分，分数越高，焦虑倾向越明显。49 分以下为正常；50~59 分为轻度焦虑；60~69 分为中度焦虑；69 分以上为重度焦虑。

7. 抑郁自评量表的使用方法是什么？

抑郁自评量表共有 20 个反映抑郁主观感受的项目，特别适用于发现成年抑郁症患者，评定的时间范围为过去一周内，每个项目按症状出现的频度分为 4 级评分。

（1）项目评定等级标准　①没有或很少时间；②少部分时间；③相当多时间；④绝大部分时间或全部时间。

（2）评判标准　标准分的分界值为 53 分，53~62 分为轻度抑郁；63~72 分为中度抑郁；72 分以上为重度抑郁。

8. 汉密尔顿焦虑量表使用方法是什么？

临床常将本量表作为焦虑症的诊断及程度划分的依据。本量表包括 14 个项目，评定的时间范围为过去一周内。

（1）项目评定等级标准　所有项目采用 0~4 分的 5 级评分法，各级的标准为：0 分 - 无症状；1 分 - 症状轻；2 分 - 中等；3 分 - 症状重；4 分 - 症状极重。

（2）评判标准　总分 >29 分可能为严重焦虑；>21 分肯定有明显焦虑；>14 分肯定有焦虑；≥7 分可能有焦虑；<7 分没有焦虑症状。

9. 华西心晴指数问卷的使用方法是什么？

该量表共有 11 个条目，评估时间分为 2 次，第一次为患者入院 24 小时内，主要评估其近一个月内的心理问题；第二次评估时间为患者入院后一周，主要评估其入院一周内的心理问题；如住院期间患者心理发生变化应及时评估。

（1）项目评定等级标准　0 分为完全没有；1 分为偶尔；2 分为一部分时间；3 分为大部分时间；4 分为全部时间。

（2）评判标准　总分 ≤8 分表示无不良情绪；9~12 分表示有轻度不良情绪；13~16 分表示有中度不良情绪；17 分及以上和（或）第 9 项 ≥2 分表示有重度不良情绪。

第二节　结核病患者的心理干预与治疗策略

1. 个体化心理干预措施包括哪些?

（1）肌肉松弛联合音乐疗法训练。

（2）正念疗法。

（3）团体心理治疗。

（4）积极心理暗示。

2. 肌肉松弛联合音乐疗法训练的具体方法是什么?

（1）渐进性肌肉放松训练　患者先学着体会紧张和放松的感觉，吸气时逐渐握紧拳头所体会到的感觉为紧张感，呼气时拳头缓缓放松的感觉则为放松感，以上动作分别持续约 5 秒。从上往下，从头到足，依次放松全身肌肉，整个过程动作均需要与呼吸密切配合。

（2）音乐疗法　根据患者性别、年龄、兴趣爱好等选择自己喜爱的或特定阶段的音乐，来开启患者或记忆或激情的生活片段，激起患者对新生活的向往。可选择每日早晨和夜间入睡前播放音乐，听力欠佳的患者可戴上耳机，每次持续时间约 15 ~ 30 分钟，音量的大小以患者感觉最佳为宜。

3. 正念疗法的具体方法是什么?

早晨醒来，慢慢地睁开眼睛，不要着急起床，背部平躺，双臂放松，平放在身体两侧，双脚张开，向外舒展，轻轻地微笑。慢慢地吸气、呼气，放松全身每一寸肌肉。同时，专注于自己的呼吸，感觉腹部和胸部的每一个动作，感受每一次的吸气和呼气。每日可练习 5 ~ 15 分钟，然后回到平常的呼吸状态。

4. 团体心理治疗怎么组织?

由两名接受过团体心理工作培训的且具有心理咨询师或心理治疗师资格证的医务人员主持，一名为组长，一名为副组长，副组长辅助组长工作。组员由 10 ~ 12 名患者组成，在做好感控措施的前提下，根据患者的需求开展减压团体、支持性团体等不同性质的团体心理工作。

5. 积极心理暗示的具体方法是什么?

（1）语言暗示　采用通俗易懂的语言向患者讲解结核病相关知识，并说明心理状态对疾病的影响。告知患者遵医嘱用药的重要性，使其自愿配合医务人员进行用药管理。

（2）环境暗示　为患者提供舒适、安静的病房环境，保持适宜温度、湿度，定期消毒，必要时可留家属陪伴，增加患者安全感。

（3）行为暗示　护理人员保持良好仪容，护理操作熟练规范，以提高患者安全感。与患者交流时保持微笑，语气、语调柔和，及时解答患者的疑问，避免敏感患者对自身疾病有过多猜疑。

（4）榜样暗示　组建护患交流群，定期在群内推送关于结核病患者积极心理、良好自我管理相关内容的案例。如邀请情绪乐观、恢复良好，且具有较强语言表达能力的患者在群内分享自身经验，利用榜样效应激发患者潜能。

6. 结核病患者的心理治疗主要包括哪些?

结核病患者的心理治疗主要包括心理健康教育、处理对疾病及并发症的多种心理反应

（如焦虑、抑郁、绝望等）、处理对治疗措施（如隔离措施、药物不良反应）的心理反应、处理精神障碍和提高身体免疫力。

7. 常用于结核病的心理治疗技术包括哪些？

常用于结核病的心理治疗技术包括支持性心理治疗、认知行为治疗和危机干预技术。

8. 什么是支持性心理治疗？

支持性心理治疗是广泛运用的基础性的心理治疗模式，其特点是治疗者利用与患者之间建立的良好关系，积极地应用权威、知识与关心等为患者提供支持与协助，善于利用患者潜在资源与能力帮助其以较有效的方式去处理所面临的挫折与困难，渡过危机，避免精神崩溃。

9. 针对结核病患者采取支持性心理治疗常用的方法有哪些？

（1）倾听　以共情的方式听取患者诉说。

（2）支持与鼓励　适度支持，给予其需要的帮助。

（3）说明与指导　为患者提供所需的知识和正确的信息，纠正错误的想法。

（4）培养信心与希望　治疗者需要为患者植入希望，指出其优点、长处以及具备的各种资源，为其提供充分的积极信息。

（5）调整对患病等一系列应激事件的看法　协助患者对疾病及并发症、隔离措施、长程治疗、药物不良反应、他人的歧视等一系列应激或挫折进行重新评估，用适应性的观念代替消极的思维，减轻对挫折的反应。

（6）控制与训练　帮助患者加强自我控制，选择健康的适应方式，增强自我管理能力。

（7）善于利用资源　帮助患者去发现、发掘和增强自身和外在环境中的资源，并加以充分利用。

（8）改变环境　治疗者可以适当扩大自己的工作范围，为患者提供实际的帮助。

（9）鼓励功能性的适应　帮助患者顺利度过患病后的心理震荡期，减轻对药物治疗的忧虑，处理好与家人的关系，适应患病后工作、学习、生活、人际交往的改变，坚持全程治疗，并最终顺利回归社会。

10. 什么是认知行为治疗？

认知行为治疗是认知治疗与行为治疗的结合，通过改变不合理的想法或信念、纠正适应不良的行为、塑造适应性行为，以达到消除不良情绪和行为、形成适应性行为的短程心理治疗方法。

11. 认知行为治疗的两个核心原则是什么？

（1）我们的认知对情绪和行为具有控制性的影响。

（2）我们的行为能够强烈地影响思维模式和情绪。

12. 认知治疗的基本技术是什么？

（1）识别负性自动化思维。

（2）检验负性自动化思维。

（3）识别功能失调性假设。

（4）矫正功能失调性假设。

13. 什么是行为治疗？

行为治疗是以经典条件反射、操作性条件反射及社会学习理论为指导，按一定的治疗程序来获得、消除或纠正行为的一种心理治疗方法。

14. 行为治疗常用的治疗技术包括哪些？

逐级暴露、建立应对技能、放松训练和想象练习等。

15. 开展行为治疗时，治疗者帮助结核病患者解决问题的基本步骤有哪些？

（1）设定目标　把问题界定清楚，想出尽可能多的解答，挑选最好的解答，设定明确的目标，把大目标分成子目标。

（2）认清阻碍　包括认清心理阻碍和客观阻碍、处理阻碍（如与他人沟通、纠正自己不合理的观念、增强自信心、避免完美主义）。

（3）制订行动计划　给成功下一个切合实际的定义，设定切合实际的子目标。

（4）付诸行动　自我激励与自我强化，获得他人的支持。

16. 什么是危机干预？

危机干预是综合运用多种心理治疗方法，对处于困境或遭受挫折的人予以关怀和帮助的短程心理援助，可帮助处于危机状态中的个体平稳渡过危机状态。此外，危机干预还特指帮助企图自杀者打消自杀念头，重新振作起来面对生活。

17. 危机干预的基本步骤是什么？

（1）确定问题　评估危险性，切实了解和体会患者所遇到的危机情况。

（2）保证安全　保证安全贯穿危机干预的整个过程。

（3）提供新的应对方式（包括积极的、建设性的思维方式）　与患者讨论可以变通的应对方式，并且寻找更多的可利用资源，这一点非常重要。

（4）制订计划　把讨论的内容变成可行性计划，最好形成短期的（3～5天）积极行动计划。

（5）得到承诺　在结束一次危机干预前，治疗者应从患者那里得到诚实、适当的承诺，内容包括患者愿意去实施前面所讨论的相关计划，以及在寻求帮助的过程中不做伤害自己的事。

18. 结核病患者出现焦虑、恐惧的心理治疗要点是什么？

（1）进行心理健康教育，对这些情绪症状"正常化"，即这些焦虑和恐惧是人们面临压力或危险时积极应对的准备状态，在一定程度上有利于个体对现实做出反应。

（2）提供关于结核病治疗和预防的正确知识，减少不必要的忧虑。

（3）告知整个治疗方案和目前治疗中的关键点，多讲成功案例，强调患者的积极配合对治疗成功的重要性，帮助其树立对治疗的信心。

（4）可配合进行放松训练，做自我安抚的想象练习，如安全地、内心花园等。

19. 结核病患者出现抑郁的心理治疗要点是什么？

（1）表达对患者的理解和支持。

（2）辨别其不合理的想法（负性自动化思维和功能失调性假设），对其进行逻辑上的辩驳。

（3）建议其根据自己的身体条件从事某些过去感兴趣的事情或一些积极的行动，使其获得正性的体验和积极的反馈。

（4）挖掘、扩展、强化其资源，并与资源建立起连接。

20. 结核病患者出现愤怒、易激惹的心理治疗要点是什么？

（1）理解并接纳患者过激的情绪反应，不必纠缠于具体的问题，而是去关注、理解掩盖在愤怒背后的挫折感、无助感。

（2）对与挫折感、无助感有密切关系的不合理认知（想法或信念）进行认知纠正。

（3）引导患者进行放松练习，以降低生理反应。

（4）找到释放怒气的策略（如说出来、写下来、体育锻炼、摔打软垫或枕头）；学会控制愤怒的方法。

21. 结核病患者出现淡漠、忽视或否认疾病的心理治疗要点是什么？

（1）对于缺乏医疗常识者，予以充分的健康教育。

（2）对于担心社会压力者，表达对他们的支持和关心，并帮助其获得亲友及其他社会关系的理解和支持。

（3）对于无法面对内心冲突者，帮助其处理内心冲突，通过学习认知调整、情绪控制、积极行动、解决问题等增强应对能力。

22. 结核病患者出现退行与依赖的心理治疗要点是什么？

（1）在疾病缓解期和康复期，鼓励患者增加生活自理活动，并给予患者积极的反馈。

（2）与其一起去面对、讨论、处理现实生活中的困难，帮助其顺利完成逐渐淡去患者角色的心理历程，逐步增强其病前的社会角色和家庭角色。这个过程应该是逐步进行的。

（高建楠　矫晓克　荣宁宁　刘亚东　李亚琴　呼宝娟）

护理篇

第一章 肺内结核患者的护理

第一节 肺结核患者的护理

1. 什么是肺结核？

肺结核是由结核分枝杆菌引起的慢性呼吸道传染病，人类致病菌主要是人型，其次为牛型，具有抗酸染色的特性。结核分枝杆菌可侵犯全身各个脏器，但以肺结核最多见。肺结核的主要传染源是排菌的患者，主要通过呼吸道传播，健康人吸入带菌的飞沫后附着于肺泡上皮引起肺部感染。结核分枝杆菌的致病性、病变范围及发病时间取决于人体的免疫状态、机体的过敏反应和感染的菌量与毒力。

2. 肺结核患者护理评估有哪些？

（1）近期有无结核病接触史，尤其是与排菌肺结核患者密切接触史。

（2）近期有无咳嗽咳痰 2 周以上和（或）痰中带血。

（3）有无肺外结核、糖尿病、硅沉着病、麻疹、胃大部切除、感染艾滋病等病史。

（4）是否长期使用肾上腺皮质激素或免疫抑制剂等药物。

（5）近期内有无生活不规律、过度劳累、营养不良、妊娠、分娩等。

（6）儿童期卡介苗接种史。

（7）评估结核分枝杆菌素试验结果，是否为 3 岁以内结核分枝杆菌素试验阳性、15 岁以内强阳性以及近期结核分枝杆菌素试验阳性者。

3. 肺结核患者呼吸系统护理评估有哪些？

（1）评估咳嗽咳痰性质和量 咳嗽咳痰是肺结核最常见的症状，患者多为干咳或只有少量黏液痰。

（2）评估咯血的性质和量 约 1/3 肺结核患者有不同程度的咯血，根据性质和量采取相应的护理措施及健康宣教。

（3）评估有无呼吸困难 评估呼吸困难的类型、发作时间、诱发因素及缓解方式，是否伴有喘鸣等。

（4）评估有无胸痛 当病变累及壁层胸膜时，相应的胸壁有固定性针刺样痛，随呼吸和咳嗽加重，取患侧卧位时症状减轻。

4. 如何指导肺结核患者咳嗽、咳痰？

咳嗽、咳痰是肺结核最常见的症状，多为干咳或只有少量黏液痰。合并支气管结核表现为刺激性咳嗽；有空洞形成时，痰量增多；合并细菌感染时，痰呈脓性且量多；合并厌氧菌感染时有大量脓臭痰。指导患者进行有效咳嗽、咳痰，即进行数次深而缓慢的腹式呼吸，深吸气末屏气，然后缩唇（噘嘴），缓慢呼气；再深吸一口气后屏气 3 ~ 5 秒，进行 2 ~ 3 次短促有力咳嗽，张口咳出痰液。痰液黏稠不易咳出者，嘱患者多饮水，以湿化气道。必要时可遵医嘱应用止咳药、祛痰药，以稀释痰液，促进痰液的排出。

5. 护士如何指导肺结核患者留取痰液进行检查?

（1）留痰方法　清水漱口，深呼吸 2～3 次，用力从肺部深处咳出痰液，将咳出的痰液（3～5ml）留置在痰盒中，拧紧痰盒盖。

（2）留痰时间　肺结核患者一般应收集晨痰和夜间痰，晨痰是患者晨起后咳出的痰液；夜间痰是送痰前一日，患者晚间咳出的痰液。

（3）合格痰标本一般为干酪痰、血痰或黏液痰；唾液或口水为不合格标本。

（4）当痰标本的体积或性状不符合要求时，需重新留痰送检。

6. 肺结核患者的饮食指导有哪些?

肺结核是一种慢性消耗性疾病，其治疗的总原则为高热量、高蛋白、富含维生素。每日能量按 40～50kcal/kg，蛋白质 1.5～2.0g/kg，其中优质蛋白质应占 50% 以上。

（1）饮食需均衡多样化，包含谷薯类、蔬果类、畜禽鱼蛋奶类、大豆坚果类。

（2）应顿顿吃主食，注意粗细搭配。

（3）适量食用肉蛋奶，保证优质蛋白质的摄入，每天一个鸡蛋，300～500ml 奶制品，150～200g 肉类，少吃烟熏食物，拒绝野味。

（4）多吃蔬菜水果。

（5）每天一小把大豆制品，一小把坚果，补充有益营养。

（6）戒烟戒酒，每天饮水 1500ml 以上，建议少量多次饮用。

（7）食欲下降时，少食多餐，选用易消化但营养丰富食物，如牛奶煮粥、牛奶加米粉、米粥加肉松、坚果加酸奶等，必要时口服营养制剂补充营养。

（8）无基础病的普通结核患者可购买均衡全营养型制剂，合并基础病的应咨询医生或营养师后再购买。

7. 肺结核患者用药指导有哪些?

告知患者及家属肺结核的治疗原则及如何识别药物不良反应，治疗用药期间要定期查血常规、尿常规、肝功能、肾功能等。化学药物治疗（简称化疗）是肺结核的主要治疗方法，主要作用是提高治愈率，缩短肺结核的传染期，降低死亡率。治疗原则"早期、联合、适量、规律、全程"是化疗成功的关键，否则非但不能完全治愈，还会出现继发性耐药，增加治疗的困难和经济负担。

8. 肺结核患者居家注意事项有哪些?

（1）患者居家治疗期间痰液应用含氯消毒液消毒后处理。

（2）不随地吐痰，咳嗽、打喷嚏时要用双层手纸遮住口鼻，减少结核菌的传播。

（3）排菌传染期患者与家人分居、分餐，不去公共场所，外出戴口罩。

（4）定时开窗通风换气，保持室内空气新鲜，减低室内空气中结核分枝杆菌的数量。

（5）被褥衣物在阳光下暴晒 6 小时以上，可杀灭结核菌。

（6）餐具使用后应煮沸消毒 15 分钟以上。

9. 肺结核患者出院后生活指导有哪些?

嘱患者加强营养，戒烟、戒酒；合理安排休息，养成规律的生活习惯，保证足够的睡眠。每日进行适量的户外活动，避免劳累，重症恢复期患者活动要循序渐进；避免情绪波动及呼吸道感染；住处尽可能保持通风、保持适宜的温湿度，利于机体的康复。

10. 肺结核患者复诊指导有哪些?

治疗期间的复查对治疗效果的判定和是否需要调整治疗方案具有很重要的意义。应每个月复查血常规、肝肾功能等了解有无药物不良反应，每 2～3 个月复查胸片或者胸部 CT，同时每个月复查痰菌转阴情况，以便观察病情是否好转。

11. 肺结核患者心理护理有哪些？

患者对结核病往往缺乏正确认识，病后怕影响生活和工作。结核病是慢性传染病，由于住院隔离治疗，患者不能与家人和朋友密切接触，加上疾病带来的痛苦，患者常出现自卑、多虑、悲观等情绪。要做好耐心细致的解释工作，告诉患者结核病是可以治愈的，向患者介绍有关病情的治疗、护理知识，使患者建立信心。可以选择适合患者的娱乐消遣方式，丰富患者的生活。疾病急性期则需嘱咐患者多休息，同时做好患者家属的工作，保证家属既能做到消毒隔离，又能关心爱护患者，给予患者精神和经济上的支持。

第二节　气管、支气管结核患者的护理

1. 什么是气管、支气管结核？

气管、支气管结核是结核分枝杆菌侵袭气管、支气管黏膜、黏膜下层或进一步深入损坏弹力纤维网层和肌层，最终瘢痕愈合导致气管、支气管狭窄，又称气管支气管内膜结核（EBTB）。主支气管、两肺上叶、中叶、舌叶支气管为好发部位。女性发病是男性的 2～3 倍，中青年发病更常见。

2. 气管、支气管结核患者的护理评估有哪些？

（1）评估患者症状、病变范围、程度及部位。

（2）观察患者有无剧烈的阵发性干咳。

（3）评估患者有无喘鸣。

（4）评估患者咳嗽与咳痰的性质、持续时间和伴随症状；咳嗽后有无痰中带血或少量咯血。

（5）评估患者有无阵发性呼吸困难及其程度。

（6）评估患者既往生活和饮食习惯、不良嗜好、病史、家族史、结核病接触史、过敏史等。

（7）评估患者性格特征、心理情况、社会支持及经济承受能力。

3. 气管、支气管结核患者的护理有哪些？

（1）观察患者咳嗽、咳痰和呼吸的情况，取舒适体位，如患者呼吸困难可取半卧位。

（2）促进排痰，指导有效咳嗽和深呼吸；利用呼吸康复技术，促进痰液排出。

（3）行支气管镜下治疗的患者应提前交代注意事项。术后 1 小时方可进食，进食前先小量饮水，无呛咳方可进食流食或软食。术后避免用力咳嗽，以免出血；必要时进行跌倒风险评估。

（4）根据病情适量活动，合理安排作息时间，劳逸结合，保证充足的睡眠。

（5）维持足够的营养，进食高热量、高蛋白、富含维生素的食物，以增强机体抗病能力。

4. 气管、支气管结核患者的用药护理有哪些？

（1）向患者讲解抗结核的治疗原则，让患者了解抗结核药物的作用及不良反应，禁止自行减量、停药等。观察药物的疗效和不良反应。

（2）指导患者正确的雾化吸入方法。雾化后给予患者温凉开水漱口，保持口腔清洁。

（3）按医嘱用药，多种药物同服时，指导正确的用药方法，如止咳糖浆要在最后服用，且服后半小时内禁止饮水。如排痰困难者勿自行服用强镇咳药。

5. 支气管镜检查及介入治疗前的护理有哪些？

支气管镜检查及介入治疗前应完善术前检查，向患者讲解气管镜操作的流程及注意事项，嘱患者术前 6 小时禁食、水，避免误吸呕吐物。

6. 气管镜介入后的护理有哪些？

（1）待患者吞咽功能恢复后，可饮少量温或凉开水，无呛咳后可少量进温或凉流质饮食，逐步过渡到半流质饮食，无异常症状可正常饮食。

（2）监测患者的生命体征，观察痰的颜色、量及性质，少讲话，不可用力咳嗽、咳痰，防止术后气道出血。

（3）有些患者治疗后出现低热，对症治疗 3 天后体温可恢复正常。

（4）少量咯血或痰中带血者，一般不需特殊处理。大咯血时立即配合医生抢救，确保呼吸道通畅。

（5）气道支架置入术后，嘱患者卧床休息。观察患者有无胸痛、胸闷及呼吸困难，及时发现患者自发性气胸以及支架移位的现象，并给予抢救治疗。

7. 气管、支气管结核患者的健康教育内容有哪些？

（1）注意防寒保暖，防止各种呼吸道感染。避免烟雾、粉尘和刺激性气体对呼吸道的影响，劝说吸烟者戒烟。

（2）指导患者做好呼吸功能锻炼，适当进行全身体能锻炼，增强身体素质，提高机体抗病能力。

（3）指导患者雾化吸入时尽量用口深吸气，用鼻呼气，以达到局部用药的目的。雾化后给予患者温或凉开水漱口，保持口腔清洁。

（4）帮助患者增强战胜疾病的信心，按照医嘱正确、合理用药。

（5）保持乐观情绪，规律生活，保证适当休息，增加营养。

（6）向患者普及疾病的消毒隔离及相关知识，不要随地吐痰。

（7）定期门诊复查，如有特殊不适随时就诊。

第三节　结核性胸膜炎患者的护理

1. 结核性胸膜炎患者的护理要点有哪些？

（1）病情观察　关注生命体征的变化，如患者出现高热时，及时采取降温措施，并密切监测体温。

（2）胸痛护理　协助患者取舒适卧位，可采用放松疗法分散注意力减轻疼痛，如疼痛剧烈时可遵医嘱给予止痛剂。

（3）呼吸困难时取半卧位或患侧卧位，必要时遵医嘱给予吸氧。

（4）当胸腔积液量增多时，应及早清除积液，协助医生行胸腔穿刺抽液术或胸腔置管引流术。

（5）指导患者多做深呼吸运动，防止胸膜粘连而影响肺功能，待病情好转后可适当活动。

2. 结核性胸腔积液行胸腔穿刺置管术的护理要点有哪些?

（1）术前　向患者及家属解释穿刺目的和注意事项等，签署知情同意书。

（2）术中　告知患者在操作过程中保持穿刺体位，不要用力咳嗽或深呼吸。密切观察患者的脉搏、面色等变化。若突然出现头晕、心悸、冷汗、面色苍白等"胸膜反应"症状时，应立即配合医生做出对症处理。

（3）术后　观察和记录胸腔引流液颜色、性质及量；注意胸液引流速度不宜过快、过多，首次总排液量不宜超过600ml，每天引流量不应超过1000ml；妥善固定引流管，做好胸腔置管后的管道护理。

3. 留置胸腔闭式引流管的健康指导有哪些?

告知患者留置胸腔闭式引流管的目的和注意事项，告知患者活动时不要将引流袋高于胸腔，以免引起引流液倒流入胸腔引起胸腔感染。鼓励患者进行有效咳嗽和深呼吸运动，有利于积液排出。妥善固定引流管，并告知患者在穿脱衣服时要注意保护引流管，避免各种引起管道牵拉的动作，防止管路滑脱。告知患者意外脱管时的紧急应对措施。

4. 结核性胸膜炎患者的饮食指导有哪些?

如无合并症建议食用高热量、高蛋白、高维生素及含钙丰富的食物，忌食辛辣刺激性食物。胸水会导致纤维蛋白流失，故应多食鱼、瘦肉、蛋、牛奶、豆制品等动、植物蛋白。蛋白质不仅能提供热量，还可以增加机体的抗病能力及机体修复能力。对食欲减退的患者，可以增加食物的色、香、味和锻炼的时间来提高食欲。

5. 结核性胸膜炎患者的出院健康指导有哪些?

（1）患者自我病情观察　在日常生活中注意监测呼吸、体温、脉搏等，明确是否反复出现低热、胸痛和咳嗽、乏力、消瘦、胸闷等症状，必要时及时就诊。

（2）家庭护理指导　向患者家属讲解家庭成员在情感与行动上的支持对患者疾病康复的重要作用，取得家属的合作，鼓励患者积极完成疗程。

（3）复诊指导　告知患者坚持定期复查和遵医嘱足量、足疗程用药。

（4）生活管理　保持居室空气流通，保证充足的睡眠和休息，在日常生活中可以适当进行活动，如散步、快走等；指导呼吸功能锻炼，有助于增强自身抵抗力，并可防止胸膜粘连。

第四节　耐药肺结核患者的护理

1. 耐药结核病患者的护理评估有哪些?

（1）病情评估　了解患者的病情严重程度，包括结核病变范围、耐药性的程度以及患者的整体健康状况。

（2）症状评估　密切观察患者的症状变化，如发热、咳嗽、咳痰、胸痛、睡眠障碍等，以及抗结核药物治疗后的反应。

（3）心理评估　耐药结核患者需要长期治疗和隔离，容易产生焦虑、抑郁等心理问题。因此，需要对患者的心理状态进行评估。

（4）营养评估　结核病患者往往存在营养不良的情况，而营养不良又会影响疾病的治疗效果和康复，故需要对患者的营养状况进行评估。

（5）用药评估　了解患者的用药情况，包括药物的种类、剂量、用法等，患者是否有药物过敏史或不良反应，以及患者的用药依从性。

2. 耐药结核病患者的营养指导有哪些？

（1）耐药肺结核患者疗程较长，不易治愈，治疗期间需要充足的营养以增强机体抵抗力，促进康复。

（2）耐药结核病患者应进食高热量、高蛋白、富含维生素、易消化食物，如瘦肉、鸡蛋、牛奶、豆制品、新鲜蔬菜和水果等。

（3）耐药结核病患者还要及时补充人体所需的矿物质如钙、铁、锌、铜、碘等。

（4）耐药结核患者服药种类较多，在开始服药时，尽可能减少或禁吃海鲜类食物，待确认服药无过敏反应后，再进食海鲜类食物。

3. 耐药肺结核患者及家属应注意哪些？

（1）为防止耐药结核分枝杆菌在医院内的传播，尽量安排耐药患者单间居住，与其他患者分开治疗，对此应给予患者解释，取得患者的配合，并告知患者做到住院期间不串病房。

（2）耐药肺结核患者住院期间减少探视，确需探视者探视人员需佩戴 N95 口罩，患者佩戴一次性外科口罩，并注意手卫生。

（3）住院期间患者应将痰吐在双层卫生纸内，放入黄色医疗垃圾袋，统一焚烧处理。

（4）告知患者不能随地吐痰，咳嗽、打喷嚏时要用手帕或者肘部遮住口鼻，减少耐药结核分枝杆菌的传播。

（5）居家的耐药肺结核患者要与家人分室居住，居室内定时开窗通风，以降低居室内结核分枝杆菌的浓度，居室保持适宜的温、湿度。

（6）家属要掌握消毒隔离方法，掌握痰液的处理方法和简便易行的消毒隔离措施，避免感染耐药结核分枝杆菌。

（7）耐药肺结核患者应尽量少去公共场所，外出自觉佩戴口罩。

（8）耐药肺结核患者被褥、衣物需消毒，可于阳光下暴晒；餐具需煮沸消毒。

4. 如何做好耐药结核病患者的心理护理？

耐药结核病患者因药物不良反应大、服药时间长、经济负担沉重、治愈率低等原因易出现焦虑、恐惧、抑郁、自卑、孤独等心理障碍。应主动采取有效措施，如指导患者保持良好、乐观、积极的情绪，创造良好的住院环境，提供优质的护理服务等，可提高患者坚持、配合治疗的信心。另外，积极提倡家庭和社区关怀可有效减轻患者的心理障碍。

5. 如何做好耐药结核病患者的延续护理？

（1）对患者进行定期随访，了解他们的病情变化、心理状况、用药情况、营养状态、休息活动及生活方式状况，及时给予指导和帮助。对患者及其家属加强健康教育，普及耐药结核病的相关知识，包括疾病的传播途径、家居消毒防护，以增强自我防护意识。

（2）为患者建立健康档案，同时进行追踪管理，及时发现患者异常情况并采取措施。

第二章 结核病合并其他疾病的护理

第一节 肺结核合并硅沉着病患者的护理

1. 什么是肺结核合并硅沉着病?

硅沉着病(旧称矽肺),是因长期吸入生产性粉尘并在肺内潴留而引起的以肺组织弥漫性纤维化为主的全身性疾病。硅沉着病患者是肺结核的高发人群,两病并存,多数是在硅沉着病的基础上并发结核病,受这两种疾病病理过程和结核分枝杆菌生物学特性的影响,二氧化硅和结核分枝杆菌互为佐剂,互相促进结核病和硅沉着病病变的发展,加速病情恶化。

2. 肺结核合并硅沉着病的临床表现有哪些?

(1) 咳嗽、咳痰、痰中带血或咯血。

(2) 发热 肺结核合并硅沉着病患者无其他细菌感染时,热型与肺结核热型一致,表现为午后低热,体温不超过38℃。如合并其他细菌感染,则热型不定。

(3) 胸痛 40%～60%患者有胸痛,钝痛居多,多位于前胸中上部的一侧或两侧。

(4) 呼吸困难 表现为运动耐力下降,活动后气短,晚期可快速出现呼吸困难及呼吸衰竭。

(5) 其他 盗汗、乏力、食欲不振等。

3. 肺结核合并硅沉着病护理评估有哪些?

(1) 是否长期接触粉尘。

(2) 是否长期吸烟、酗酒。

(3) 是否有反复发作的上呼吸道感染。

(4) 有无与结核病患者的密切接触史。

4. 肺结核合并硅沉着病患者的护理要点有哪些?

(1) 注意观察生命体征变化。

(2) 注意观察痰液的颜色、性状及痰液量,如咳大量脓痰表示有金黄色葡萄球菌感染;咳黄绿痰表示铜绿假单胞菌感染;而痰中带血或咯血,则提示感染严重或有结核空洞的存在。

(3) 氧疗护理 遵医嘱给予低流量吸氧。呼吸困难时,可给予短时间高流量吸氧,或遵医嘱使用高流量湿化仪治疗。向患者及家属讲解吸氧的目的及用氧安全,嘱咐患者或家属不能擅自调氧流量。

(4) 根据病情选择的药物不同,不良反应也有所不同,要注意观察患者的用药不良反应。

(5) 心理护理 帮助患者认识病情,介绍治疗方法及治疗效果,增强患者的信心,减轻患者的焦虑及恐惧心理。

5. 肺结核合并硅沉着病患者的健康教育内容有哪些？

（1）脱离粉尘作业 肺结核合并硅沉着病患者一经诊断即应脱离原粉尘作业岗位，并不得再重新从事其他接触粉尘的工作。

（2）参加健康监护 患者应参加定期健康检查。

（3）自我管理 主要包括戒烟、避免生活性粉尘接触、加强营养和养成健康的生活习惯；加强运动锻炼，包括耐力训练、呼吸肌训练。

6. 肺结核合并硅沉着病的康复措施有哪些？

（1）呼吸方式训练 腹式呼吸、缩唇呼吸。

（2）呼吸肌训练 呼吸操、胸廓扩张运动、膈肌阻力训练、吸气阻力训练、呼气阻力训练等。

（3）运动训练 包括有氧训练、力量训练、平衡与柔韧性训练等。需要考虑个体化、整体循序渐进、持之以恒原则。

7. 如何做好肺结核合并硅沉着病患者的心理护理？

硅沉着病属于慢性病，病程长，有时治疗效果不明显，再加上合并肺结核，患者长期受疾病的折磨，容易出现焦虑、烦躁、恐惧心理。护理上要帮助他们认识病情，介绍治疗方法及治疗效果，增强患者的信心，减轻患者的焦虑及恐惧心理。经常与患者交谈，生活上多关心，多使用鼓励性、安慰性、解释性、指导性语言。

第二节 肺结核合并糖尿病患者的护理

1. 什么是肺结核合并糖尿病？

肺结核是一种由结核分枝杆菌引起的慢性传染病，主要影响肺部，但也可能影响其他部位。而糖尿病是由各种致病因子作用于机体导致胰岛功能减退、胰岛素抵抗等而引发的糖、蛋白质、脂肪、水和电解质等一系列代谢紊乱综合征，临床上以高血糖为主要特点，长期的高血糖状态会对全身多个系统造成损害。结核病与糖尿病均是临床上的常见病和多发病，两者可合并存在，相互影响。活动性结核病作为感染因素可加重糖尿病病情，而糖尿病人群又是发生结核病的高危人群，结核病与糖尿病双重负担将成为重大的全球公共卫生问题。因此，对肺结核合并糖尿病患者的细致护理显得尤为重要。

2. 肺结核合并糖尿病患者如何进行资料收集？

（1）病史收集 包括肺结核的病程、治疗方案、疗效；糖尿病的类型、病程、血糖控制情况等。同时还应询问有无其他慢性疾病或家族史。

（2）症状观察 包括咳嗽、咳痰、发热、盗汗等肺结核常见症状，有无呼吸困难、胸痛等严重症状。以及有无多饮、多尿、体重下降，有无全身或局部皮肤瘙痒，手足麻木、蚁走感，视力下降，有无低血糖或高血糖等糖尿病急慢性并发症表现。

3. 肺结核合并糖尿病患者的护理查体及实验室检查有哪些？

（1）体格检查 包括肺部听诊、叩诊，以评估肺部病变程度和范围。同时，检查患者的身高、体重、腰围、臀围等，计算体质量指数（BMI）以评估营养状况。还需进行血糖监测，记录空腹和餐后血糖水平。

（2）实验室检查 实验室检查是评估肺结核合并糖尿病患者病情的重要手段。通过痰涂片找抗酸杆菌、结核菌素试验、胸部 X 线、CT、纤维支气管镜检查等，了解肺结核的病变程度和活动性。检查糖化血红蛋白、血糖、血酮体等指标，以评估糖尿病的控制情况。

4. 肺结核合并糖尿病护理的观察要点有什么？

（1）呼吸系统方面　除日常体征监测外，还须注意患者有无咳嗽、咳痰、胸痛、发热、呼吸困难等肺结核相关症状的出现和加重。

（2）血糖方面　最佳的血糖控制可以改善结核病的治疗效果，并预防许多与糖尿病相关的并发症。由于结核病治疗期间，尤其是治疗开始后 2 个月，存在应激性高血糖或严重高血糖和资源利用有限的情况，建议对结核病合并糖尿病的患者设定个体化的血糖控制目标。

5. 肺结核合并糖尿病患者结核病治疗期间及非结核病治疗期间的血糖控制目标是什么？

临床类别	血糖控制目标
结核病治疗期间	
一般情况下	糖化血红蛋白 < 7.0%，空腹血糖 4.4 ~ 7.0mmol/L，非空腹血糖 < 10.0 mmol/L
并发心脑血管疾病、心脑血管疾病高风险、高龄、结核病病情严重者	糖化血红蛋白 < 8.0%，空腹血糖 7.8 ~ 10.0mmol/L，非空腹血糖 7.8 ~ 13.9 mmol/L
非结核病治疗期间	
年龄较小、病程较短、预期寿命较长、无并发症、未并发心血管疾病者	糖化血红蛋白 < 6.5%，空腹血糖 4.4 ~ 6.1mmol/L，非空腹血糖 6.1 ~ 7.8mmol/L
大多数非妊娠成年患者	糖化血红蛋白 < 7.0%，空腹血糖 4.4 ~ 7.0mmol/L，非空腹血糖 < 10.0 mmol/L
高龄、低血糖发生风险较高且无法耐受低血糖、存在多器官功能不全、预期生存期低于 5 年，需重症监护者	糖化血红蛋白 < 8.0%，空腹血糖 7.8 ~ 10.0mmol/L，非空腹血糖 7.8 ~ 13.9mmol/L

6. 肺结核合并糖尿病患者的饮食指导有哪些？

建议为结核病合并糖尿病患者制定个体化营养干预措施，达到既保证充足营养摄入、又维持血糖稳定的目标。

（1）由于结核病本身会消耗大量能量，建议结核病合并糖尿病患者每日摄入能量应该较普通糖尿病患者多 10% ~ 20%。碳水化合物占总能量的 50% ~ 65% 或不超过 300g/d，蛋白质占总能量的 15% ~ 30%，脂肪占总能量的 20% ~ 30%。对存在营养不良的结核病合并糖尿病患者，可选择糖尿病专用的肠内营养制剂，以保证营养摄入和维持血糖稳定。

（2）结核病会消耗大量维生素 B 和维生素 C，双胍类降糖药也会减少维生素 B_{12} 的吸收，这些因素均会导致患者体内缺乏维生素，故膳食中应添加富含维生素的食物。

7. 如何做好肺结核合并糖尿病患者的心理护理？

（1）情绪支持与知识普及　由于疾病带来的身体痛苦和治疗过程中的种种不便，患者往往容易出现焦虑、抑郁等负面情绪。应积极与患者沟通，讲解肺结核和糖尿病的相关知识，使患者了解自己的病情、治疗方法以及预期效果，有助于患者更好地配合治疗，减少不必要的担忧和恐惧，建立积极面对疾病的心态。

（2）家庭社会支持　肺结核合并糖尿病的治疗需要患者家庭和社会的支持。护理人员应积极与患者家属和社区联系，建立有效的支持网络，为患者提供全方位的支持和帮助。

（3）心理咨询　对于心理状况较为复杂或需要专业心理咨询的患者，可通过专业的心理咨询和治疗，帮助患者解决心理问题，使其更好地应对疾病挑战。

8. 肺结核合并糖尿病患者的延续护理有哪些？

（1）血糖控制与管理 定期监测患者的血糖水平，并根据患者的具体情况，调整饮食、增加运动、合理使用降糖药物等，制定个性化的血糖控制方案。

（2）肺结核病情监测 定期评估患者的肺结核症状、体征和治疗效果，及时发现并处理病情变化。同时，确保患者按时按量服药，并密切关注可能出现的药物不良反应。

（3）定期随访与复查 通过定期的随访和复查，及时了解患者的病情变化和治疗效果，为调整治疗方案提供依据。

（4）健康教育与宣传 通过宣传教育材料、制作宣传栏等方式，定期开展健康教育讲座和培训活动，向患者普及肺结核和糖尿病的相关知识、预防保健知识和自我管理技能。

第三节 肺结核合并肺癌患者的护理

1. 什么是肺结核合并肺癌？

肺结核是一种由结核分枝杆菌引起的慢性传染病，而肺癌是当今世界上最常见的恶性肿瘤之一。肺结核患者的肺癌发病率是非肺结核人群的 2～4 倍，肺结核是肺癌的诱发因素之一。因此，对肺结核合并肺结核患者的专科护理尤为重要。

2. 肺结核合并肺癌患者护理评估有哪些？

（1）健康史评估 职业及有无长期致癌物质接触史；工作环境、居住地空气污染情况；有无吸烟史、被动吸烟史；饮食情况；生活史及家族史。

（2）身体状况评估 症状方面，注意观察患者咳嗽、咳痰、低热、盗汗、乏力、气喘、消瘦、痰中带血或咯血、声嘶、胸痛、呼吸困难等；体征方面，早期无明显体征，晚期患者肿瘤压迫附近脏器可产生相应的体征，如肺不张、胸腔积液、上腔静脉压迫综合征、浅表淋巴结肿大等。

3. 肺结核合并肺癌患者护理观察要点有哪些？

（1）呼吸系统症状体征方面 除日常体征监测外，还须注意患者有无咳嗽、咳痰、胸痛、发热、呼吸困难等肺结核相关症状的出现和加重。

（2）化疗用药护理 监测心率、心律、血常规等，注意骨髓抑制程度，预防感染；加强口腔、皮肤护理；注意保护血管。

（3）疼痛的护理 选择合适的评估工具，及时全面评估疼痛的程度；与患者共同寻找减轻疼痛的方法，给予舒适的体位，保证患者得到充足的休息；评估和记录患者疼痛程度，必要时遵医嘱三阶梯用药；注意观察止痛药物不良反应，非甾体类抗炎药要注意观察有无消化道溃疡、出血等症状，阿片类药物要注意观察患者有无便秘、恶心呕吐、嗜睡、呼吸抑制等症状。

4. 肺结核合并肺癌患者饮食指导应注意哪些？

肿瘤患者癌细胞增长较快，代谢增高，再加上放、化疗因素影响，恶性肿瘤患者营养不良发生率在 40%～75% 之间，是患者恶病质的重要原因之一。肺结核亦为慢性消耗性疾病，两者并存，会消耗加剧。

（1）鼓励患者进食高营养、高蛋白、高维生素、易消化饮食。

（2）化疗期间可选择患者喜欢的食物，或少食多餐，增加每天的总摄入量。需要化疗时，应在患者进食前用药，以减轻患者恶心、呕吐等胃肠道反应，必要时按医嘱给予甲氧氯普胺，预防胃肠道反应。

（3）对不良反应严重、长期营养摄入障碍的患者可考虑胃肠外营养支持。

5. 肺结核合并肺癌患者健康教育有哪些？

（1）向患者介绍肺结核和肺癌的治疗、护理和康复相关知识。

（2）向患者介绍用药相关知识，包括抗结核药、化疗药及止痛药的作用、不良反应及注意事项。

（3）嘱患者保持心理健康，保持乐观的情绪。

（4）饮食指导 鼓励患者进食高营养、高蛋白、高维生素等食物，以加强营养。

（5）戒烟、戒酒，避免被动吸烟。

（6）生活指导 保持良好的心态，保持室内空气新鲜，注意预防呼吸道感染，避免接触易产生致癌因素的环境及食物。

（7）运动与休息 在保证充足休息及病情许可的情况下，可做一些自己喜欢的活动或运动，如呼吸运动、散步、打太极拳等。

6. 肺结核合并肺癌患者居家护理注意事项有哪些？

（1）规律服药，并观察药物不良反应，有不适及时就诊。

（2）留置静脉导管按时维护，每日观察穿刺点周围皮肤及敷料的完整性。若穿刺部位发生渗液、渗血时应及时更换敷料；穿刺部位的敷料发生松动、污染等，完整性受损时应立即更换；出现局部红肿热痛等异常情况及时就医。

（3）按时复诊。

7. 如何做好肺结核合并肺癌患者的心理护理？

有效的心理护理可以消除或减轻癌症患者的恐惧、绝望、依赖、抑郁等心理障碍，提高患者的生存质量。

（1）消除患者恐惧心理 了解患者需求，给予热情关怀和指导，提供舒适、清洁的环境。

（2）消除患者绝望心理 个性化进行健康教育，解决患者认知问题，转变观念，坚定战胜病魔的信心，主动配合治疗，早日康复。

（3）消除患者依赖心理 加强医护患沟通，鼓励患者说出自己的想法，做力所能及的事情，进行适量的锻炼活动。

（4）消除患者抑郁心理 共情患者，为患者提供人道主义服务，态度温和、语言亲切，注意非语言沟通。指导家属做好患者安抚，不要在患者面前过度悲伤。

（5）其他护理疗法 正念减压训练、催眠疗法、音乐疗法、认知行为治疗、沙盘游戏等。

第四节　肺结核合并重症肺炎患者的护理

1. 什么是肺结核合并重症肺炎？

重症肺炎是由不同病因、不同病原菌、在不同场合所导致的严重的肺组织炎症，是近年来全球范围内出现的严重的呼吸系统疾病，其发病机制复杂，治疗难度大。肺结核患者T淋巴细胞免疫功能下降，易致肺部感染，易发展成重症肺炎。大多数肺结核合并重症肺炎者病情危重，病死率较高。

2. 肺结核合并重症肺炎患者护理评估有哪些？

（1）评估患者的生活条件、生活环境、作息情况，近期有无结核病接触史，尤其是与排菌肺结核患者密切接触史。

（2）患病及治疗经过　既往有无患肺结核；本病的有关病因，如有无着凉、淋雨、劳累等诱因，有无呼吸道感染史；有无慢性阻塞性肺疾病、糖尿病等慢性病史；是否使用过抗生素、激素、免疫抑制剂等；是否吸烟，吸烟量有多少。

（3）目前病情与一般状况　日常活动与休息、饮食、排便是否规律；是否有食欲缺乏、恶心、呕吐、腹泻等表现。

3. 肺结核合并重症肺炎患者出现感染性休克该如何配合抢救？

（1）体位　取仰卧中凹位，头胸部抬高20°，下肢抬高约30°，以利于呼吸和静脉血回流。

（2）吸氧　给予高流量吸氧，维持 $PaO_2 > 60mmHg$，改善缺氧症状。

（3）补充血容量　快速建立两条静脉通路，监测患者一般情况、血压、尿量、尿比重、血细胞比容、中心静脉压，中心静脉压 $< 5cmH_2O$ 可加快输液速度，达到 $10cmH_2O$ 时输液不宜过快。下列证据提示血容量已补足：口唇红润、肢端温暖、收缩压 $> 90mmHg$、每小时尿量 $> 30ml$。如血容量已补足，每小时尿量 $< 400ml$，比重 < 1.018，应及时报告医生。

（4）用药护理　使用多巴胺、间羟胺等血管活性药物时，根据血压调整速度，维持收缩压在 $90 \sim 100mmHg$；输注过程中注意防止液体溢出血管外，以免引起局部组织坏死和影响疗效；联合使用广谱抗菌药物时，注意药物疗效和不良反应。

4. 肺结核合并重症肺炎患者高热持续不退如何护理？

（1）高热时可进行物理降温，如酒精擦浴，冰袋（冰帽）冰敷，在降温过程中注意观察体温和出汗情况。儿童注意防止惊厥，过度出汗应及时补充水分以防脱水。

（2）指导进食高热量、易消化的流质或半流质食物，多饮水。

（3）指导患者在餐后、睡前进行口腔清洁，保持口腔湿润、舒适。

（4）大量出汗的患者进行温水擦浴，及时更换衣服和被褥，并注意保持皮肤清洁、干燥。

5. 哪些气道护理措施可以提高肺结核合并重症肺炎患者的舒适性？

（1）体位引流　指导患者取侧卧位，抬高床头 $30 \sim 45°$，维持约30分钟。

（2）拍背护理　以右手掌空空掌，手背隆起，由外向内、由上到下叩击患者背部，持续10分钟，具体力度以患者能够耐受为宜。

（3）膨肺护理　先将储氧气囊连接氧气，再将气囊封闭，压力值控制在 $25 \sim 45cmH_2O$，氧流量 $8 \sim 10L/min$，潮气量约 $25ml/kg$，采取皮囊送气，并指导患者屏气约1秒，在患者呼吸时迅速将气囊放开，形成肺内外压力差，有效排出痰液。

6. 如何对肺结核合并重症肺炎的患者实施延续护理？

（1）延续性健康教育　建立重症肺炎患者出院交流群，由护理人员定期发布出院后护理知识、护理方法等；鼓励患者及家属提问，医务人员及时给予解答，消除其疑虑，提高患者对疾病相关知识的认知。

（2）环境干预　向患者及其家属强调环境护理的重要性，指导其加强出院后居家环境的管理。包括定期打扫，使用过氧化氢进行空气消毒，做好室内通风，保持舒适的温湿度，适时增减衣物，避免着凉造成肺炎复发或症状加重。

（3）呼吸道护理　叮嘱患者出院后继续加强呼吸道护理，如出院后痰液仍较黏稠，指导其进行雾化吸入治疗，必要时随诊。

第五节　肺结核合并肾脏疾病患者的护理

1. 什么是肺结核合并慢性肾脏病？

结核病是由结核分枝杆菌复合群感染引起的慢性传染病，可侵及人体各个脏器。结核分枝杆菌主要侵犯肺脏，成为肺结核病。慢性肾脏病（CKD）是指各种原因引起的肾脏结构或功能异常 3 个月及以上，包括出现肾脏损伤标志或有肾移植病史，伴或不伴肾小球滤过率（GFR）下降，或不明原因的 GFR 下降 3 个月及以上。CKD 合并肺结核是指在 CKD 基础上感染结核分枝杆菌，并进一步发展为肺结核。我国结核病的发病数位居全球第二，而结核病患者中 CKD 的患病率明显增高，两病共存为临床的治疗带来极大困难，对肺结核合并慢性肾脏病的细致护理显得尤为重要。

2. 肺结核合并慢性肾脏病患者护理评估有哪些？

（1）患病及治疗经过　询问所患慢性肾脏病种类、病程长短、主要症状、有何特点，了解既往治疗及用药情况。

（2）询问本次发病时间，有无诱因，目前的主要不适及特点，有无伴随症状及并发症等。

（3）询问患者有无长期使用对肾脏有害的药物，如抗结核药、氨基糖苷类抗生素等。

（4）询问有无结核病史和结核接触史，有无抗结核治疗，以及治疗时间、总疗程等。

3. 肺结核合并慢性肾脏病患者的护理查体及实验室检查有哪些？

（1）体格检查　包括肺部听诊、叩诊，以评估肺部病变程度和范围；检查患者的身高、体重、腰围、臂围等，计算体质量指数以评估营养状况；进行腹部触诊、叩诊，以检查肾脏的大小、形态等，以及是否存在压痛或叩击痛等异常表现。

（2）实验室检查　通过痰涂片找抗酸杆菌、胸部 X 线、CT、纤维支气管镜检查等，了解肺结核的病变程度和活动性；通过 B 超了解双肾缩小情况；检查血 BUN、血 Cr、血红蛋白含量等指标，以评估肾功能情况。

4. 肺结核合并慢性肾脏病患者的护理观察要点是什么？

（1）密切监测生命体征以及病情变化，如咳嗽、咳痰、咯血、呼吸困难等症状的加重或减轻。

（2）观察有无出现急性心衰、高钾血症、消化道出血、中枢神经系统障碍等征象。

（3）观察尿量、水肿等情况，同时注意观察患者是否有肾功能恶化的迹象，如少尿、无尿、肌酐升高等。

（4）观察患者用药后的反应，如是否有恶心、呕吐、皮疹等药物不良反应，以及药物是否对肾脏功能产生影响。

5. 肺结核合并慢性肾脏病患者的饮食指导有哪些？

（1）应注意蛋白质的摄入，既要防止加重氮质血症，又要防止低蛋白血症和营养不良。

（2）保证充足的热量供给，每日每公斤体重宜供应 125.5kJ（30kcal）的热量。

（3）指导患者及家属制定合理的饮食计划，提供干净、舒适的进餐环境，少量多餐。

（4）定期监测反映患者营养状况的指标，如血清蛋白水平、血红蛋白等。监测电解质变化，密切观察并及时报告高钾血症的征象等。

6. 肺结核合并慢性肾脏病患者的健康教育内容有哪些？

（1）饮食指导　肺结核和慢性肾脏疾病都是消耗性疾病，患者需要遵循优质蛋白饮食原则，如牛奶、鸡蛋白、瘦肉等，同时保证热量和维生素的摄入，还需限制盐分和磷的摄入量，以减轻肾脏负担。在少尿时应限制含钾食物，避免高钾血症的发生。

（2）日常活动指导　保持生活有规律，避免劳累、感冒等。有明显高血压、呼吸困难、胸痛、水肿或短期内肾功能减退者应卧床休息，避免剧烈运动和过度劳累。

（3）指导规范治疗　患者要严格遵守治疗方案，包括药物的剂量、使用方法和疗程等，同时应注意药物的不良反应；定期复查胸片、痰涂片、尿常规和肾功能，以了解病情变化和治疗效果；避免使用对肾脏有损害的药物。

（4）心理支持　本病病程长，易反复，容易给患者带来心理压力。因此，需要提供心理支持，帮助患者建立战胜疾病的信心，保持乐观的心态。

7. 如何对肺结核合并慢性肾脏病患者实施延续护理？

（1）延续性教育　建立微信群或QQ群等方式，定期发布相关护理知识、护理方法等，通过文字、图片或短视频方式不定期分享患者自我管理知识。

（2）饮食干预　向患者及其家属强调饮食的重要性，可为患者制定居家日记本，内容包括避免高钾、高磷饮食，如何合理控制蛋白质、钠盐和水分的摄入等方面知识；定期与患者联系，了解他们的饮食情况，并根据需要进行调整。

（3）呼吸道护理　叮嘱患者居家加强呼吸道护理，预防交叉感染，叮嘱其根据气候变化适时增减衣物，避免感冒着凉，以免造成结核复发或症状加重。

第六节　肺结核合并肝脏疾病患者的护理

1. 什么是肺结核合并肝脏疾病？

肝脏疾病是发生在肝脏的所有疾病的总称，有感染性疾病、肿瘤性疾病、血管性疾病、代谢性疾病、中毒性疾病、自身免疫性疾病、遗传性疾病、肝内胆管结石病等，以肝脏病变为主。大多数抗结核药物对肝脏有明显损害作用，影响肝脏代谢，会加速肝脏疾病患者的肝脏损害。

2. 肺结核合并肝脏疾病患者的护理评估有哪些？

（1）呼吸系统症状　咳嗽、咳痰、气促、呼吸困难等。

（2）消化道症状　食欲不振、恶心、厌油、上腹部不适、腹胀、腹泻、肝区疼痛以及呕血、便血等。

（3）皮肤情况　全身皮肤、巩膜是否出现黄染。

（4）肝外表现　肝病面容、肝掌、蜘蛛痣，女性可出现月经失调、闭经、性欲减退等。

（5）出血倾向　表现为牙龈出血、痔疮出血、胃肠道出血等，且出血时难以止住。

3. 肺结核合并药物性肝损伤的护理要点有哪些？

（1）一般护理　日常生活中避免剧烈活动，过度劳累；急性期限制活动，卧床休息为主；饮食上以高热量、高蛋白、高维生素为主，避免油腻食物，禁烟忌酒，鼓励多饮水，利于毒素和代谢产物排出；同时进行个体化心理指导，告知疾病知识及药物不良反应，消除患者思想顾虑。

（2）专科护理　出现发热、盗汗、咳嗽、咳痰、咯血等肺结核症状的可按肺结核常规护理；护理工作中除定期监测患者的肝功能外，还应注意患者有无出现恶心、呕吐、胃纳差、尿液发黄、皮肤和巩膜黄染等症状的加重；皮肤瘙痒患者应指导其洗澡需避免水温过热，避免抓挠以免引起皮肤感染。

4. 肺结核合并病毒性肝炎的护理要点有哪些？

（1）一般护理　急性期以卧床休息为主，活动量根据病情改善情况逐渐增加；根据传染途径实施对应的隔离措施；生活中做好口腔卫生，保持大便通畅；病情稳定者以结核病患者饮食为主，急性期宜清淡、易消化饮食；同时做好病情解释工作，减轻患者心理负担。

（2）病情观察　除监测患者生命体征和意识状态外，还应做好结核病症状管理和药物不良反应的监测，定期监测肝功能，观察黄疸、尿量、腹水以及胃肠道症状。

（3）专科护理　出现发热、盗汗、咳嗽、咳痰、咯血等肺结核症状的可按肺结核常规护理；躁动的肝性脑病患者予以适当约束，昏迷的患者帮助取仰卧位；大出血的患者绝对卧床休息，取去枕平卧位，头偏向一侧，保持呼吸道通畅，及时清理呼吸道分泌物，加强巡视。

5. 肺结核合并肝脏疾病的用药护理有哪些？

（1）告知患者应遵循结核病治疗原则"早期、联合、适量、规律、全程"。

（2）多种药物的使用会加重肝脏负担，服药期间应指导患者做好药物使用及不良反应观察。

（3）观察皮肤、巩膜是否黄染，是否出现恶心、呕吐、厌油等胃肠道症状，若出现以上症状，应及时到医院就诊。

（4）告知患者出现肌肉痉挛、四肢麻木、感觉减退、针刺感、蚁走感以及幻觉、躁狂等及时就诊。

（5）服药期间戒烟禁酒，密切观察不良反应并及时告知医生。

6. 肺结核合并肝脏疾病的饮食护理有哪些？

（1）抗结核治疗过程中，切忌盲目用药，以免增加肝脏负担。

（2）加强锻炼、低碳水饮食，可有效预防结核病合并脂肪肝。

（3）避免应用对肝脏有损害的药物或保健品，对甲肝、戊肝患者进行消化道隔离管理。

（4）肝性脑病患者在发病开始数日内禁食蛋白质，每日每公斤体重供给热量 5～6.7kJ 和足量维生素，以碳水化合物为主，可口服蜂蜜、面条、稀饭等；待神志清楚后，可逐步增加蛋白质饮食，每天每公斤体重20g，以后每3～5日增加10g，以植物蛋白为好；尽量少食脂肪，不宜用维生素 B_6。

（5）出血者应禁食，待出血停止 24～72 小时后，方可给予温凉流质饮食。

7. 如何做好肺结核合并肝脏疾病患者的居家护理？

（1）家庭环境应安静、舒适、保持空气新鲜和适宜的温湿度。

（2）建议肺结核患者独居一室，居室每天开窗通风，每天 2 次，每次 30 分钟；咳嗽、打喷嚏时用纸巾遮住口鼻。

（3）甲肝、戊肝患者自发病之日起实行消化道隔离3周，慢性乙肝和丙肝患者不与他人共用剃须刀及牙具等生活用品。

（4）病情稳定者饮食上以结核病饮食为主，慢性肝炎患者避免长期摄入高糖、高热量饮食，避免饮酒。

（5）家属做好思想工作，减轻患者心理负担，消除患者对疾病的顾虑。

（6）鼓励患者参与社会活动，消除患者的孤独感。

（7）定期上门随访或电话随访，告知患者不能擅自停用抗结核药物和抗病毒药物，一旦出现不良反应，应及时返院就医。

第七节 肺结核合并艾滋病患者的护理

1. 什么是肺结核合并艾滋病？

艾滋病是由HIV感染引起的以获得性细胞免疫功能缺陷为特征，机体免疫功能遭受破坏后出现的一系列病理综合征。艾滋病患者免疫力低下，可并发多种机会性感染。结核病是一种以呼吸道为主要传播途径的慢性传染病，是艾滋病最常见的机会性感染之一。当两者合并感染时，病情复杂且迁延难治，易致体内结核病播散，在抗结核治疗中极易产生耐药性，成为结核病甚至耐多药结核病的传染源，同时加重HIV感染的病程进展，成为艾滋病患者死亡的重要原因。

2. 肺结核合并艾滋病患者的护理评估有哪些？

（1）评估患者职业、家庭、文化背景等，有无不良生活行为习惯，如静脉吸毒史、不良性行为等，询问输血史。

（2）评估患者与疑似结核分枝杆菌感染或分枝杆菌感染人群是否有密切接触史，了解疫苗接种史。

（3）评估患者身体症状与体征现状及相关检查结果。

（4）评估患者对疾病消毒隔离知识的掌握程度。

（5）评估患者心理状况及自我管理能力。

3. 肺结核合并艾滋病患者的护理要点有哪些？

（1）病情较重者卧床休息为主，轻症患者应避免劳累和重体力劳动，恢复期可适当增加户外活动。

（2）密切监测生命体征，观察咳嗽、咳痰、咯血、腹泻、呕吐等症状的变化，预防意识障碍、败血症等并发症的发生。

（3）注意抗病毒与抗结核药物的相互作用和配伍禁忌。观察药物不良反应，如胃肠道反应、过敏反应等，及时报告及处理。

（4）加强结核病、艾滋病防治知识教育，采取有效隔离防护措施，落实手卫生，控制传染源，减少疾病传播。

（5）建议选择高热量、高蛋白、富含维生素的食物。大咯血时禁食。

（6）了解患者的心理需求，鼓励患者积极面对疾病，树立治疗信心。

4. 肺结核合并艾滋病患者的健康教育内容有哪些？

（1）加强疾病知识教育，强调联合治疗原则的重要性，指导药物漏服或未服后的补救方法，提高患者依从性，确保全过程规范治疗。

（2）指导有效控制疾病传播的行为干预，如安全性行为、"呼吸卫生"及"咳嗽礼节"，正确实施手卫生，降低呼吸道及血源性传播风险。

（3）提供 HIV/MTB 的新进展、新消息，减轻患者心理负担，给予患者治疗信心。

（4）指导患者及家属掌握消毒隔离方法及正确防护措施，如接触体液、血液或破损皮肤、黏膜时做好保护性防护。

（5）鼓励患者选择信任的社会支持平台，如社区、病友微信平台等，遇到问题及时寻求帮助。

5. 肺结核合并艾滋病患者常见的心理及精神问题有哪些？

（1）自卑与孤独　表现为绝望无奈，自我价值感降低，否认、回避事实，隔离自我。

（2）焦虑与恐惧　表现为紧张、担心、失眠、烦躁等，严重者坐卧不安、注意力无法集中、情绪不受控制。

（3）抑郁与悲观　情绪低落、忧伤、食欲下降、敏感多疑等，严重者呈抑郁症表现。

（4）创伤后应激障碍　表现为重组、再现与艾滋病相关的情景或内容，回避疾病感染的事实，严重者伴有攻击性行为、自伤或自杀行为等。

6. 肺结核合并艾滋病患者的心理护理主要有哪些方面？

（1）建立良好信任关系，传递积极的护理态度和关注，尊重患者的隐私权及决策权。

（2）动态评估心理状况，及时发现存在的高风险心理问题，以成功案例鼓励患者建立生活的信心。

（3）根据患者的心理问题，动态调整护理计划和心理支持策略，实施个体化护理。

（4）鼓励参与同病种的社交活动，如心理咨询热线、感染者组织等，提供情感支持和关爱。

（5）协同家庭及社会支持，鼓励知情的亲友、社区帮助患者提高家庭生活及社会应变能力。

7. 如何做好肺结核合并艾滋病患者的延续护理？

（1）建立个人档案，纳入个案管理，由个案管理师进行一对一的专业服务，制订个性化随访计划。

（2）通过电话、微信、病友群等方式，了解患者的治疗现状及不良反应，协同多学科合作及时调整治疗方案，提高服药依从性，为患者提供心理和社会支持。

（3）可通过咨询热线及咨询门诊，指导患者 HIV/MTB 治疗、护理的相关知识，提供连续性的健康照护及信息支持。

（4）提醒患者按时复诊，定期进行肺功能和免疫系统的相关实验室检查，必要时进行药物浓度监测，以便调整治疗方案。

第八节　器官移植术后结核病患者的护理

1. 什么是器官移植术后结核病？

器官移植是指用手术的方法，将整个保持活力的器官移植到自己或另一个体体内的某一部位，用于治疗一些已不能用其他疗法治愈的器官致命性疾病。术后需持续使用免疫抑制剂，会使机体的免疫功能低下，此时易感染结核分枝杆菌从而引起的肺部慢性传染病，称器官移植术后结核病。

2. 器官移植术后结核病患者护理评估有哪些？

（1）评估移植受者的特征，包括患者年龄、血型等。

（2）免疫抑制治疗情况。

（3）既往史　结核病史、是否居住在结核高发地区、结核病接触史、结核菌素试验阳性史、未治疗的陈旧性结核病（影像学证据）。

（4）临床条件　是否有肾移植术前血液透析、糖尿病、肾移植合并系统性红斑狼疮、肾移植合并丙型病毒性肝炎、慢性肾病、其他共存的感染（深部真菌、肺孢子菌、巨细胞病毒、奴卡菌等）、反复出现移植后排斥反应等。

（5）移植类型　与其他移植比较，肾移植和肺移植术后结核病的风险较高。

3. 器官移植术后结核病患者护理要点有哪些？

（1）做好住院期间病房的消毒与隔离，避免医源性感染。

（2）抗结核药物均可引起不良反应，影响最大且发生率较高的为肝毒性和肾毒性，护士需每天观察患者有无乏力、胃纳差、尿量减少等肝肾功能损害的表现及皮肤、巩膜有无黄染，根据医嘱监测肝肾功能。一旦发现肝肾功能损伤，立即遵医嘱调整抗结核药物并进行护肝、护肾治疗。

（3）告知患者术后使用免疫抑制剂的重要性，注意观察患者有无寒战、高热、全身不适、移植物肿大引起的肿胀痛及移植器官衰竭等排斥反应，如有不适及时通知医生处理。

（4）指导患者进食高热量、高蛋白、富含维生素的易消化饮食，忌烟酒及辛辣刺激性食物。

（5）加强护患沟通，充分了解患者的情绪和心理感受，及时进行心理指导。

4. 器官移植术后结核病患者的健康教育内容有哪些？

（1）合理安排作息时间，参加力所能及的工作，积极参与有利于身心健康的社会活动，保持良好的情绪。

（2）指导患者严格遵医嘱服用免疫抑制剂、抗结核药等药物，不能自行增减药物的剂量或服用替代药物；不宜服用有拮抗作用的药品和食品。

（3）指导患者自我监测体温、血压、尿量和体重等指标。

（4）按医嘱服药，定时复查，若病情有变化，应及时就诊。

5. 如何做好器官移植术后结核病患者的心理护理？

针对患者病程漫长、经济负担重、社会能力丧失等引起不同程度的焦虑、抑郁、悲观，甚至丧失生活信心等问题，可从以下方面着手干预。

（1）加强护患沟通，充分了解患者的心理感受，及时进行心理指导。

（2）做好疾病知识教育，及时传达良性治疗信息，让患者认识结核病规范化治疗的重要性。

（3）可以采用同伴教育模式，通过同伴间的相互支持，增加患者战胜疾病的信心，提高患者治疗依从性。

（4）指导家属与患者多交流、沟通，充分了解患者焦虑、抑郁的根本原因，寻求更多的社会、家庭支持。

第三章　急危重症结核病患者的护理

第一节　肺结核并发呼吸衰竭患者的护理

1. 什么是肺结核并发呼吸衰竭？

呼吸衰竭是指各种原因引起的肺通气和（或）换气功能严重障碍，以致在静息状态下亦不能维持足够的气体交换，导致低氧血症伴（或不伴）高碳酸血症，进而引起一系列病理生理改变和相应临床表现的综合征。肺结核是由结核分枝杆菌引起的慢性呼吸道传染病，由于营养不良、抵抗力低下、反复发作等原因，病情会进展为重症结核。重症肺结核患者排菌量大、病损广泛，机体免疫力低下，随着干酪坏死空洞形成，肺纤维化、肺气肿和毁损肺等不可逆性病变的增多，即可并发肺感染、咯血、自发性气胸等，极易发生呼吸衰竭，其死亡率较非重症患者高 20% ~ 70% 。

2. 肺结核并发呼吸衰竭患者护理评估有哪些？

（1）评估患者有无肺结核接触史、其他呼吸系统疾病［如慢性阻塞性肺疾病（COPD）、支气管扩张等］，有无肺外结核、糖尿病、硅沉着病、麻疹、大手术、感染艾滋病等病史，了解其症状、体征及治疗情况。

（2）评估有无药物、食物过敏史，有无吸烟史、家族病史，以及卡介苗接种情况。

（3）健康状况变化　了解患者近期的健康状况变化，有无生活不规律、过度劳累、营养不良、妊娠、分娩等。

3. 肺结核并发呼吸衰竭患者的护理观察重点有哪些？

（1）密切观察生命体征、神志、尿量和皮肤色泽等，观察各类药物作用和不良反应，尤其是呼吸兴奋剂。

（2）密切观察动脉血气分析和各项化验指标变化。

（3）营养状况　关注患者的饮食摄入情况，良好的营养有利于抵抗疾病及康复。

（4）并发症的观察　注意是否有其他并发症发生的迹象，如肺部感染、气胸等。

（5）心理状态　关注患者的心理状态，提供必要的心理支持和安慰。

4. 肺结核并发呼吸衰竭患者的护理措施有哪些？

（1）密切观察病情　监测生命体征，注意观察患者的呼吸困难程度、意识状态、血氧饱和度等变化；观察痰液性状、量，及时调整护理计划。

（2）体位管理　帮助患者采取舒适的体位，如半卧位或高枕卧位，以减轻呼吸困难。

（3）药物管理　严格按照医嘱给予抗结核药物和其他治疗药物，注意药物的剂量、用法和不良反应。

（4）营养支持　提供高蛋白、高热量、高维生素的饮食，必要时可通过肠内或肠外营养支持。

（5）预防感染　感染是慢性呼吸衰竭急性加重的最常见诱因，平时需严格执行无菌操作，保持病房清洁，定期通风，避免交叉感染。

（6）心理护理 关心患者的心理状态，提供支持和安慰，减轻焦虑和恐惧。

5. 如何保持肺结核并发呼吸衰竭患者的呼吸道通畅？

（1）及时清除呼吸道分泌物，通过体位引流、机械辅助排痰、翻身拍背及负压吸引等方法清除呼吸道分泌物。

（2）昏迷患者采用仰头提颌法打开气道，并将口打开，保持气道通畅。

（3）缓解支气管痉挛 按医嘱使用支气管舒张药如 β2 肾上腺素受体激动药、糖皮质激素等缓解支气管痉挛，指导雾化吸入技巧，观察治疗效果。

（4）建立人工气道 如上述方法不能有效地保持气道通畅，可采用简易人工气道或气管内导管（气管插管和气管切开）建立人工气道，简易人工气道主要有口咽通气道、鼻咽通气道和喉罩，是气管内导管的临时替代方式。

6. 肺结核并发呼吸衰竭患者如何氧疗？

肺结核并发 I 型呼吸衰竭患者需吸入较高浓度（$FiO_2 > 50\%$）氧气，使 PaO_2 迅速提高到 60mmHg 或 $SaO_2 > 90\%$。肺结核合并 II 型呼吸衰竭的患者一般在 $PaO_2 < 60$mmHg 时才开始氧疗，应予低浓度（$< 35\%$）持续给氧，使 PaO_2 控制在 60mmHg 或 SaO_2 在 90% 或略高，以防因缺氧完全纠正，使外周化学感受器失去低氧血症的刺激而导致呼吸抑制，反而导致呼吸频率和幅度降低，加重缺氧和 CO_2 潴留。

7. 肺结核并发呼吸衰竭患者给氧方法有哪些？

常用的给氧法有鼻导管、鼻塞和面罩给氧。鼻导管和鼻塞法使用简单方便，不影响进食和咳痰，用于吸氧流量低于 7L/min 的肺结核伴有轻度呼吸衰竭和 II 型呼吸衰竭患者。面罩包括普通面罩、无重吸面罩和文丘里面罩，普通面罩用于低氧血症比较严重的 I 型呼衰患者，吸氧流量达 5~8L/min（浓度达 40%~60%）；无重吸面罩带有储氧袋，在面罩和储氧袋之间有一单向阀（储氧作用），氧浓度可达 90% 以上，常用于肺结核合并呼吸状态不稳定的 I 型呼衰患者；文丘里面罩底部有一调节器，可通过调节氧流量精确地控制空气与氧气的混合比例，尤其适用于慢性阻塞性肺疾病引起的呼吸衰竭。

8. 肺结核并发呼吸衰竭患者给氧过程中如何观察疗效？

如吸氧后呼吸困难缓解、发绀减轻、心率减慢，表示氧疗有效；如果意识障碍加深或呼吸过度表浅、缓慢，可能为 CO_2 潴留加重。应根据动脉血气分析结果和患者的临床表现及时调整吸氧流量或浓度，保证氧疗效果，防止氧中毒和 CO_2 麻醉。如通过普通面罩或无重吸面罩进行高浓度氧疗后，不能有效地改善患者的低氧血症，应做好气管插管和机械通气的准备，配合医生进行气管插管和机械通气。

9. 肺结核并发呼吸衰竭患者氧疗给氧过程中的注意事项有哪些？

保持吸入氧气的湿化，以免干燥的氧气对呼吸道产生刺激作用并促进气道黏液栓形成。输送氧气的导管、面罩、气管导管等应妥善固定，使患者舒适；保持给氧器具清洁与通畅，一人一用、定时更换，防止交叉感染。向患者及家属说明氧疗的重要性，嘱其不要擅自停止吸氧或变动氧流量。氧疗时禁震、禁火、禁热、禁油。

10. 肺结核并发呼吸衰竭患者的主要健康指导有哪些？

（1）疾病知识指导 向患者及家属讲解疾病的发生、发展和转归；根据病情制定合理的活动与休息计划，指导患者在耐受范围内活动；指导患者合理安排膳食，加强营养，改善体质；避免劳累、情绪激动等不良因素刺激。

（2）康复指导 指导患者有效呼吸和咳嗽咳痰技巧，如缩唇呼吸、腹式呼吸、体位引流、叩背等方法，提高患者的自我护理能力，延缓肺功能恶化；指导并教会患者及家属合理的家庭氧疗方法及注意事项；鼓励患者进行耐寒锻炼和呼吸功能锻炼，如用冷水洗脸等，以提高呼吸道抗感染的能力；指导患者戒烟，尽量少去人多的场所，避免吸入刺激性气体，避免与呼吸道感染者接触，减少感染的机会。

（3）用药指导与病情监测 出院时指导患者正确使用药物，告知剂量、用法和注意事项，定期复诊、随访，监测病情变化，及时调整治疗方案。若有咳嗽咳痰、气促、发绀加重等变化，应尽早就医。

第二节 肺结核并发心力衰竭患者的护理

1. 什么是肺结核并发心力衰竭？

肺结核是一种由结核分枝杆菌引起的慢性呼吸道传染病，在我国人群中发病率处于较高水平。而心力衰竭是一种复杂的临床综合征，定义包含 3 个方面：心脏结构和（或）功能异常导致心室充盈（舒张功能）和（或）射血能力（收缩功能）受损；产生相应的心衰相关的临床症状和（或）体征；通常伴有利钠肽水平升高，和（或）影像学检查提示心源性的肺部或全身性淤血，或血流动力学检查提示心室充盈压升高的客观证据。肺结核患者由于长期肺实质、肺血管病变或胸廓畸形等，以及肺泡内分泌物增加引起继发感染或破坏肺组织，会引起右心结构和（或）功能改变，早期右心室代偿性肥厚，后期失代偿则发展为右心功能不全进而发展为慢性心力衰竭。肺结核合并肺源性心脏病患者临床有 20% ~ 40.5% 并发心力衰竭。

2. 肺结核并发心力衰竭患者护理评估有哪些？

（1）了解患者既往是否患有肺结核，是否规律治疗，有无结核病接触史。

（2）评估患者年龄，既往有无冠心病、高血压、风湿性心脏病、先天性心脏病等基础疾病。

（3）评估患者有无呼吸道感染、心律失常、血容量增加、过度劳累和情绪激动等诱发因素。

（4）询问患者有无吸烟、生活不规律等不良生活习惯。

3. 肺结核并发心力衰竭患者的病情观察要点有哪些？

（1）呼吸系统症状 观察患者咳嗽、咳痰情况，评估有无胸痛、咯血及呼吸困难，观察发绀的程度及肺部湿啰音变化。

（2）消化系统症状 观察患者有无腹胀、纳差、恶心、呕吐等症状。

（3）水肿情况 观察患者水肿出现的时间、部位、性质、程度及变化，观察水肿局部皮肤有无感染及压力性损伤的发生。

（4）全身症状 观察患者生命体征变化。

（5）实验室检查 监测血气分析结果。

（6）其他 每天测量体重，观察患者每日出入液量，患者有腹腔积液时需每天测量腹围。

4. 肺结核并发心力衰竭患者的饮食指导是什么？

（1）高蛋白、高维生素、低盐、清淡、易消化饮食。

（2）少量多餐，不宜过饱，减轻心脏负担。

（3）避免进食豆类等产气食物。

（4）水肿患者限制钠盐摄入。轻度水肿患者钠盐摄入量每天 5g 以下，中度水肿患者每天 3g 以下，重度水肿患者每天 1g 以下；同时限制含钠高的食品，如发酵面食、腌制品、罐头等。

（5）控制饮食量，减轻体质量。

（6）关注电解质动态变化，老年患者不宜过度限盐，尤其在使用利尿剂后，以防发生低钠血症。

5. 如何做好肺结核并发心力衰竭患者的排便护理？

（1）患者因肠道淤血、食欲减退、长期卧床以及抗结核药物的不良反应等因素影响，容易出现便秘；用力排便会增加心脏负荷，从而加重心力衰竭，因此患者应保持大便通畅。

（2）指导患者增加粗纤维食物的摄入，卧床期间经常变换体位，顺时针按摩腹部，并训练在床上大小便。在病情允许的情况下尽可能帮助患者使用床边便器排便。

（3）注意观察患者排便后反应，必要时遵医嘱给予缓泻剂，禁止大剂量液体灌肠，以避免在灌肠过程中部分液体被肠道吸收，导致血容量增加，从而加重心脏负担。

6. 肺结核并发心力衰竭患者恢复期的健康教育内容有哪些？

（1）消毒隔离知识　居室定时开窗通风换气，保持室内空气新鲜；排菌传染期与家人分室居住、分餐，外出戴口罩；被褥、衣物可在阳光下暴晒 6 小时以上。

（2）症状监测　教会患者识别心力衰竭加重的临床表现，如疲乏加重、水肿再现或加重、体质量增加等。

（3）适度运动　进行医学与运动评估，制定个体化运动处方，体力活动以呼吸顺畅、不出现疲乏为宜。

（4）饮食指导　戒烟酒，均衡清淡饮食，避免刺激性食物，适量补充维生素和矿物质。

（5）避免心衰诱因　防寒保暖，有效控制血压、血糖、血脂，避免过度劳累、情绪激动，预防便秘，避免钠盐摄入过多，不暴饮暴食。

（6）定期随访与监测　处于稳定状态的心衰患者仍需进行随访，以监测无症状心衰患者的疾病进展和共病情况。

第三节　肺结核并发多器官功能障碍患者的护理

1. 什么是肺结核并发多器官功能障碍？

多器官功能障碍综合征（MODS）是指在多种急性致病因素所致机体原发病变的基础上，相继引发 2 个或 2 个以上器官同时或序贯出现的可逆性功能障碍，其恶化的结局是多器官功能衰竭（multiple organ failure，MOF）。肺结核并发多器官功能障碍是指在肺结核的基础上，同时并发多个器官的功能异常或衰竭。

2. 肺结核并发多器官功能障碍患者护理评估有哪些？

（1）肺结核接触史　有无结核病接触史，尤其是与排菌肺结核患者密切接触史。

（2）有无感染、创伤、大手术等引起 MODS 的病因，是否存在高龄、慢性疾病等易感

MODS 的危险因素。

（3）吸烟史　吸烟可能加重肺部疾病，故应了解患者的吸烟情况。

（4）药物过敏史　询问患者对抗生素、抗结核药物等是否有过敏反应。

（5）营养状态　可应用营养风险筛查表（NRS 2002）评估。

3. 肺结核并发多器官功能障碍患者的主要抢救措施有哪些？

（1）按各器官功能改变时的紧急抢救流程，抢救药物的剂量、用法、注意事项和各种抢救设备的操作方法，熟练配合医生进行抢救。

（2）保持呼吸道通畅　协助患者排痰，如翻身拍背、雾化吸入、吸痰等；对呼吸功能障碍患者协助医生建立人工气道，提供人工气道相关护理，做好环境、气囊管理，保持气道湿化、按需吸痰，预防人工气道并发症的发生等。

（3）氧疗护理　根据患者的病情需要，给予适当的氧疗；对于需要机械通气的患者，维持安全及有效的通气治疗。

4. 肺结核并发多器官功能障碍患者的护理有哪些？

（1）严密监测生命体征，密切观察疾病的发生、发展情况，及时发现病情变化，积极配合医生进行处理。

（2）保持管道通畅，妥善固定，防止脱落、堵塞等发生。

（3）严密观察和记录患者出入量。

（4）遵医嘱正确、合理给药，保证治疗措施有效进行。

（5）根据病情提供合适的营养支持，提供高热量、高蛋白、易消化的饮食，改善营养状况。

（6）加强基础护理，根据病情选择合适的体位，若无禁忌一般选择床头抬高 30～45°，半卧位。早期开始物理治疗，争取早日自主活动。

（7）对烦躁、昏迷患者应采取保护性措施，如约束、使用床栏等。

（8）加强与患者交流沟通，消除焦虑、恐惧等不良情绪；对家属进行心理支持，帮助树立战胜疾病的信心。

5. 肺结核并发多器官功能障碍患者如何落实健康指导？

（1）疾病知识指导　向患者及家属讲解疾病的发生、发展和转归。根据病情制定合理的活动与休息计划。指导患者合理安排膳食，加强营养，改善体质，避免劳累、受凉等不良因素刺激。

（2）康复指导　指导有效呼吸和咳嗽咳痰技巧，根据患者的恢复情况进行适当的康复训练，如呼吸功能训练、体能锻炼等。

（3）用药指导及病情监测　向患者和家属提供详细的出院指导，包括药物使用、饮食注意事项、活动限制等；定期的复诊、随访，监测病情变化，及时调整治疗方案；若出现气促、发绀、血压下降、水肿、少尿、腹胀等情况时，及时就医。

第四节　肺结核并发气胸患者的护理

1. 什么是肺结核并发气胸？

肺结核患者因肺部疾病使肺组织和脏层胸膜破裂，或者靠近肺表面的肺大疱、细小气肿疱自行破裂，肺和支气管内空气逸入胸膜腔，导致气胸。结核患者的气胸多为继发性，是结核的常见并发症，在肺结核、胸膜疾病的基础上，形成肺大疱或直接损伤胸膜，特别是伴有肺大疱和肺结核纤维组织增生者，更易并发气胸，是呼吸科常见的急症。

2. 肺结核并发气胸护理评估有哪些？

（1）评估患者的年龄、职业、文化程度、心理社会状况。

（2）评估患者的既往健康状况、有无吸烟史、个人卫生习惯以及自理能力。

（3）评估患者目前疾病和身体整体状况，如症状、体征和相关的检查结果。

（4）评估患者是否曾进行激烈的体育活动、抬举重物过于用力、用力排便、剧烈咳嗽甚至大笑等，以上均是可能存在的诱发因素。

3. 肺结核并发气胸患者的护理有哪些？

（1）肺萎陷小于30%为小量气胸，患者无明显呼吸和循环功能紊乱的症状，无须特殊处理，积气一般会在1～2周自行吸收，但应观察有无胸闷、胸痛、呼吸困难。

（2）肺萎陷在30%～50%者为中量气胸，肺萎陷在50%以上者为大量气胸，两者均可表现为突发剧烈咳嗽、胸痛、呼吸困难。明显的低氧血症者，需注意观察患者呼吸形态，呼吸急促或有发绀时，应根据血氧饱和度情况，立即给予中流量或高流量氧气吸入。

（3）中量气胸或大量气胸时，需配合医生行胸腔闭式引流术，以减轻肺萎陷，促使肺尽早复张。管道留置后需注意观察其生命体征、呼吸形态、引流液性质和量、水柱波动情况及症状有无较前缓解。

（4）病情稳定者取半坐卧位或坐位，使膈肌下降，有利于呼吸。

（5）指导患者适当休息，避免过多活动和不必要的搬动；保持排便通畅，便秘时给予缓泻剂，以免排便用力；有吸烟史患者指导戒烟，避免加重气胸。

（6）对咳嗽、痰多者指导其多饮水，给予止咳、化痰药物，对年老体弱者可拍背助其排痰，避免患者剧烈咳嗽。

4. 肺结核并发气胸的疼痛护理有哪些？

（1）保持病室安静、清洁、舒适，减少一切不良刺激。

（2）协助患者采取舒适的体位。

（3）指导患者做缓慢深呼吸，让患者听音乐，与患者聊天，以分散患者的注意力，减轻疼痛。

（4）患者咳嗽、咳痰时，协助或指导患者及其家属用双手按压患侧胸腔，以减轻伤口震动产生的疼痛。

（5）必要时遵医嘱给予镇痛药。

5. 肺结核并发气胸患者胸腔闭式引流的护理有哪些？

（1）定时挤压引流管，保持管道通畅，防止引流管受压、扭曲和阻塞。患者取半坐卧位，鼓励患者咳嗽和深呼吸，以利胸膜腔内液体和气体的排出，促进肺复张。

（2）密切观察并准确记录引流液的颜色、性状和量；观察管中水柱波动的情况，以判断引流管是否通畅。

（3）严格无菌操作，定时更换引流装置，保持伤口处敷料清洁、干燥，一旦渗湿，则应及时换药。

（4）需胸腔注药者，应遵循无菌操作原则。注药后指导患者适当转换体位，使药物在胸腔充分流动，溶解胸腔内气泡；夹管期间注意观察患者有无呼吸困难、胸闷等不适；开放引流管后注意观察引流液的性质及量，并做好记录。

6. 肺结核并发气胸患者饮食指导有哪些？

（1）鼓励患者多吃蔬菜水果、多饮水，防止便秘，避免加重气胸。

（2）本病为慢性消耗性疾病，饮食应均衡多样化，多进食高蛋白、高维生素、高热量、营养丰富、易消化食物，如牛奶、豆浆、鸡蛋、鱼、肉、豆腐、水果、蔬菜等。

（3）向患者解释加强营养的重要性，每周测一次体重并记录；观察患者进食情况及营养状况的改善情况，适当增加饮食量，以便增强机体的抗病能力，加快疾病的恢复。

7. 肺结核并发气胸患者的康复训练有哪些？

（1）在无明显气促时，可进行呼吸功能锻炼，有助于增强肺部弹性和呼吸肌力量，如深呼吸、腹式呼吸、缩唇呼吸训练、吹气球、呼吸训练器等，每次运动控制在 15 ~ 20 分钟，每日 3 次。

（2）随着病情的改善，若患者病情稳定且无明显不适，可以逐渐增加活动量，以提高心肺功能锻炼的效果。如胸廓扩张运动、床上活动等，每天 1 ~ 2 次，每次运动控制在 20 ~ 30 分钟；根据心肺运动试验结果循序渐进地调整至散步、打太极、慢跑等，每周 3 ~ 5 次，每次 20 ~ 30 分钟。在运动过程中，应确保运动强度在安全范围内，注意避免剧烈运动，以免加重病情，注意保持室内空气流通。

（3）咳嗽患者应指导其正确的咳嗽技巧，保持呼吸道通畅，清除肺部痰液，促进肺部复张。

8. 如何做好肺结核并发气胸患者的延续护理？

（1）向患者及家属强调按医嘱服药的重要性，防止因擅自停药而产生耐药，应遵循早期、联合、适量、规律、全程的原则。指导患者定期复查，检查肝功能和 X 线胸片，便于了解病情变化，有利于治疗方案的调整。

（2）吸烟者复发率高，告知患者戒烟的益处及自发性气胸的诱因和临床表现，避免气胸复发，如出现突然剧烈咳嗽、胸痛、呼吸困难等症状，应及时就医。提高患者对结核病发病的病因、传播途径、治疗和预防的认识，严禁随地吐痰，不要对着他人咳嗽或打喷嚏。

（3）一般恢复期胸部仍会有轻微不适或疼痛，应坚持呼吸锻炼、运动锻炼及肩关节锻炼，促进功能恢复。痊愈后 1 个月内不参加剧烈的体育运动，如打球、跑步、抬举重物等。

（4）注意营养搭配和饮食调理，增加机体抗病能力，防止复发。

（5）做好心理护理，肺结核病程长、恢复慢、有传染性，可向患者讲解疾病过程，进行知识宣教，介绍成功案例，鼓励患者保持乐观的心境，增强其战胜疾病的信心。

（6）居家管理时应尽可能和家人分餐、分床、分碗、分筷、分毛巾等，物品定时消毒，居家勤开窗通风。

第五节　肺结核并发大咯血患者的护理

1. 什么是咯血？

咯血是指喉部以下的呼吸道或肺部组织出血，经口腔咳出。咯血出血血管 90% 来源于支气管动脉，10% 来源于肺动脉或其他体动脉。咯血主要见于呼吸系统疾病，如肺结核、支气管内膜结核、支气管扩张、肺炎、慢性支气管炎、支气管肺癌等。此外，某些心血管疾病，如风湿性心脏病二尖瓣狭窄、急性肺水肿，以及血液病、系统性红斑狼疮等也可引起咯血。

2. 如何进行咯血量的评估？

咯血量的多少与疾病严重程度不完全一致，实际工作中很难评估，可根据出血量和出血速度以及患者的心肺功能储备来判断其风险。咯血量大小的标准尚无明确的界定，但一般如下认为。

（1）少量咯血　痰中带血或 24 小时咯血量＜100ml。

（2）中量咯血　24 小时咯血 100～500ml。

（3）大量咯血　24 小时咯血＞500ml 或一次咯血量超过 100ml。

（4）急性致死性大咯血　指急剧从口鼻喷射出大量鲜血 2000ml 以上。

3. 肺结核并发大咯血的护理评估内容有哪些？

（1）评估患者咯血的诱因，多数患者咯血前可有剧烈咳嗽或过度劳累、着凉、感冒等。

（2）评估患者咯血先兆症状及诱发因素，如胸前区灼热感、心慌、头晕、喉部发痒、咽喉部异物感或梗死、胸部憋闷、欲吐不适、口有腥味或痰中带血丝；是否有情绪过于激动、异味气体刺激咳嗽、繁重劳累等。

（3）评估患者窒息先兆，如咯血突然中断，出现胸闷、精神紧张；烦躁不安，患者急需坐起呼吸；咽部作响，突然呼吸急促，牙关紧闭；喷射性大咯血过程突然中断、呼吸困难或从口鼻腔中喷射出少量血液，张口瞪目；呼吸骤停，面色青紫，两手乱抓，神志不清，大小便失禁。

（4）评估患者咯血的量、颜色、性质及出血的速度以及患者对咯血症状的认识程度。

（5）评估患者的结核中毒症状。

4. 大咯血常见并发症及护理有哪些？

（1）肺不张　通畅气道，加强吸引或引流排痰；停用强镇咳、镇静药物，鼓励患者有效咳嗽；分泌物黏稠、不易咳出者，可应用雾化吸入来湿化气道；酌情应用抗生素、祛痰药物；必要时行纤维支气管镜吸出血块，或用支气管灌洗方法清除气道内积血和分泌物。

（2）吸入性肺炎　应选用广谱强效抗生素治疗；如为肺结核所致咯血，应加用抗结核药物。

（3）失血性休克　立即给予输液、输全血或血浆，直到补足血容量；若补充血容量后血压仍偏低，可应用抗休克的血管活性药物；严密观察患者的神志和生命体征，准确记录患者的出入量，加强床边心电监护；床边备好急救物品。

（4）窒息　解除呼吸道阻塞，保证供氧，维持 SaO_2 在 90% 及以上；按医嘱应用呼吸中枢兴奋剂、止血药物，补充血容量；监测血气分析和凝血机制；必要时行气管插管或气管镜直视下吸取血块。早期发现并正确处理窒息先兆是抢救成功的关键。

5. 肺结核并发大咯血的抢救措施有哪些？

（1）保持呼吸道通畅，采取患侧卧位，或平卧位头偏向一侧，用大号吸痰管负压吸引，或支气管镜下抽吸血块，气管插管。

（2）快速建立静脉通道，准确按医嘱给药。

（3）消除患者紧张情绪，指导患者勿屏气，及时将血块咳出。

（4）给予中高流量氧气吸入。

（5）做好病情观察与用药效果评价。

6. 肺结核并发大咯血患者的健康教育有哪些？

（1）休息与运动　小量咯血以静卧休息为主，大咯血期间需绝对卧床休息，采取患侧卧位。

（2）咯血时保持镇静，不要屏气，轻轻将血咳出，及时到医院就诊。

（3）饮食护理　大咯血时需禁食，咯血停止后可给少量温或凉流质饮食，过冷或过热食物均易诱发咯血。同时保持排便通畅，预防排便用力而导致再次咯血。

（4）向患者讲解肺结核和咯血相关知识，进行合理、全程抗结核病化疗；注意观察用药后的反应，定期复查。

第四章　特殊人群结核病患者的护理

第一节　儿童结核病患者的护理

1. 什么是儿童结核病？

儿童结核病是由结核杆菌引起的一种慢性、传染性疾病，全身各器官均可受累，小儿以原发型肺结核最为常见，严重者可经血行播散引起粟粒型结核和结核性脑膜炎。

2. 如何做好结核病患儿心理护理？

首先应尊重患儿，向患儿介绍医护人员，拉近医患之间的距离。了解患儿的喜好和习惯，在交谈和嬉戏中，让患儿体会到医护人员对他们的关爱。营造温馨的病房环境，有利于患儿对医院环境尽快适应，缓解患儿陌生感、焦虑和恐惧感。在进行治疗时，对配合治疗的患儿给予鼓励性言语赞扬，对不配合治疗的患儿应耐心劝导，切忌批评指责。

3. 结核病患儿发生疼痛时，如何选择合适的疼痛评估工具？

（1）对语言交流正常的 4 岁以上患儿统一使用国际通用的视觉模拟评分法（visual analogue scale，VAS）评分。

（2）对神志清楚有先天性认知障碍、语言表达困难的患儿（如聋哑患儿），采用 Wong - Baker 面部表情评分量表。

（3）对 4 岁或 4 岁以下婴幼儿或意识障碍无法配合完成疼痛评估的患儿使用行为学评估量表。

（4）对使用呼吸机、气管插管、气管切开而无法正常表达的患儿使用危重症患者疼痛观察工具。

4. 如何做好结核病患儿的用药指导？

结核患儿出现恶心、呕吐等不良反应时要鼓励家属及患儿积极主动地接受治疗、配合治疗、规范治疗，并最终完成治疗。指导家属给患儿做到按时、按量，不自行增、减量，不自行改动药物种类，不漏服及错服。

5. 如何指导家属正确处理结核病患儿的药物不良反应？

护士要积极鼓励家属及患儿识别和报告药物不良反应，以便及时获得处理。出现轻微的不良反应时，如恶心或皮肤痛痒，虽然其严重性不足以要求改变治疗，却会影响患儿的情绪，因此医护人员给予充分的支持和理解能减轻患儿的不适并能鼓励其继续接受治疗。出现严重不良反应时，如黄疸或重度的腹部不适，应立即报告医生，及时处理。

6. 儿童结核病患者的预后怎么样？

儿童结核病多数为原发性肺结核，病灶内结核菌含量少，诊断后经规范抗结核治疗，多数预后良好，症状消失，病灶吸收或发生钙化，达到临床治愈。少数儿童治疗效果差，引起各器官系统后遗症或死亡，与以下因素有关：诊断和治疗延误；感染耐多药结核菌；治疗依从性差；化疗方案不规范，治疗剂量不正确；有伴存疾病，如原发免疫缺陷病、糖尿病、HIV 感染等。

7. 儿童结核病患者出院健康教育有哪些内容?

（1）向家长讲解疾病的相关知识，树立其长期坚持全程治疗的思想准备。

（2）坚持定期复查，以了解治疗效果和药物的使用情况，以便根据病情调整治疗方案。

（3）讲解观察药物不良反应的重要性，如有异常及时就诊。

（4）宣传良好的生活习惯、充足的营养对患儿恢复的重要作用，嘱患儿家长督促患儿保证休息，适当进行户外活动。

（5）对留有后遗症的患儿，如肢体瘫痪者可进行理疗、被动活动等功能锻炼，防止肌肉挛缩，尽可能恢复其功能。

第二节　老年结核病患者的护理

1. 什么是老年结核病?

老年结核病是指≥65 岁的老年人罹患的结核病，包括内源性复燃及外源性再感染机制而发病的初治结核病，既往已患结核病再次复发，以及迁延不愈的复治和慢性结核病。由于本病患病率比较高，而且临床表现不是很典型，容易误诊和漏诊。

2. 老年肺结核患者的评估内容有哪些?

（1）评估患者的文化程度及对疾病的认知。

（2）评估患者的生活自理能力。

（3）评估患者的营养状况。

（4）评估患者有无跌倒/坠床的风险。

（5）评估患者皮肤情况，有无发生压力性损伤的风险。

（6）评估患者有无静脉血栓栓塞症的风险。

3. 老年结核病患者营养筛查与评估工具有哪些?

老年结核患者由于机体功能下降、长期服用药物等因素，更容易发生营养不良的情况。积极评估和早期识别老年结核患者的营养情况，能够有效给予针对性的预防措施，常见的营养筛查和评估工具如下：营养风险筛查 2002（NRS 2002）、主观整体评估（SGA）、患者主观整体评估（PG - SGA）、微型营养评估（MNA）、营养不良通用筛查工具（MUST）、营养风险指数（nutritional risk index，NRI）、身体组成评价法（body composition assessment，BCA）。

4. 护理人员在管理老年结核病患者时的注意事项有哪些?

应给予老年患者综合关怀，加强个人护理，减少患者流动性，改善患者的临床一般状况。老年人抗结核治疗过程中胃肠道不良反应发生率高且常伴有厌食症，故应重视营养支持治疗。抗结核治疗过程中需要整合药师的建议，定期监测药物的不良反应，建议有条件的地区进行血药浓度监测。此外，老年肺结核患者应接受直接督导治疗措施。

5. 老年结核病患者极易发生营养不良，医护人员该如何做好老年结核病患者的饮食护理?

结核病是慢性消耗性疾病，而老年人因多种原因易导致营养不良，一旦患上肺结核，加之忽视营养，则更难治愈。因此老年结核病患者需特别注意蛋白质的摄入，每日每公斤体重需保证 100g 以上，如牛奶、鸡蛋、鱼、瘦肉禽类、豆制品等。还需补充足够的维生素 C，如应时水果、新鲜蔬菜等。注意膳食荤、素搭配，注意菜肴色、香、味，以增进食欲。

6. 如何对老年结核病患者进行用药指导?

（1）遵守个体化全疗程服药方案，向患者讲解规律服药的重要性。

（2）提前告知患者及家属药物不良反应及处理方法。

（3）重视并发症的治疗，并注意药品间的相互作用。

（4）做到安全用药，可用醒目的颜色标示用药。

（5）训练患者自我服药能力，可使用服药标记法，利用不同的颜色，如红、黄、绿、蓝等颜色代表空腹及早、中、晚的服药，并用闹钟提醒服药。

7. 如何做好老年结核病患者皮肤护理?

（1）老年结核病患者由于皮肤感知能力减退，末梢神经不敏感，容易引起烧伤、烫伤、冻伤、擦伤、刮伤等，在使用热水袋时，需确保温度适宜，定期观察，避免使用电热宝等。

（2）老年结核病患者由于皮肤组织萎缩、弹性差、血液循环不良，易导致压力性损伤的发生。医护人员要认真评估患者的皮肤情况，防止压力性损伤的发生，卧床患者要勤翻身，每 2 小时左右 30° 交替翻身，保持床单元清洁，做好晨晚间护理。

8. 老年结核病患者常见的安全问题有哪些，护理人员该如何进行居家安全健康教育?

老年结核病患者常见的安全问题有跌倒、坠床、误食等。为了避免患者发生安全问题，患者的居住环境应光线明亮，保持空气流通，物品尽量定点放置，根据情况放置床档。为避免跌倒，可在卫生间安装扶手，地面配置防滑垫，选择软底防滑鞋等。评估患者的进食行为，纠正饮食时聊天、看电视及进食后立即躺平等不良习惯。

第三节　妊娠结核病患者的护理

1. 为什么妊娠女性容易合并结核病?

妊娠后 HCG 升高，抑制了淋巴细胞免疫功能，所以容易导致结核分枝杆菌感染或结核病复发。

2. 妊娠女性在哪种情况时需要考虑行肺结核筛查?

（1）妊娠过程中出现发热、咳嗽、咳痰等呼吸道症状，经正规抗感染治疗 2 周未见好转。

（2）出现午后低热、盗汗。

（3）原有肺结核和肺外结核病史且未经系统正规治疗。

（4）与开放性肺结核患者有密切接触史，并出现相关临床症状。

（5）免疫力低下者出现肺结核相关临床症状。

3. 肺结核对妊娠有哪些影响?

活动性肺结核合并妊娠者由于发热、缺氧及营养不良，会增加流产、早产、胎死宫内、胎儿宫内发育迟缓等发生。而非活动性肺结核或病变范围不大、肺功能无改变者，对妊娠经过和胎儿发育影响不大。肺结核治疗药物可能对母婴带来不良作用。孕妇可在产前、产时及产后将结核菌传给下一代。有活动性结核未经治疗的母亲，其新生儿产后第一年内感染结核的可能性为 50%。

4. 妊娠合并肺结核的患者哪种情况需考虑终止妊娠？

（1）严重肺结核伴有肺功能减低，不能耐受继续妊娠及分娩。

（2）活动性肺结核需要及时进行抗结核治疗，考虑药物对胎儿不良影响难以避免时。

（3）合并其他系统疾病不能继续妊娠。

（4）艾滋病患者妊娠合并肺结核病。

（5）有产科终止妊娠的指征。

（6）高龄、体质虚弱、经济条件差或无法随诊并已有子女的经产妇。

5. 妊娠合并结核病的患者用药护理有哪些？

（1）妊娠期可选用异烟肼、利福平、乙胺丁醇、对氨基水杨酸等药物。在服用异烟肼期间需监测肝功能；乙胺丁醇可能引起视神经炎，需定期监测眼部情况。

（2）避免使用链霉素等氨基糖苷类抗生素，因其可能导致胎儿耳聋和眩晕。

（3）氟喹酸类药物禁用于妊娠期和哺乳期。

6. 妊娠合并结核病的患者在不同时期的护理要点有哪些？

（1）妊娠前期　加强宣教，活动期应避免妊娠；若已妊娠需早期人工流产，治疗后再考虑怀孕。

（2）妊娠期　指导饮食，早发现活动性肺结核，定期产前检查，选择安全药物，注意肝功能，活动性肺结核孕妇应住院待产。

（3）分娩期　保证饮食和休息，持续吸氧，监测胎心，准备手术助产，防止产后出血和感染。

（4）产褥期　延长休息，增加营养，继续抗结核治疗，预防感染，注意胸部 X 射线剂量。若母乳中药物浓度低，建议患儿接种卡介苗，并定期结核菌素试验。

（雷国华　赵越　曾华志　周敏娟　万彬　姚蓉）

感控篇

第一章　结核病感染控制基础知识

第一节　结核病的传播途径及传播机制

1. 结核病的传播途径有哪些?

空气－呼吸道传播、消化道传播、垂直传播及其他方式传播。其中空气－呼吸道传播是最主要的传播途径。

2. 结核病传播机制有哪几种?

飞沫传播(微滴核)、再生气溶胶(尘埃感染)、消化道传播、垂直传播。其中飞沫传播是主要机制。

3. 结核分枝杆菌传播的主要介质是什么?

结核病患者产生的液滴核与气溶胶均为结核分枝杆菌传播的主要介质。

4. 飞沫传播机制是什么?

排菌患者大声说笑、唱歌、咳嗽、打喷嚏就像是高压喷射器把带有结核菌的微滴核(唾沫飞沫)散布于空气中,其颗粒若在5μm以下就可直接通过气管、支气管、小支气管吸入肺泡引起感染(微滴核直径若大于5μm,会因直径大而不能进入肺泡,最终会随着支气管壁的纤毛运动和咳嗽排出体外)。

5. 排菌者的飞沫颗粒多大时能引发感染?

当飞沫的颗粒小于5μm,可以被健康人直接吸入毛细支气管或肺泡内,在人体免疫力低下时即可发病。如果飞沫的颗粒大于5μm,往往会阻塞于较大的气管内,经咳嗽又排出体外,因此引起感染的可能性不大。

6. 排菌者咳出的痰或谈笑、打喷嚏时排出带菌的飞沫落在地上时能致病吗?

扫床、扫地等活动会使带菌的尘埃随风飘扬而被健康人吸入到肺泡内,也可引起结核病。不过这些附着在尘埃上的结核菌在地面上经过风吹日晒,会受到一些破坏,传染致病能力有所减弱。

7. 有结核菌的微滴核直径大于5μm就不会引起感染吗?

粒径≥5μm的液滴核在适宜的条件下可以在数秒时间内,在空气中转化为直径<5μm的气溶胶,气溶胶可以无限期地悬浮在空气中,被吸入后可以扩散到肺组织深处导致感染。

8. 在空气不流通的场所被传染结核病的概率大吗?

空气不流通的场所含菌量高,感染机会也大。结核菌的传播主要是排菌患者,与之同住在一个房间内的儿童和青年最容易受感染。

9. 再生气溶胶(尘埃感染)传播机制是什么?

肺结核是通过呼吸道传播的,传统的观点偏重于尘埃带菌传染,现称再生气溶胶传染。即指因排菌肺结核患者随地吐痰,干燥后细菌随尘土飞扬(扫地、整理床铺、打扫卫生等),被他人吸入引起感染而发病。

160

10. 结核病是如何经消化道传播的?

消化道也可传播结核病,通过饮用未经煮沸或含菌的牛奶、咽下痰液等途径感染结核病。饮用含结核菌的不洁牛奶后,结核菌经肠道吸收入血,随血流到肺而感染。与排菌患者共用碗筷,也有被感染的可能。

11. 消化道对结核菌的抵抗力如何?

消化道对结核菌有较强的抵抗力。结核菌进入胃内很容易被大量胃酸杀死,对结核菌的抵抗力较大,除非吃入了大量结核菌,否则不容易被感染,消化道结核多数由于饮用未经煮沸的牛奶引起。

12. 结核病如何垂直传播?

母婴传播(垂直传播)即孕妇经胎盘供血感染胎儿,抑或生产时胎儿吞咽含结核杆菌的羊水而受到感染,从而患上先天性结核病。

13. 结核病是人畜共患疾病吗?

结核病是人畜共患疾病,许多动物如猪、猫、狗、牛、羊、鹿、猴等均可患结核病。人类和这些动物经常接触,既可被患有结核病的动物所传染,也可将自身结核病传给所饲养的动物。

14. 结核分枝杆菌在环境中能存活多长时间?

结核分枝杆菌在河水和蒸馏水中可分别存活 30 天与 115 天;含结核分枝杆菌痰液与土壤混合,存活时间可达 137 天,将结核分枝杆菌直接接种于土壤中则可存活 12 个月;结核病患者干燥痰在地毯或手帕、木材、羊毛毯上,可存活 39 天或 70 天。

15. 感染结核菌后是否发病取决于什么?

感染了结核菌的人并不是都发生结核病。感染后是否发病主要取决于结核菌的毒力、菌量以及机体的先天免疫力。

第二节 结核病感染控制基本原则

1. 结核病感染控制基本原则是什么?

控制传染源、切断传播途径、保护易感人群。控制结核病传播的首要措施是控制传染源。

2. 结核病的传染源是什么?

结核病的主要传染源是涂阳和(或)培阳的继发性肺结核患者,未经治疗的排菌结核病患者的传染性最大。

3. 如何控制传染源?

早期发现患者并登记管理,必要时予以呼吸道隔离,督导用药,做好长期随访。

4. 什么是潜伏性结核感染?

潜伏性结核感染一般是由于机体感染了结核分枝杆菌,由于免疫功能的作用,将大部分的结核分枝杆菌杀灭,留有少部分的结核分枝杆菌潜伏在机体当中。此时病菌处于休眠状态,当机体免疫功能下降时,这些潜伏的细菌可以大量增殖,造成肺损伤而引起临床症状,所以何时发病主要与机体的免疫状态有关。潜伏感染者在一生中有 5%～10% 的可能进展为活动性结核病。

5. 如何切断结核病传播途径？

保持室内空气流通，禁止随地吐痰；外出时做好必要的呼吸道防护。患者所用痰纸或敷料应焚烧；接触痰液后，双手需用流水清洗；餐具煮沸 5 分钟后再洗涤；被褥、书籍在强烈日光下曝晒至少 2 小时；医疗器械用酒精浸泡；与他人同桌共餐时使用公筷；病室内每日用紫外线灯照射 1 小时空气消毒。

6. 哪些人群易患结核病？

机体抵抗力低下的人群均是结核病的易感人群。婴幼儿、老年人、HIV 感染者、矽肺患者、免疫抑制剂使用者、慢性肾脏疾病等慢性疾病患者、血糖控制不理想的糖尿病患者，生活贫穷、居住拥挤、营养不良人群，新移民。

7. 如何保护结核病易感人群？

对未受过结核菌感染的人群，如新生儿及结核菌素试验阴性的儿童，及时接种卡介苗；密切接触者应定期到医院检查，必要时进行预防性治疗；对易发病的高危人群，如 HIV 感染者，应进行预防性化疗。

8. 对结核患者该如何管理？

应做到"五早"，即早发现、早诊断、早报告、早隔离、早治疗。

9. 如何做好个人防护？

保持适量体育锻炼、良好卫生习惯、良好作息时间和习惯、合理膳食、良好的心理素质，树立个人是自己健康第一责任人意识。

10. 结核病患者使用的便器、浴盆等如何消毒？

患者使用的便器、浴盆等要定时消毒，用 1000～2000mg/L 有效氯消毒液或含溴消毒剂浸泡 30 分钟。

11. 结核病区物表如何清洁和消毒？

桌、椅、柜、门（门把手）、窗、病历夹、医用仪器设备（有特殊要求的除外）等物体表面可用 1000～2000mg/L 有效氯消毒剂或含溴消毒剂擦拭消毒。

12. 结核病感染控制区域地面如何清洁和消毒？

地面湿式拖扫，用 0.1％过氧乙酸拖地，或用 1000～2000mg/L 有效氯消毒剂或含溴消毒剂喷洒（拖地）。

13. 需进行结核病预防性治疗的高危人群有哪些？

结核菌素试验强阳性者；艾滋病合并结核分枝杆菌双重感染者；合并糖尿病、矽肺患者，长期应用免疫抑制剂者等。

第二章 结核病感染与控制策略

第一节 结核病感染风险评估

1. 什么是结核感染风险评估？

结核感染风险评估是指细致地检查现有工作中的各环节、步骤、操作等是否存在可能导致结核分枝杆菌暴露、造成结核感染和传播的风险，并评价现有措施是否足以降低或消除这一暴露和传播的方法。

2. 医疗机构中结核病感染风险级别是如何划分的？

基于结核病患者/疑似结核病患者在机构内的活动范围、停留时长等多个因素，机构内不同区域、不同部门的结核感染风险不尽相同。一般来讲，结核病门诊、诱痰/留痰室、支气管镜检查室、影像学检查室、结核病区、实验室等是高风险区域；普通门诊和病房属于中风险区域；行政办公区、教学区、生活服务区、室外等则属于低风险区域。

3. 结核病感染风险评估的内容有哪些？

（1）统计医疗保健机构及医疗保健机构中特定区域每年发现的传染性肺结核患者人数。

（2）统计传染性肺结核患者在本机构或本机构中特定区域的停留时间。

（3）本机构或本机构中特定区域是否存在导致空气中结核分枝杆菌浓度上升的因素，如环境通风、中央空调、痰标本收集等方面的评估。

（4）本机构对结核患者/疑似结核病患者的健康教育内容、方式及接受健康教育程度的评估。

（5）对医疗机构内的消毒隔离、医务人员个人防护知识教育等方面的评估。

（6）结核病感染风险发生的严重性评估。

4. 医疗机构的结核感染风险与哪些因素有关？

当地的结核病流行特征及耐药状况、HIV负担；气候特点；社会经济条件；机构性质；机构建筑布局；接诊、收治和管理结核患者、结核菌/艾滋病病毒双重感染患者和耐药结核患者的情况；患者的确诊时间、在机构内的停留时间等。

5. 开展机构内结核感染风险评估时应重点考虑的"两条路径"是什么？

（1）结核病/疑似结核病患者的流动路径，即患者进入医疗卫生机构后的分诊、挂号、候诊、就诊、缴费、检查、取药等全过程。

（2）标本的流动路径，即患者留取痰标本，标本存放、运送、检验、废弃处理等过程。

6. 评估医院不同部门工作人员感染结核的风险时需要注意什么？

评估时需要注意以下3个因素。

（1）每年在该部门出现的感染患者数目。

（2）对高风险的工作程序（如留取痰标本或者支气管镜检查）进行风险评估，并确定执行这些程序所涉及的工作人员。

（3）在结核病、肺部疾病和传染病科室的工作人员感染风险较高，且护士和实验室检验人员比医生和行政管理人员的感染风险更高。

7. 医疗机构中结核病感染的高风险区域有哪些？

（1）结核病病房。

（2）呼吸内科或感染科病房。

（3）急诊室及结核病专科门诊。

（4）特殊检查室，如痰标本采集区、放射检查室、支气管镜检查室、肺部外科手术室等。

（5）检验科。

（6）候诊室和走廊，特别是肺结核患者及其家属所处的候诊室和走廊。

8. 医疗机构中结核病患者各环节存在的感染因素是什么？

（1）接诊环节　①患者到达医疗机构时是否采取相应的防护措施；②护理人员在接诊患者时是否采取结核控制感染措施。

（2）检查环节　①放射科照相室空气是否合格；②痰标本采集与送检是否合理。

（3）住院治疗环节　对疑似结核的患者是否进行合理有效隔离；涂片阳性的患者是否在直接监督下实施合理的治疗；住院患者是否对控制感染措施有较强的依从性；患者的痰涂片转为阴性时，患者是否能继续治疗不会中断。

9. 人群聚集场所结核病感染评估主要内容是什么？

人群聚集场所结核病感染评估主要是对结核病分枝杆菌交叉感染风险发生的可能性进行评估。

（1）随着接触时间的延长、拥挤、通风不定，都能增加感染结核病的可能性。

（2）受感染的风险取决于吸入结核杆菌的量、内在的杆菌毒力、个人的免疫系统状态。

（3）卫生医疗保健机构不同部门，特别是高风险区域，缺乏适当的通气（开窗通风）都会增加区域内感染的概率。

10. 如何对社区人群集聚场所的结核病感染风险进行评估？

（1）评估社区医疗保健人员在开展结核病患者监测过程中发现的疑似或确诊肺结核病例是否填写转诊单，及时将患者转区（市）结核病诊疗机构进一步检查、诊断，并做跟踪随访，直至患者落实转诊。

（2）评估社区（乡、村）医疗保健人员是否按照区（市）疾病预防控制机构的要求，对综合医院转诊未到位的肺结核患者或疑似患者，通过电话、上门追踪等方式进行追踪，确保肺结核患者和疑似患者能够及时到结核病诊疗机构就诊。同时填写好患者追踪转诊工作记录。

（3）评估人员对所有涂阳肺结核患者和初治涂阴肺结核患者强化期是否实行在医护人员面视下服药为主的全程督导化疗。

（4）评估人员是否采取多种形式对患者及其家属进行结核病防治知识的健康教育。督促患者定期复查，掌握其痰菌变化情况，争取使痰菌尽早转阴，减少传播。

11. 对新确诊结核病患者需要评估哪些内容?

（1）评估患者的社会和心理需求。

（2）评估患者对结核病相关知识的掌握情况。

12. 为什么要评估新确诊结核病患者的社会和心理需求?

新诊断为结核病的患者可能会对诊断感到紧张,因结核病是一个常被歧视的疾病,这会导致患者感到被拒绝和孤立。在开始阶段就要让患者了解他们的病情和治疗的必要性,以避免风险。要对每位患者进行全面评估,既要关注患结核病的事实,也要关注患者本身,这样才能为患者制定适合的治疗和防治方案。

13. 对新确诊结核病患者持续构建良好关系的意义何在?

被诊断为结核病,对患者是一个大的打击,会给他们的生活带来很多挑战,这些需要患者去面对。通过仔细倾听患者可建立良好的人际关系。在开始阶段重要的是询问患者有关他们的病情、诊断、治疗及诊断和治疗对生活的影响,加强与患者的沟通和心理干预,从长远意义来说,可以防止患者不规律治疗、缺失治疗、治疗失败、延长治疗和不能规范有效治疗,使病情不能有效控制,从而引起复发、再次感染。

14. 对结核病患者家庭情况如何进行评估?

（1）评估患者家庭情况,确定接触者的人数、潜在活动期病例和高危感染人群。

（2）在患者的记录卡上准确记录,确定高风险接触者,准确记录对他们的检查和采取的措施。对接受结核治疗的患者进行家访,记录密切接触者的人数、检查人数、检查结果和采取的措施。

（3）对巩固治疗阶段的结核病患者的需求再评估。

15. 为什么要对巩固治疗阶段的结核病患者的需求再评估?

（1）治疗阶段需重新评估患者的需求并根据新情况更新治疗计划,医务人员要跟踪检查患者治疗后痰标本涂片,以确认治疗是否取得进展。

（2）评估和记录每个患者的治疗效果,在患者治疗结束时重新检查痰标本,以确认实现"治愈",对于指导治疗成功来说,这是比"治疗完成"要有更强指标。

（3）在评估中若发现潜在问题,医护人员应迅速做出反应以解决问题,并确保采取所有可能的措施来防止治疗期间可能出现的感染。

第二节　结核病的感染控制

1. 结核病感染控制策略有哪些?

（1）加强管理控制措施,重视医护人员职业性结核病感染的防护。

（2）建立健全感染控制的制度和管理办法。

（3）开展避免职业暴露的技术培训,增强自我防范意识。

（4）采用多种宣传教育形式,对患者、家属、医务人员进行结核病感染预防知识宣传。

（5）感染者的早期诊断、早期隔离及早期治疗。

（6）对机构中的传染性进行评估。

（7）制定感染控制计划,对医护工作者培训。

2. 结核病感染控制措施有哪些？

为了避免结核病院内感染，管理者应尽量减少结核病患者在医疗卫生机构（包括门诊）的停留时间，优先选择以社区为基础的结核病患者管理方法。

（1）适用于痰菌阳性或胸片显示活动性阴影的肺结核及喉结核患者。

（2）同病种患者可居住一室，关闭门窗，要有特殊的通风装置。

（3）密切接触患者应戴口罩，穿隔离衣。

（4）接触患者、污物后，护理下一个患者前，应洗手。

（5）污染物应按消毒规范分类处理。

（6）采用隔离标识，飞沫隔离——粉红色，空气隔离——黄色，接触隔离——蓝色。

（7）在 HIV 流行地区，医疗卫生机构的重点在于将 HIV 感染者和其他形式的免疫抑制人群与疑似或确诊传染性结核病患者隔离。

（8）为感染结核的卫生工作者提供一个含预防和保健干预的服务措施，将其调整到低风险区域进行工作。

3. 结核病感染控制措施可以分为几个层级？

结核感染控制措施包括行政控制措施、环境控制措施和个人防护措施，在不同的区域均应实施相应的结核感染控制措施。

4. 什么是行政控制？

行政控制是指在医疗卫生机构诊治传染性肺结核患者过程中采取的、旨在预防飞沫核产生从而减少结核暴露和传播风险的一系列措施。行政控制措施是结核感染预防与控制的第一道防线。

5. 行政控制主要包括哪些方面？

（1）遵循"应分尽分、分类引导"的工作原则开展预检分诊。

（2）建立机构内的结核病患者隔离制度。

（3）缩短患者在机构内的停留时间。

（4）快速启动有效治疗。

（5）倡导呼吸卫生和咳嗽礼仪。

6. 行政控制措施的核心是什么？

行政控制措施的核心是结核病患者的早发现、早诊断、早隔离、早分开、早治疗。

7. 什么是通风？

通风是将室外新鲜空气引入室内的过程，可以稀释、移除室内空气中的感染性飞沫核，达到降低感染风险的目的。

8. 通风的方式有哪些？

通风可分为自然通风、机械通风、混合通风和通过高效颗粒空气过滤器的循环风。

9. 什么是自然通风？

自然通风是指利用室外的自然风，通过开门、开窗或其他与外界连通的开口实现室内外空气交换的过程。

10. 什么是机械通风？

机械通风是指使用机械通风装置，将室外新鲜空气经过滤、加热/制冷等处理后送入室内，并将室内污染空气经过滤后排到室外环境中的过程。

11. 什么是混合通风？

混合通风是在自然通风的基础上，使用送风扇或排风扇辅助进行通风的过程。

第三节 结核病的管理控制

1. 什么是结核病感染管理控制？

结核病感染管理控制是指能减少结核杆菌传播的特定方式与工作流程，同时也是减少结核病在人群中传播的多种措施的综合，其基础是早期诊断、治疗和对结核病患者的正确管理。

2. 实施结核病感染管理的重要性有哪些？

（1）管理措施是有效预防与控制结核分枝杆菌传播的第一道防线，是环境控制措施和个人防护措施顺利开展的基础和前提，通过应用管理控制措施来阻止飞沫的产生，从而减少医务人员及其他陪护人员暴露于结核分枝杆菌。

（2）管理控制能够降低医疗卫生机构的结核病传染，因此管理控制应该优先实施，要求快速诊断、隔离和治疗具有结核病症状的患者。

3. 结核病感染管理措施有哪些？

（1）建立健全感染预防与控制的制度、落实《传染病防治法》《医院感染管理办法》及其相关技术性标准、规范，对机构中相关工作人员开展感染预防与控制、职业安全防护等技术培训。

（2）通过筛选早期发现有结核病症状的患者，及时隔离传染性患者，控制病原体传播。

（3）加强患者咳嗽礼仪和呼吸道卫生健康指导。

（4）早期发现有结核病症状的患者及时进行分诊。

4. 治疗管理的对象有哪些？

所有纳入治疗的活动性肺结核患者都是被管理的对象，要对其进行规范化治疗管理。

5. 肺结核患者治疗管理内容有哪些？

（1）督促患者按时服用抗结核药品，确保患者做到全程、规律服药。

（2）观察患者用药后有无不良反应，对有不良反应者及时采取措施，最大限度地保证患者完成规定的疗程。

（3）督促患者定期复诊，掌握其痰菌变化情况，并做好记录。

（4）对患者及其家属进行结核病防治知识的健康教育，提高患者的治疗依从性及家属督导的责任心。

6. 如何对肺结核患者进行治疗管理？

肺结核患者（包括利福平耐药肺结核患者）在确诊后，县（区）级（或地市级耐药）结核病定点医疗机构需按照以下工作流程对患者开展治疗管理。

（1）治疗前健康教育。

（2）确定服药管理方式。

（3）通知各级医生落实治疗管理。

（4）随访复查。

（5）结案评估。

7. 治疗前的健康教育内容有哪些？

（1）讲解结核病、抗结核药品服用及贮存方法的基本知识，讲解并演示正确佩戴口罩等感染控制措施，介绍正确的留痰步骤及有可能出现的治疗不良反应和应对措施等。

（2）帮助患者根据治疗方案设定短期和长期目标，制定合理的用药计划，告知患者坚持服药的重要性，与患者明确复诊安排计划。

8. 如何确定服药管理方式？

结核病定点医疗机构医生要根据患者的实际情况，如文化程度、家庭成员构成和交通状况等，与其共同确定适宜的服药管理方式；同时基层医疗卫生机构要做好患者随访管理工作。

9. 怎样做好门诊治疗患者的管理？

当患者确诊并开始门诊治疗后，对于继续在本机构门诊随访的患者，定点医疗机构要做好以下后续随访工作。

（1）第一次入户随访。

（2）督导服药。

（3）随访评估。

10. 如何进行第一次入户随访？

接到上级专业机构的通知后，基层医疗卫生机构要在72小时内对患者本人进行第一次入户随访。随访内容包括：与患者共同确定督导服药人员；对患者的居住环境进行评估；开展结核病防治知识宣传教育；填报"肺结核患者第一次入户随访记录表"。

11. 如何对中断治疗患者追踪管理？

（1）追踪对象　指超过5天未到县（区）级结核病定点医疗机构随访取药的患者。

（2）追踪方式　县（区）级结核病定点医疗机构首先电话联系患者，督促其3天之内到结核病定点医疗机构随访取药，对于3天内未随访到的患者，要通报疾病预防控制机构，由疾病预防控制机构通知基层医疗卫生机构进行现场追踪。若通知患者5天后仍未到定点医疗机构取药，县（区）疾病预防控制机构应进行家访。若患者已离开当地，应与患者前往地的疾病预防控制机构联系，对患者实施跨区域管理，确保患者完成全部疗程。

12. 跨区域转出结核病患者如何管理？

县（区）级结核病定点医疗机构要告知转出的患者或其家属前往转入地结核病定点医疗机构接受后续的治疗和管理，并为患者提供从转出至到位于转入地结核病定点医疗机构期间所需的抗结核药品（患者携带的抗结核药品最多不能超过1个月）。转出地疾病预防控制机构将转出信息告知转入地疾病预防控制机构。转出地县（区）级疾病预防控制机构如在3周内未能获得转入地机构有关患者到位情况的反馈信息，应联系患者转入地疾病预防控制机构。对于转出后在2个月内未追访到或转出后中断治疗≥2个月的患者，转出地将其治疗转归结果记录为"失访"。

13. 跨区域转入结核病患者如何管理？

转入地县（区）级疾病预防控制机构在收到转出地请求协助追访的信息后，要在2周内对患者进行追访。在追访结束后的1周内，要将追访结果告知转出地疾病预防控制机构。

14. 如何管理人口聚集场所？

（1）管理部门应开展咳嗽礼仪和呼吸道卫生相关知识教育，早发现、早隔离、早治疗。长期羁留机构的人群和其他人口聚集场所的人群应在进入机构前进行结核病筛查。

（2）结核病可疑者和传染性患者通常要隔离。

（3）通过使用快速诊断工具，降低涂片和培养的时间，开展平行调查诊断为结核病的患者，尽快开始充分治疗和教育，鼓励患者依从性，确保完成治疗。

第四节 结核病感染环境控制

1. 什么是结核病感染环境控制？

结核病感染环境控制是针对结核病传播途径的感染预防与控制措施，通过稀释、过滤和杀灭等方法降低环境中结核分枝杆菌的浓度，降低结核病传播风险，是结核感染预防与控制中的重要一环。

2. 结核病感染环境控制的策略有哪些？

包括通风、紫外线照射杀菌和化学消毒。

3. 结核病区感染环境控制应如何做？

（1）最好给患者一间空气流通、阳光充足的房间，经常开窗通风。

（2）患者被褥要经常用日光暴晒消毒。患者出院后，房间要进行彻底消毒。

（3）患者应减少与他人接触，尽可能不去公共场所。

（4）患者的用品、食具、痰液、呕吐物要及时消毒。

4. 医疗机构区域布局原则有哪些？

医疗卫生机构的建筑设计和服务流程，应满足"防止医院内交叉感染、防止污染环境和病原微生物传播扩散"的要求进行区域划分，严格区域管理。建筑布局应合理，符合医院卫生学要求，并应具有隔离预防的功能，区域划分应明确、标识清楚。结核分枝杆菌传播的高风险区域应相对集中，处于整个建筑群的下风向并通风良好。

5. 结核病区空气消毒有哪些方法？

常用的空气消毒方法包括熏蒸法和超低容量喷雾消毒。采用熏蒸消毒法时，需将过氧乙酸稀释成 5000 ~ 10000mg/L 水溶液，在 60% ~ 80% 相对湿度、室温下加热蒸发，过氧乙酸量按 $1g/m^3$ 计算，熏蒸消毒 2 小时。采用超低容量喷雾消毒法时，用 2% 过氧乙酸 $8ml/m^3$，消毒 1 小时。完成消毒后，需打开门窗散去残留消毒剂。

6. 通风的标准是什么？

通风的两个核心要素是通风方向和通风量。

（1）通风方向指清洁空气从清洁区域流向污染区域，从需保护的易感者流向风险人员，即从医务人员流向结核病患者/疑似结核病患者。

（2）通风量的评价指标为每小时换气次数（air change per hour，ACH），即每小时某空间气体体积全部置换的次数，1ACH 意味着在 1 小时内整个房间体积的空气被交换了一次。世界卫生组织推荐，在结核病门诊、病房和实验室等结核分枝杆菌传播高风险区域的通风良好的标准是不低于 12ACH。

7. 通风量如何计算和测量？

要准备的测量工具包括测量风向的发烟装置（发烟管/笔）、测量风速的风速计以及测量距离的尺子或红外测距仪。

8. 紫外线照射杀菌的原理是什么？

使用一定辐照强度的紫外线杀菌（GUV）装置，运行一定的时间，可杀死或灭活空气中已经存在的结核分枝杆菌。GUV 虽然不能减少空气中结核分枝杆菌的数量，但可降低其传染性，从而达到切断传播途径的目的。

9. 什么是紫外线照射杀菌装置？

紫外线（ultraviolet，UV）是波长在可见光紫端到 X 射线之间的电磁辐射，其波长范围为 100 ~ 400nm，是不可见光，可分为 UVA（长波紫外线，315 ~ 400nm）、UVB（中波紫外线，280 ~ 315nm）和 UVC（短波紫外线，100 ~ 280nm）。UVC 可通过破坏微生物的核酸结构（如 DNA）达到杀灭或灭活微生物的目的。

10. 紫外线杀菌装置的类型有哪些？

常见的紫外线杀菌装置有 2 种，一是无遮挡的紫外线杀菌灯，二是有遮挡的上层空间紫外线杀菌装置。

11. 紫外线照射杀菌的注意事项是什么？

GUV 在发挥消毒作用的同时，也会对人体造成伤害，人的眼睛和皮肤表面可以吸收紫外线，短期过度暴露可能导致光性角膜炎和（或）结膜炎，症状包括突然感到眼中有沙子、流泪和严重疼痛，症状往往在暴露后 6 ~ 12 小时出现，可能持续数天。

12. 无遮挡紫外线杀菌灯使用标准是什么？

（1）安装高度　灯管吊装高度距离地面 1.8 ~ 2.2m。

（2）数量及照射时间　灯管的数量要满足 ≥1.5W/m^3，照射时间 ≥30 分钟。

（3）辐照强度　新 30W 紫外线灯管辐照强度 ≥100μW/cm^2，使用中的紫外线灯管辐照强度 ≥70μW/cm^2。

13. 上层空间紫外线杀菌装置使用标准是什么？

（1）安装高度　美国供暖制冷和空调工程师学会（ASHAE）在 ASHAE Hand book 2019 中指出，在高 10 英尺（约 3m）内的房间，上层空间紫外线杀菌装置应安装在距离地面 7 英尺（约 2.1m）以上的位置。

（2）数量及照射时间　根据有效面积确定使用数量，可 24 小时全天使用。

（3）辐照强度　上层空间杀菌区域的平均辐照强度达到 30 ~ 50μW/cm^2，下层空间的紫外线暴露水平保持低于美国政府工业卫生专家委员会（ACGIH）规定的安全限值 6mJ/cm^2，按暴露时间为 8 小时计算，则紫外线安全辐射强度应低于 0.2μW/cm^2。我国工作场所短波紫外线的职业接触限值（occupational exposure limits，OEL）为辐照强度不高于 0.13μW/cm^2，8 小时辐照量不超过 1.8mJ/cm^2。

14. 如何清洁、消毒结核病感染和控制区域地面及物体表面？

（1）地面要湿式拖扫，用 0.1% 过氧乙酸拖地或 2000mg/L 有效氯消毒剂喷洒（拖地）。

（2）桌、椅、柜、门窗、病历夹、医用仪器设备（有特殊要求的除外）等物体表面可用 2000mg/L 有效氯消毒剂擦拭。

（3）其他物品消毒及处理　①每病床须设置加盖容器，装足量 2000mg/L 有效氯消毒液，用作排泄物、分泌物随时消毒，作用时间 30 ~ 60 分钟；②消毒后的排泄物、分泌物按照结核病防治机构和医疗卫生机构生物安全规定处理。患者使用的便器、浴盆等要定时消毒，用 2000mg/L 有效氯消毒液浸泡 30 分钟；③呼吸治疗装置使用前应当进行灭菌或高水平消毒，重复使用的各种管道应当在使用后立即用 2000mg/L 有效氯消毒液浸泡 30 分钟再清洗，然后进行灭菌；④每个诊室、病房备单独的听诊器、血压计、体温计等物品，每次使用前后用 75% 的乙醇擦拭；⑤患者的生活垃圾和医务人员使用后的口罩、帽子、手套、鞋套及其他医疗废弃物均按《医疗废物管理条例》《医疗卫生机构医疗废物管理办法》执行。患者出院、死亡后，病房必须按照上述措施进行终末消毒。

第五节　结核病的呼吸防护

1. 什么是个人防护？

个人防护是根据预期可能的暴露选用手套、口罩、隔离衣、护目镜或防护面屏，手卫生以及安全注射等一系列预防感染的措施。

2. 呼吸防护的作用？

结核病的呼吸防护是在医疗卫生机构预防结核分枝杆菌感染的第三道防线，是管理控制和环境控制的有效补充。主要作用是防止吸入飞沫核。

3. 自我防护措施有哪些？

（1）及时接种疫苗。

（2）养成勤洗手的好习惯。

（3）在人多或空气不流通的环境下，尽量佩戴口罩。

（4）注重个人卫生，外出就餐时使用一次性或自带餐具。

（5）增强抵抗力，规律作息，均衡饮食。

（6）注意咳嗽礼仪，注意保持安全社交距离。

4. 结核病的呼吸防护措施有哪些？

（1）同一病种患者，可同住一室。进入病室者应戴外科口罩，必要时穿隔离衣。接触患者或可能污染物品后应洗手。

（2）护理下一名患者前应洗手。

（3）患者所用食具，痰杯等应予隔离。餐具每餐消毒，痰杯每天消毒更换，呼吸道分泌物应于消毒后废弃。

（4）病室空气消毒 1~2 次/天，患者有必要离开病室时，必须戴外科口罩。

（5）采用七步洗手法洗手，使用肥皂或洗手液并用流动水洗手，不用污浊的毛巾擦手。双手接触呼吸道分泌物后（如打喷嚏后）应立即洗手。

（6）打喷嚏或咳嗽时应用手帕或纸巾掩住口鼻，避免飞沫污染他人。患者在家或外出时佩戴口罩，以免传染他人。

（7）均衡饮食、适量运动、充足休息，避免过度疲劳。

（8）对在长期人群聚集场所的个体疑似或确诊为结核病的患者，要给其戴外科口罩，痰涂阳性患者实行隔离治疗。在短期人群聚集场所的个体疑似或确诊为结核病的患者，应组织转诊。

5. 结核病家属呼吸防护措施有哪些？

（1）外科口罩可通过阻挡大的微粒，防止微生物传播给其他人，口罩应能够把鼻子、脸颊部全部遮住。

（2）合适的口罩能够阻止病原微生物通过佩戴者口鼻扩散到他人，但不能防止佩戴者吸入传染性飞沫，因此佩戴合适的口罩能减少传染他人的风险。

（3）教会患者家属正确佩戴合适的口罩，是发挥预防作用的重要前提。

6. 医务人员呼吸防护措施有哪些？

医务人员诊疗有呼吸道感染症状和体征的患者时应佩戴医用外科口罩，接诊疑似经空气传播疾病或不明原因传播疾病时应佩戴医用防护口罩。

7. 结核病爆发时应如何防护？

应当尽量少去人口密集场所，身体较弱的人出门尽可能戴口罩。应当尽量锻炼身体，促使自身的免疫力能力得到提升，从而保障对病原体的抵抗力。

8. 防止肺结核传播给他人的主要防护措施有哪些？

传染期肺结核患者应该停工休学，及时就医，正规治疗；出院后独居一室，尽量避免去公共场所，尤其是封闭场所。传染期的患者去公共场所时应主动佩戴口罩，养成不随地吐痰的卫生习惯。用纸将痰包起来进行焚烧，咳嗽、打喷嚏时用手帕或肘部掩住口鼻，避免直接面对他人，以减少结核菌的传播。

9. 医用防护口罩佩戴时间一般多长？

实验条件下，N95 口罩佩戴 3 天过滤效率仍可达到欧标 EN149. 2001 – FFP2 的要求。在实际工作中，一般建议 N95 口罩佩戴时间为 4 小时。

第六节　结核病区的感染控制

1. 为什么要加强结核病区的感染控制？

因为结核病传染性强、治疗时间长、治愈率不高。如果结核病区管理控制不力，就可能增加结核的院内感染的风险。

2. 结核病区感染管理的对策有哪些？

采用立体化健康教育，保证健康教育的效果，加强医务人员的培训，提高感染控制和自我防护的意识，做好环境控制，建立科学的工作流程。

3. 结核病区感染管理的难点有哪些？

住院结核患者及家属对结核病的相关知识严重缺乏，住院环境差，保洁/护理员/护工自我防护意识淡薄。

4. 结核病区医院感染的潜在因素有哪些？

环境因素、生物性因素、医务人员因素、患者行为因素。

5. 肺结核病区医院感染危险因素有哪些？

（1）客观因素　肺结核侵入性诊疗方法的增多；抗生素的大量开发与使用；机体抵抗力下降。

（2）主观因素　医院领导、医护人员重视度不足；未严格执行消毒隔离制度与无菌技术；医院规章制度不健全，没有完善的分诊与急诊预检机制；灭菌消毒效果缺乏监测，对医院感染发生率无法实施有效控制。

6. 结核病区如何分区？

清洁区为工作人员值班室，半污染区为治疗室、医务人员更换防护用品进出病区的区域及病房内走廊，污染区为病房及患者公共活动室等。

另应设置工作人员通道、患者通道和三区之间的缓冲间，各区之间应界限清楚、标识明显。耐多药结核病区应独立于其他病区之外。

7. 结核病区的建设需要完善哪些功能设施？

各区域需按规范安装排风扇、空气灭菌器、紫外线灯、感应性洗手池及手消装置等。

8. 结核病区的医院感染管理应做好哪些工作？

（1）建立完善的质控组织，加强督查与考核，加强学习和培训增强防范意识，加强卫生宣教制度，规范操作行为，加强职业防护。

（2）对入院患者健康宣教，严格隔离及探视制度，严格消毒灭菌并加强监测，严格管理医疗废物。

9. 如何提升医务人员感染防控意识？

通过全面的、规范性的、针对性的医院感染意识教育，可提高医务人员对预防和控制的认知及防护意识。

10. 如何做好结核病区医疗废物的管理？

使用有规范标识的容器包装袋，将医疗废物分类存放。患者的生活垃圾和医护人员使用后的口罩、帽子、手套等送专用焚化炉焚烧，各种医疗性锐器需放锐器桶存放并交由专门机构处理。

11. 感染病区的垃圾分类及处理原则是什么？

（1）医用垃圾使用黄色垃圾袋包装；放射性垃圾用红色垃圾袋包装；生活垃圾用黑色垃圾袋包装。

（2）处理原则　分类收集，分别处理，尽量焚烧。

12. 预防感染最简单、最有效的方法是什么？

消毒隔离是预防感染最简单、最有效的方法，控制和减少病区感染重在落实消毒隔离制度和管理质量。

13. 结核病区的消毒隔离原则是什么？

（1）工作人员密切接触患者时，应佩戴口罩。

（2）在防止工作服污染时穿隔离衣。接触患者或污物后、护理下一个患者前洗手。

（3）患者的垃圾一律袋装并注明标记后高温无害化处理。

（4）痰液、胸水等分泌物消毒后再倒掉。

（5）排菌患者尽量不允许探视，体弱者、婴幼儿禁止来院探视。

（6）病区相对独立，不与其他病种混住，重病患者、排菌患者与一般患者、非排菌患者分开安排居住。

（7）器械用后先消毒后清洗再灭菌，能耐湿热的首选高压蒸汽灭菌。

（8）采用化学消毒剂消毒时应选择中、高效化学消毒剂，重污染时浓度增加或时间延长。

14. 结核病区如何加强病房管理与消毒？

病室内要阳光充足，空气流通，卫生干净，温度适宜，在 18～24℃ 之间。每日打开门窗通风 3～4 次，每次 20～30 分钟。各房间走廊均安装紫外线灯管，每天早晚 2 次用紫外线灯照射 30 分钟到 1 小时。

15. 结核传染病区防止交叉感染的重要措施是什么？

配备充足的快速手消毒液和洗手设施，落实医护人员手卫生监测。保持病房内空气流通，每日对病区内所有地面、物体表面、空气，以及卫生间进行定期消毒。及时清理医疗废弃物，保持病区环境卫生清洁。

第七节　医院重点部门的结核病感染控制

1. 医院重点科室包括哪些？

手术室、产房、新生儿监护室及病房、血液透析室、消毒供应中心、重症监护病房等。

2. 医院重点部门的感染控制应做到哪些？

为了提高医院重点部门感染管理的控制力，需要加强医务人员的培训和管理，强化各科室的责任意识和管理水平。针对发现的问题，医院需要制定具体的措施和计划，加强重点部门之间的交流和协作，提高医护人员的专业知识和技能水平，确保医院感染管理工作的有效开展。

3. 在医院感染控制工作中，为何要提高手术室卫生器械质量管理？

通过实施手术室卫生器械管理，能够有效促进医疗设备消毒质量和灭菌质量的提升，继而有效地降低手术室的感染发生率，实现医院感染的有效预防。

4. 手术室应如何做好感染防控？

手术室除了常规的地面、墙面、设备、器械的消毒清洁，还应该对空气进行采取有效的消毒措施，保证空气质量。手术室手术器械在使用过程中容易受到血液、组织、体液等感染源污染，需要严格的器械清洗、消毒、灭菌等处理工序，确保无菌状态。

5. 在手术室感染控制工作中，什么是确保器械管理质量提升的关键？

规范而有效的消毒灭菌操作是确保器械管理质量提升的关键。

6. 手术室医院感染的独立危险因素是什么？

年龄≥60岁、手术时间≥3小时、意识障碍、置管、基础疾病数量≥3种、NRS 2002评分≥3分和免疫缺陷是手术室医院感染的独立危险因素。

7. 手术室医院感染判断标准有哪些？

手术3天内，手术切口出现持续疼痛且没有缓解，甚至疼痛加重，局部出现明显的红、肿、热、痛等炎症反应，患者出现高热，血常规提示白细胞计数增高、中性粒细胞比例升高。

8. 手术室预防感染的方法有哪些？

强化医院感染相关知识，规范无菌操作管理原则，规范术中操作原则，规范一次性医疗用品管理，规范术后器械处理流程，规范手术室空气净化标准。

9. 为什么要加强重症监护室（ICU）感染管理？

经研究显示ICU患者的医院感染率是普通病房的2~5倍，发生医院感染将会增加患者的住院时间和病死率。

10. 重症监护室患者感染的重要致病菌是哪些？

研究证实肺炎克雷伯菌和鲍曼不动杆菌是引起医院感染的主要病原菌的前2位，更是ICU患者感染的重要机会致病菌。

11. 消毒供应室应如何做好感染控制？

（1）对消毒供应中心工作人员进行专业培训。

（2）建立良好的三级质量控制体系。

（3）建立健全消毒供应中心各项岗位职责及管理制度。

（4）加强对下收下送环节的质量管理。

（5）加强对回收与清洗消毒环节的管理。

（6）加强对外包装环节的质量管理。

（7）加强对消毒与灭菌环节的质量管理。

12. 新生儿发生医院感染受哪些因素影响？

新生儿发生医院感染受住院时间、胎龄、是否母乳喂养、出生体质量、气管插管、中心静脉置管多种因素影响。

13. 怎样降低血液透析室医院感染率？

纠正贫血、营养干预联合预防医院感染措施的实施能减少透析液和反渗水中微生物数量，降低血液透析室医院感染率。

14. 血液透析室医护人员应如何做好感染控制？

血液透析室医护人员应当穿戴符合规定的口罩、手套、隔离衣、鞋套等防护用品，避免污染血液透析器材和替换物品。

第八节　社区感染控制

1. 什么是无结核社区？

无结核社区是指某一社区（乡镇/街道、学校、部队、长期照护机构、大型企事业单位等）的常住人口中结核病发病率低于10/10万。

2. 为什么要创建无结核社区？

社区是结核病患者居家治疗管理的主要场所，在社区高水平开展结核病相关工作，对结核病控制具有重要贡献。

3. 为什么要开展肺结核社区感染控制？

在社区内加强肺结核患者、家属及居民的预防管理，可提升全民疾病防治意识，减少结核病传播。

4. 社区需采取哪些措施来控制肺结核感染？

（1）公共场所定期进行清洁和含氯消毒液消毒，特别是门把手、电梯按钮等。

（2）确保建筑物有良好的通风系统。

（3）妥善处理垃圾，尤其是医疗废弃物，以避免结核菌的传播。

（4）改善住房的通风、采光和卫生条件，减少结核菌滋生。

（5）确保社区内有足够的卫生设施，如洗手池、卫生间等，并保持其清洁和良好的维护。

（6）对宠物进行定期的健康检查和疫苗接种，以防止宠物携带结核菌或其他病原体。

（7）鼓励居民参与环境清洁，包括清理街道、公园等公共区域。

（8）通过宣传教育活动，提高居民肺结核防控的意识，促使他们养成良好的个人卫生习惯。

5. 社区如何进行结核病预防工作？

（1）为新生儿、婴幼儿接种卡介苗。

（2）逐步对结核病发病高危人群开展预防性治疗。

（3）在医疗卫生机构和人口聚集场所等高风险区域将肺结核患者与其他人员进行分区管理。

6. 如何对肺结核患者进行社区管理？

（1）通过定期体检、筛查和监测等措施，及早发现肺结核病例，对确诊患者进行登记，并建立健康档案，以便对患者进行跟踪和管理。

（2）对确诊肺结核患者进行严格的管理，包括隔离、规范治疗和定期随访。

（3）对与肺结核患者有密切接触的人进行追踪和管理。

（4）开展结核病防治知识的宣传教育活动，教育居民养成良好的卫生习惯，如勤洗手、戴口罩、保持通风等。

7. 社区医院如何对患者进行督导服药和随访管理？

（1）医务人员督导　患者服药日，医务人员对患者进行直接面视下督导服药。

（2）家庭成员督导　患者每次服药要在家属的监管下进行。

（3）若患者未按定点医疗机构的医嘱服药，要查明原因，对患者强化健康教育。若出现药物不良反应及并发症应立即转诊；若患者漏服药超过1周，要及时向上级专业机构进行报告。

（4）提醒并督促患者按时到定点医疗机构进行复诊。

8. 如何指导结核病患者进行复诊查痰？

（1）复查时间　初治肺结核患者应在治疗满2个月、5个月、6个月时复查，复治肺结核病患者应在治疗满2个月、5个月、8个月时复查，耐多药肺结核病患者注射期应每个月、非注射期应每2个月复查痰涂片和痰培养。

（2）正确的留痰方法　深呼吸2~3次，用力从肺部深处咳出痰液，将咳出的痰液留置在痰盒中，并拧紧痰盒盖。

第九节　结核病居家感染控制

1. 为什么要进行结核病居家感染控制？

结核病是由结核分枝杆菌引起并通过空气传播的一种传染病。据世界卫生组织估计，一例未经治愈的活动性肺结核患者，一年能传染10~15名健康人。

2. 结核病患者如何进行居家隔离？

（1）患者应单间居住，不能分开居住的要分床居住，并用布帘进行空间隔离，布帘高度应到达屋顶。

（2）年龄<5岁的儿童和老年人应避免与肺结核患者共居一室，如与传染期患者密切接触，应定期随访，进行肺结核筛查。

（3）天气条件允许的情况下可在户外活动，但需正确佩戴口罩。

（4）在家庭共同区域活动时应佩戴口罩，与密切接触者距离应保持在2m以上。

（5）尽可能固定1名家庭成员照顾肺结核患者，并佩戴医用防护口罩。

3. 结核病患者居家感染控制措施有哪些？

结核病患者居家感染控制措施包括行为管理、居所设置与通风、日常消毒。

4. 结核病患者应注重哪些咳嗽礼仪？

（1）咳嗽或打喷嚏时，使用纸巾等遮掩口鼻；或弯曲手肘靠近面部，用衣服袖管内侧遮掩住口鼻。咳嗽时接触过口鼻的纸巾应焚烧处理。

（2）与人讲话时应保持距离在2m以上，避免或减少在密闭空间内进行。

5. 结核病患者及家属的行为管理体现在哪些方面?

居家治疗的隔离、咳嗽礼仪、口罩的佩戴、患者外出的感染控制措施、洗手。

6. 为什么要佩戴口罩?

选择合适的口罩并正确佩戴可以阻止或减少结核分枝杆菌通过患者的口鼻扩散到空气中,降低传播风险。

7. 如何选择口罩?

口罩主要分为普通医用口罩、医用外科口罩、医用防护口罩等。

(1) 患者佩戴　应主动佩戴医用外科口罩,避免咳嗽、大声说话时将细菌传染给他人。

(2) 接触者佩戴　需根据环境的危险程度选择佩戴 N95 或更高安全级别的医用防护口罩。

8. 戴口罩有哪些注意事项?

(1) 戴口罩前应洗手。

(2) 口罩外层积聚着很多灰尘、细菌等污物,应多备几只口罩,以便替换使用。

(3) 医用防护口罩不能水洗,使用一般不要超过 5 小时。

(4) 已开封使用的医用防护口罩应放在透气的袋子里(如干净的纸袋),不应在气密口袋中储存;存放时注意避免口罩内部(贴脸一侧)受到污染。

9. 肺结核患者外出时有哪些感染控制措施?

(1) 避免到人群密集的公共场所活动。

(2) 因就诊外出时,要缩短外出时间,外出时必须佩戴口罩。

(3) 出行应避免乘坐密闭的公共交通工具,如飞机、高铁和动车等,并减少乘坐非密闭公共交通工具。

(4) 不随地吐痰,咳嗽时要掩住口鼻。

(5) 家属陪同患者到医院复查时,应佩戴医用防护口罩。

10. 如何正确洗手?

洗手时涂抹足够的肥皂或洗手液,尽量使用流动水冲洗,手的各个部位要充分搓洗 30 秒,每次洗手后最好采用擦手巾(纸)擦干双手。

11. 如何进行居所通风?

(1) 自然通风　条件允许下应持续进行,气候不允许时每天通风 10 ~ 15 次,每次 10 分钟以上。

(2) 机械通风　家中安装电风扇或排风扇等,使风由清洁的房间向污染的房间流动,最终将空气排到室外。

(3) 高效空气过滤器(HEPA)　可以把室内的空气通过通风管道排到室外。

12. 如何进行痰液消毒?

(1) 禁止随地吐痰,最好将痰吐在带盖的配置好消毒液的容器内。应急情况下应将痰吐在纸上,连同擦拭口鼻分泌物的纸张烧掉,不可随处乱扔。

(2) 患者用痰杯,需用带盖的器皿,内置 2000 mg/L 有效溴或有效氯的消毒液,痰液及时倒弃。一次性痰杯用后焚烧。

(3) 家庭用痰盂需带盖,消毒方法同患者用痰杯。

13. 结核病患者的餐具如何进行消毒？

（1）剩余食物煮沸 15~20 分钟后方可弃倒。

（2）清洗去污。

（3）煮沸 30 分钟或流通蒸汽消毒 30 分钟或用 1000mg/L 有效氯消毒液浸泡 30 分钟，消毒后用清水冲洗，晾干保存备用，专人专用，单独放置。一次性餐具用后统一收集进行无害化处理。

14. 结核病患者的物品如何消毒？

（1）煮沸消毒法　耐煮物品及一般金属器械，100℃ 1~2 分钟即完成消毒。

（2）化学消毒剂消毒　家具、陈设品、墙壁和地面可用 1000 mg/L 的含氯或含溴消毒液擦拭消毒。门把手、水龙头、卫生间、便池等物体表面，每天用含氯消毒液消毒，再用洁净水擦拭干净。

（3）日晒紫外线消毒　患者衣服、书籍等物品可以采取日晒的方法，一般每次直射日光暴晒 6 小时并注意翻转才能达到消毒效果。

15. 结核病患者的居室如何消毒？

（1）紫外线消毒　①直接照射法：灯管距地面不应超过 2m，照射时间不少于 30 分钟；②间接照射法：要求室内房间层高在 2.6m 以上，可以在室内有人时进行消毒。

（2）空气消毒器消毒　建议在关闭门窗的条件下使用，可在有人的房间内进行消毒。

（3）空气化学消毒　可采用弱酸性次氯酸消毒剂进行空气消毒。采用专用的气溶胶雾化器，按 0.005 L/m^3 的用量向空中均匀喷雾。

第三章　特殊环境下的结核病感染控制

第一节　学校结核病感染控制

1. 学生肺结核疫情特点有哪些？

我国学生肺结核报告发病率约为全人群报告发病率的1/3，15～24岁年龄组约占学生报告发病总数的85%，即高中阶段、本专科阶段的学生发病数较多，尤其是18岁左右年龄组所占比例最高。

2. 如何有效应对学校突发疫情？

在第一时间完成疫情现场调查处置后，及时研判疫情风险，确认为突发公共卫生事件后及时上报，并规范开展各项应急处置工作，尽一切力量降低疫情危害及其不良影响。

3. 如何做好学校结核病突发公共卫生事件的应急处置？

应在当地政府的领导下，严格按照相关要求和预案，积极开展应急处置工作。主要包括事件的核实与上报、现场流行病学调查和密切接触者筛查、健康教育与心理疏导、校园环境卫生保障和事件评估。

4. 如何防止学校疫情蔓延扩散？

对学校肺结核患者进行诊断、报告、登记、治疗管理和随访检查，严格按照要求对患者进行休复学/休复课管理。发现学校肺结核病例后，立即开展现场调查处置，采取接触者筛查、患者治疗管理、疑似患者隔离、预防性治疗、环境消毒等一系列措施防止疫情蔓延。

5. 如何早期发现学校结核病？

各级各类学校应在新生入学体检和教职员工常规体检中开展结核病相关检查，并将体检结果纳入学生和教职员工的健康档案。

6. 体检结果异常该如何处理？

对于肺结核或疑似肺结核患者，要由体检机构与学生所在学校班主任或校医核准学生信息后进行传染病报告，并将患者转诊到当地结核病定点医疗机构进行进一步检查诊治。

7. 学生确诊肺结核后应该怎么办？

应在结核病定点医疗机构接受规范治疗，尽快告知班主任或校医务室/医院，以便帮助其他同学尽快接受筛查。不应向学校隐瞒病情，带病上课，或不向医疗机构如实说明学生身份和学校信息。

8. 学校在结核病防控中要做哪些事情？

要进行新生入学体检和教职员工结核病检查；强化对学生的结核病防治健康教育；加强日常晨检、因病缺勤病因追查及登记、结核病患者休复学/休复课管理等工作；努力改善教学和生活环境；在学校出现肺结核患者后，积极配合疾病预防控制机构开展相关处置工作等。

9. 学校发现肺结核患者应该怎么办？

及时告知疾病预防控制机构并进行疫情报告；配合疾病预防控制机构组织开展密切接触者筛查，要关注与病例同班级、同宿舍学生及授课教师的健康状况；规范开展休复学学生和休复课教职员工的管理；在疾病预防控制机构的指导下，做好在校治疗学生的服药管理和预防性治疗学生的服药管理。

10. 学校结核病防控对学校环境卫生的要求是什么？

（1）中小学校教室设施要求 ①普通教室人均使用面积：小学不低于 1.15m²，中学不低于 1.12m²；②教室前排课桌前缘与黑板应有 2m 以上距离，后排课桌后缘距黑板不超过 9m；③教室内各列课桌间应有不小于 0.6m 宽的纵向走道，教室后应设置不小于 0.6m 的横行走道；④教室应设通气窗，保证通风换气。

（2）学生宿舍设施要求 ①不应与教学用房合建；②居室人均使用面积不应低于 3.0m²；③保证学生一人一床；④保证通风良好，寒冷地区宿舍应设有换气窗。

（3）学校公共场所 保持学校公共场所（图书馆、食堂等）的通风换气。

（4）校园环境卫生 建立学校校园环境卫生管理制度，做好学校环境的清扫保洁，清除卫生死角，做好垃圾处理。

11. 学校处理肺结核疫情常用的消毒方法有哪些？

对通风不良的教室和宿舍可采取紫外线消毒，将患者的被褥、衣物、书籍等用品放在太阳下暴晒 6 小时以上，也可达到消毒的效果。

12. 学校该如何通风换气？

温暖季节宜实行全日开窗的方式通风换气。寒冷季节宜在课前和课间休息、学生离开教室时保证教室通风 30 分钟以上。宿舍、图书馆、计算机房等其他教学生活用房应每天开窗通风不少于 2 次，每次 70 分钟以上。

第二节　监狱系统结核病感染控制

1. 在监狱发现肺结核患者该怎样处理？

及时将患者转移到监管场所医院或结核病定点医院进行隔离治疗，并在结核病预防控制部门指导下开展疫情处置，对密切接触者开展结核病筛查。对确诊患者、疑似患者和潜伏感染者进行分类治疗与管理。

2. 如何做好监狱肺结核患者的管理？

应对结核病患者早发现、早确诊、早隔离、早治疗。优化患者就诊流程，从而缩短患者在监管场所医疗的停留时间，减少医院内结核菌传播风险。对传染性肺结核患者隔离治疗，减少探视患者，避免传染他人。

3. 监狱结核病患者治疗期间应注意什么？

患者要遵医嘱服药，坚持早期、规律、联合、适量、全程治疗原则。按时复查，及早发现药物的不良反应，及时调整治疗方案，加强营养、注意休息和心理调节、增强人体免疫功能，提高抵抗疾病的能力。

4. 监狱结核病患者的痰液应如何处理？

肺结核患者可以将其痰液吐到指定且可密封处理的容器内，容器内放入适量消毒液，统一收集、焚烧，防止传染。也可以将痰液吐到卫生纸中包裹处理，卫生纸要求双层及以上，后将含有痰液的卫生纸进行焚烧处理并掩埋。

5. 监狱如何开展结核病健康宣教工作？

可通过健康教育课、专题讲座、播放影像制品等多种形式，对受监管人员、管理民警、医护人员等不同人群，有针对性地开展结核病健康宣传教育，广泛宣传结核病防治核心知识。

6. 监狱如何开展环境通风工作？

重视环境的定期通风工作，加强监管区、工作区、食堂等人群聚集场所的通风换气，每天至少有 2 次开窗通风半小时，保持室内空气流通，降低空气致病菌的含量，减少传播。

7. 监狱如何开展结核病防治工作？

监狱管理人员要加强对受监管人员的日常观察，对咳嗽、咳痰 2 周及以上，或痰中带血、咯血，或伴低热、胸痛、盗汗、纳差等的人员要及时给予结核病常规检查或专科会诊。对于场所内的肺结核患者，要做好治疗管理工作，并登记诊疗信息及完成相关的报表。

8. 监狱发生结核病后如何开展环境消杀工作？

肺结核患者居住场所应保持空气流通，应做到室内相对隔离，最好分室单独居住，室内建议采用紫外线照射消毒，地面和物体表面可采用含氯消毒剂擦拭、浸泡、喷洒。

9. 监狱结核患者餐具及生活用品如何消毒？

肺结核患者的餐具及生活用品，一般都采用物理方法消毒，常用的有煮沸、干热消毒（如红外线及微波照射）、阳光暴晒和紫外线消毒。

第三节　养老机构结核病感染控制

1. 老年肺结核的致病原因是什么？

老年肺结核绝大多数是由儿童及青少年时期感染，并以稳定状态停止发展潜伏下来的结核病灶引发。

2. 老年肺结核主要是以什么类型的肺结核占主导？

有研究表明，老年肺结核患者病理类型主要以浸润型为主。

3. 养老院为什么被肺结核疫情监测列为需要重点关注的场所？

养老院是老年人集中的场所，由于老年人身体免疫力低下，养老院日常监测工作和晨检制度不健全，患者和医护人员对肺结核防治知识知晓率较低，一旦发生结核病疫情，很容易造成暴发流行。

4. 养老院发现结核患者后应如何做好防控工作？

加强环境卫生、消毒灭菌与通风，加强环境卫生管理，开展肺结核疫点和周围环境的消毒和灭菌工作，消除卫生死角，加强人群密集场所的开窗通风换气，保持空气流通。在事件处理期间，做好个人防护。

5. 养老机构中影响老年人结核病发病的危险因素有哪些？

糖尿病、吸烟、性别、结核病既往史和结核病密切接触史均为影响结核病发生的危险因素。而生理功能衰退、免疫力下降则会导致继发结核病的发生。

6. 养老机构中影响老年结核病发现的因素有哪些？

老年人群防病意识不强，容易忽视健康问题，发生延迟治疗；另外，老年肺结核病病例难以被发现，易被误诊，导致确诊延迟。

7. 养老机构如何护理刚出院的老年结核病患者？

出院后患者需继续接受健康教育以及医学服务，医院和养老机构可共同开展肺结核疾病健康宣教，讲解疾病相关知识，使患者了解疾病进展，鼓励患者积极面对，改变不良生活方式，提高患者自我管理能力，改善生存质量，督促患者按时服药、按时复查等。

8. 养老院为何需要特别关注结核病防治？

养老院通常是高密度居住环境；居民年龄较大，免疫系统较弱；老年人往往伴有慢性疾病，对结核杆菌的抵抗力降低；养老院中居民通常需要共用一些设施和空间，病毒和细菌传播的途径更多，传播持续时间更长。

9. 如何识别养老院居民可能患有结核病的症状？

持续的咳嗽、咯血或痰中带血；无缘无故的体重减轻；发热、寒战和盗汗；持续的疲劳和无力；胸痛或呼吸困难。

10. 养老院工作人员在接触结核患者时应如何做个人防护？

佩戴防护口罩，彻底洗手或使用酒精进行手消毒；患者应被隔离在单独房间，确保工作环境通风良好，限制接触和访问；工作人员应定期接受结核病筛查，接受结核病知识和个人防护培训。

11. 养老院应当如何处理与结核病患者接触过的环境和物品？

经常通风，定期彻底清洁及消毒，对患者接触过的物品及时消毒处理，患者使用过的废弃物品应被视为感染性废物，按规定处理，定期检查环境和物品的清洁与消毒并记录。

第四章 医疗工作者结核病职业防护

第一节 医疗工作者职业暴露风险

1. 什么是职业暴露？

职业暴露是指医务人员在从事诊断、治疗、护理、预防、检验等工作时，皮肤或黏膜意外被患者的血液、体液污染，或被用于患者的锐器如针头、刀片及其他利器刺伤皮肤，有可能被病原体感染的情况。

2. 职业暴露分为哪几级？

分为一级暴露、二级暴露、三级暴露。

3. 医务人员职业暴露可能导致的疾病有哪些？

乙型肝炎、丙型肝炎、艾滋病、梅毒、结核等。

4. 医务人员职业暴露按感染源可分为哪几类？

可分为血源性职业暴露（如接触患者血液）、病原体职业暴露（如接触病毒、细菌等）、化学性职业暴露（如接触化学消毒剂）等。

5. 医务人员职业暴露的危险因素有哪些？

感染性疾病的气溶胶传播、锐器伤、黏膜或皮肤暴露；工作环境因素、高风险操作、患者因素；医务人员工作量和工作压力过大，职业暴露意识不强及培训不足。

6. 导致结核科护士职业暴露感染的生物危险因素主要包括什么？

包括各种感染性体液与呼吸道感染。护士在日常工作中直接接触患者的呕吐物、排泄物，这是增加感染概率的重要原因。对患者实施吸痰、胸腔穿刺抽液等操作时，会导致痰液与胸水喷射，继而增加感染风险。

7. 导致结核科护士职业暴露感染的物理危险因素主要包括什么？

结核病患者往往需要实施手术、穿刺等治疗，护士采用针头、刀片等锐器操作时增加了血液传播的风险。

8. 职业暴露后的处置报告流程是什么？

职业暴露发生→局部处理→填写职业暴露登记表→报院感护理部→检查相应的抗原和抗体→定期追踪随访。

9. 职业暴露的途径有哪些？

经皮损伤（针刺、利器损伤）、经黏膜（眼、口、鼻）、经不完整皮肤（裂开、溃疡、擦伤）、长时间接触（完整的皮肤与血液、体液接触≥5 分钟）。其中针刺是职业暴露的最主要方式。

10. 经血液传播疾病的职业暴露感染有哪些特点？

高风险、潜在性、多样性、严重性、可预防、需及时处理。

11. 职业暴露的高危人群有哪些？

实验室人员，医护人员，预防保健人员以及有关的监督工作人员。职业暴露高危人群之首是医务人员。

12. 常见传染病的传播途径有哪些？

空气传播、接触传播、粪－口传播、血液传播、性传播、母婴传播。

13. 肺结核职业暴露的传染源主要有哪些？

活动性肺结核患者、未经治疗或治疗不彻底的肺结核患者、痰涂片阳性的肺结核患者、肺结核患者的密切接触者。

14. 哪些职业更容易发生肺结核职业暴露？

医疗工作者、结核病防治工作者、医护助理人员、敬老院工作人员、监狱工作人员、教育工作者、公共卫生工作者。

15. 如何预防肺结核职业暴露？

加强职业暴露培训与教育、提供充足个人防护装备、保持工作场所的良好通风、严格落实手卫生、采取适当的隔离措施、定期环境清洁与消毒、定期体检、建立职业健康监测系统、制定和演练职业暴露后的紧急应对计划。

16. 如果发生了肺结核职业暴露应采取哪些紧急措施？

记录暴露的时间、地点、过程和涉及的患者信息，及时上报。联系感染控制专家进行暴露评估和咨询。疾控专家将根据具体情况决定是否需要进一步的检查和处理。必要时对暴露者进行隔离观察与监测，进行预防性治疗以降低感染的风险。提供必要的心理支持和辅导，定期追踪与随访。

第二节　医疗工作者职业防护措施

1. 什么是职业防护？

职业防护是针对可能造成机体损伤的各种职业性有害因素采取有效措施，以避免职业性危害的发生，或将危害降低到最低程度。

2. 什么是护理职业防护？

护理职业防护是指在护理工作中针对各种职业性有害因素采取有效措施，以保护护士免受职业性有害因素的危害，或将危害降至最低程度。

3. 护理职业防护有哪些意义？

（1）提高护士职业生命质量。

（2）规避护理职业风险。

（3）营造和谐的工作氛围。

4. 接触患者血液、体液时应如何进行防护？

进行有可能接触患者血液、体液的诊疗、护理、清洁等工作时应戴清洁手套，操作完毕脱去手套后立即洗手或进行卫生手消毒。接触患者黏膜或破损的皮肤时应戴无菌手套。

5. 发生血液、体液飞溅时应如何进行防护？

应戴医用防护口罩、防护眼镜或防护面罩；发生血液、体液大面积飞溅或污染身体时，应穿戴具有防渗透性能的隔离衣或围裙。

6. 进行侵袭性操作时应如何进行防护？

（1）手部防护　进行侵袭性操作时应戴手套做好手部防护。

（2）面部防护　进行侵袭性操作，有可能发生体液喷溅到眼部的情况时佩戴防护面屏或防护面罩。另外，医用外科口罩、医用防护口罩也有防止面部被喷溅的防护作用。

（3）躯干与四肢防护　进行侵袭性操作造成大面积喷溅或有可能污染身体时，应穿隔离衣或医用防护服，有时也可使用防水围裙防喷溅。

7. 使用后的利器应如何采取处理措施？

使用后的针头不应回套针帽，不应用手直接接触污染的针头、刀片等锐器。废弃的锐器应直接放入耐刺、防渗漏的专用锐器盒中。重复使用的锐器，应放在防刺的容器内密闭运输和处理。

8. 被血液、体液、分泌物、排泄物污染的被褥衣服应如何处置？

以上均应密封运送。

9. 对于隔离确诊或疑似传染病患者应如何处理？

应在标准预防措施的基础上，实行患者隔离、防护隔离和空气隔离。除确诊为同种病原体感染之外，应安置在单人隔离间；患者的物品应专人专用，定期清洁与消毒；患者出院或转院、死亡后应进行终末消毒；接触隔离患者的工作人员，应按隔离要求穿戴相应的隔离防护用品，进行手卫生。

10. 手卫生包括哪些方式？

手卫生包括洗手、卫生手消毒和外科手消毒3种方式。

11. 手卫生中洗手是指什么？

医务人员用肥皂或皂液和流动水洗手，去除手部皮肤污垢、碎屑和部分致病菌的过程。

12. 需进行手卫生的五大时刻是什么？

接触患者之前、无菌操作之前、接触患者体液后、接触患者后、接触患者周围环境及物品后。

13. 卫生手消毒如何做？

医务人员用速干手消毒剂搓揉双手，以减少手部暂居菌。

14. 外科手消毒如何做？

外科手术前医务人员用肥皂或皂液和流动水洗手，再用手消毒剂消除或杀灭手部暂居菌和减少常居菌。

15. 职业防护对预防结核感染有什么作用？

职业防护是预防控制结核感染的一项有效措施，是管理措施、环境控制的有益补充。医疗卫生机构是结核病等呼吸道传染病产生和传播的高危环境，结核病防治医务人员负责结核病患者的发现、治疗和督导管理，在结核病防治中发挥着重要作用，因此要通过采取适当的个人防护措施降低特定人群受感染的风险，尽量杜绝或减少职业危害的发生。

第三节　医疗工作者职业防护教育培训

1. 医疗工作者职业防护教育培训目标有哪些？

提高工作人员对结核病传播途径、感染风险和防护措施的认识；增强工作人员的个人防护意识和技能，降低职业暴露风险；确保工作人员掌握正确的诊断、治疗和护理结核病患者的方法。

2. 对于不同人群职业防护教育培训的重点是什么？

加强医务人员的职业安全防护教育与培训，将医务人员职业防护教育列为每次的教学培训内容，对新入职的医护人员、研究生、进修、实习生开展常态化岗前培训。对在职的医务人员、总务工勤人员、物业保洁人员定期进行在职强化培训，要求牢固树立标准预防的理念，强化自我防护意识，不断提高预防职业暴露的技能和水平。

3. 医务人员职业安全教育培训有哪些要求？

培训教育必须是持续性、经常性，做到常态化和前瞻性，要不断强化个体的健康管理意识，加强个体防护措施的实际操作训练和习惯。

4. 如何加强医务人员防护意识的职业安全教育？

开展职业防护专业教育，经考核合格后方可上岗。培训教育需要持续性进行，不断进行对相关知识认知的提高。提高医务人员的自我防护和主动防护意识。保证人员充足，避免和减少造成工作压力的各种因素。加强营养及运动，定期检查身体，注意劳逸结合，增加机体的抗病能力。

5. 如何确保医务人员职业防护教育的普及率和有效性？

确保职业防护教育的普及率和有效性需要采取多种措施。首先，制定具体的培训计划，明确培训的目标、内容、时间和方式，确保所有人员都能够接受到职业防护教育。其次，培训内容应与实际工作场景相结合，注重实践操作和案例分析，提高医务人员的学习兴趣和参与度。此外，还可以设置激励机制，如奖励制度、考核评估等，鼓励医务人员积极参与学习和实践。

6. 结核病职业防护教育的重要性有哪些？

增强医务人员防控意识，使医务人员认识到结核病的危害性和防控的紧迫性，在日常工作中始终保持警惕，理解自己在结核病防控工作中的责任和角色，积极参与防控工作。提升医务人员结核病防控能力，使其掌握结核病的传播途径和防护措施，有效减少医务人员感染的风险。提高医务人员对结核病患者的识别能力，可及时发现并采取相应的防控措施。

7. 结核病医疗工作者职业防护教育培训的内容包含哪些方面？

结核病基础知识、职业暴露风险评估、防护措施、个人卫生习惯、应急处置能力、患者教育与沟通等。

8. 结核病医疗工作者职业防护知识受哪些因素的影响？

结核科医护人员结核病职业防护相关知识主要与年龄、学历、职称、职业暴露经历及工作年限相关。对医护人员进行相关知识培训时，应注意上述因素的影响。

9. 结核病医疗工作者职业防护教育培训的对象主要包括哪些人群？

（1）医务人员 包括医生、护士、公共卫生人员，他们是结核病防治工作的重要力量，需要掌握结核病的防治知识、职业暴露的预防措施和应急处理方法等。

（2）实验室工作人员 在结核病实验室工作的人员，由于经常接触结核分枝杆菌等病原体，需要接受相关的职业防护培训，以保障自身的健康和安全。

（3）医学生和教育工作者 医学院校和医疗机构的教育工作者也应接受相关培训，以便他们能够更好地教育和指导学生。

10. 如何开展结核病医疗工作者职业防护教育技术培训？

根据结核病防治机构和医疗卫生机构工作人员的性质，提供有针对性的感染预防与控制培训，使他们了解感染控制工作的重要性、结核病感染预防与控制计划要采取的行动、自己在执行计划过程中的职责及起到的作用。培训分岗前培训和继续培训，对新上岗人员进行岗前培训，以后每年应进行一次知识更新的继续培训，培训内容可根据实际情况做适当调整。

11. 医务人员因接诊传染性肺结核病患者而成为高危人群的主要原因有哪些？

结核病患者聚集；收治的菌阳结核病、耐药结核病患者多；医务人员接触的患者多；医疗空间狭小，空气流通不畅；诱导咳嗽并产生大量气溶胶的操作增加；感染控制措施不完善。

12. 结核病医务人员职业安全教育培训中对医院行政管理人员的培训有哪些要求？

对医院行政管理人员的培训应包括政策与法规、结核病知识、职业安全防护、培训组织与管理能力、沟通与协调能力、应急管理与危机处理能力、监督与评估能力、激励与约束机制、持续学习与更新知识以使行政管理人员了解医务人员在结核病防治工作中可能面临的职业风险，并学习相应的防护措施和应急预案。

13. 每年度对医务人员进行结核病职业安全防护培训主题内容有什么要求？

应当每年度对医务人员进行多种主题的培训，包括该卫生环境中结核病的性质、程度及风险。培训的主题还应包括风险评估过程及其与职业防护制度的关系，预防传染性飞沫核传播及降低其浓度所采取的环境控制措施，不断进行相关知识认知的提高，提高医务人员的自我防护和主动防护意识。

14. 如何进行职业防护教育培训效果评估？

（1）通过问卷调查、实际操作考核和模拟演练等方式，评估工作人员对结核病职业防护知识的掌握程度和实际应用能力。

（2）定期对培训效果进行反馈和总结，针对存在的问题和不足进行改进和优化，提高培训质量。定期收集医务人员对职业防护教育的反馈意见。

第五章 结核病消毒隔离技术规程

第一节 结核分枝杆菌的消毒灭菌方法

1. 化学消毒的概念是什么?

化学消毒是指用化学消毒剂作用于微生物和病原体,使其蛋白质变性,失去正常功能而死亡。

2. 化学消毒常用的消毒方式包括什么?

物体表面消毒和空气消毒。

3. 化学消毒剂的用量如何计算?

计算消毒原液用量公式如下。

$$所需原液量(ml) = \frac{拟配消毒液浓度(\%) \times 拟配消毒液量(ml)}{原液有效含量(\%)}$$

计算消毒片剂用量公式如下。

$$所需消毒片剂数 = \frac{拟配消毒液浓度(mg/L) \times 拟配消毒液量(L)}{消毒剂有效含量(mg/片)}$$

4. 结核病区常见化学消毒方法有哪些?

化学消毒液喷雾消毒需要在无人且相对密闭的环境中进行(消毒时关闭门窗),消毒完毕后方可打开门窗通风。可采用化学消毒液熏蒸或喷雾消毒,每周 1~2 次。常用的化学消毒液浓度及方法如下。

(1)含氯消毒液 对结核分枝杆菌有较强的杀灭作用。用含有效氯 2000mg/L 的消毒液均匀喷洒,作用时间应超过 60 分钟。

(2)过氧乙酸 将过氧乙酸稀释成 0.5%~1% 水溶液,在相对湿度 60%~80%、室温条件下,过氧乙酸用量按 1g/m³ 计算,加热蒸发 2 小时。

(3)过氧化氢空气消毒液 一般用量按 50mg/m³ 过氧化氢计算,采用喷雾法,在相对湿度 60%~80%、室温条件下作用 30 分钟。

5. 结核病患者住院期间的消毒内容包括哪几个方面?

结核病患者住院期间消毒方式包括物品消毒、环境消毒和分泌物消毒。

6. 如何对结核分枝杆菌感染的物品进行消毒?

结核分枝杆菌物品消毒包括物品表面消毒、地面消毒、用品及仪器等表面消毒。

7. 结核病患者住院期间如何对用品、仪器等进行表面消毒?

病床、桌、椅、柜、门(门把手)、窗、病历夹、医用仪器设备等物体表面可用 2000mg/L 有效消毒液擦拭消毒。不宜用含氯消毒液擦拭的物品可用 75% 乙醇进行擦拭消毒。

8. 结核分枝杆菌患者的空气消毒方法包括哪几种方法?

结核分枝杆菌患者的空气消毒方法包括通风、紫外线灯照射消毒、循环风紫外线空气消毒器（机）和化学消毒液喷雾。

9. 紫外线灯消毒要求是什么？

（1）紫外线消毒灯辐射强度应不低于 $70\mu W/cm^2$。

（2）定期监测消毒紫外线灯辐射强度，当辐射强度低到要求值以下时，应及时更换。

（3）保持紫外线灯表面清洁，每周用乙醇擦拭一次，发现灯管表面有灰尘、油污等时，应随时擦拭。

10. 循环风紫外线空气消毒器（机）的使用方法是什么？

循环风紫外线空气消毒器（机）可在有人的场所定时或持续对室内空气进行消毒，安全有效，对人体无害。使用时应关闭门窗，进风口和出风口避免物品遮挡或覆盖。有条件的医院应在每间病房内安置循环风紫外线消毒器（机），定时进行空气消毒，一般每天 2 次，每次 1 小时。

11. 结核菌感染患者如何进行终末消毒？

患者出院、转院或死亡后，病房必须进行终末消毒处理，操作人员应注意自身防护。流程如下。

（1）采用紫外线消毒、消毒机或常用液体消毒剂喷洒，密闭 60 分钟。

（2）开窗通风 30 分钟。

（3）患者物品、被褥衣服按类分别装入黑色塑料袋，与洗衣房联系，送环氧乙烷灭菌。

（4）物体表面和地面用 2000mg/L 含氯消毒液擦拭。

第二节　标准预防

1. 什么是标准预防？

标准预防是医院所有患者和医护人员使用的一种预防措施，包括手卫生，根据预期可能发生的暴露选用手套、隔离衣、口罩、护目镜或防护面罩，安全注射，处理污染的物品和医疗器械时需要穿戴合适的防护用品。

2. 医护人员标准预防中一级防护要求内容是什么？

一级预防适用于发热门（急）诊的医护人员。

（1）严格遵守标准预防原则，遵守消毒、隔离的各项规章制度。

（2）工作时应穿工作服、隔离衣，戴工作帽和防护口罩，必要时戴乳胶手套。严格执行洗手与手消毒制度。

（3）下班时进行个人卫生处置，并注意呼吸道与黏膜的防护。

3. 医护人员标准预防中二级防护要求内容是什么？

二级预防适用于呼吸道传染性疾病的留观室、隔离区的医护人员。

（1）严格遵守标准预防的原则，根据传染性疾病的传播途径，采取相应的隔离措施，并严格遵守消毒、隔离的各项规章制度。

（2）进入隔离区和专门病区的医护人员必须戴防护口罩，穿工作服、防护服或隔离衣，戴鞋套、手套、工作帽。严格按照清洁区、半污染区和污染区的划分，正确穿戴和脱防护用品，注意呼吸道、口腔、鼻腔和眼睛的卫生与保护。

4. 医护人员标准预防中三级防护要求内容是什么？

三级防护适用于为患者实施吸痰、气管插管和气管切开的医护人员。除二级防护外，应加戴面罩或全面型呼吸防护器。

5. 标准预防的基本原则是什么？

患者的血液、体液、分泌物（不包括汗液）、非完整皮肤和黏膜均可能含有感染性因子，无论患者是否已经确诊患有传染性疾病，在面对或处理之前都要采取必要的标准预防。

6. 标准预防的基本特点是什么？

（1）强调双向预防。既要防止疾病从患者传至医护人员，又要防止疾病从医护人员传至患者。

（2）防止血源性疾病的传播。

（3）防止非血源性疾病的传播。

（4）根据疾病的主要传播途径采取隔离措施，如接触隔离、空气隔离、飞沫隔离。

7. 标准预防的措施有哪些？

（1）洗手　接触血液、体液、排泄物、分泌物后可能被污染时，脱手套后要洗手或使用快速手消毒液洗手。

（2）戴手套　当接触血液、体液、排泄物、分泌物及破损的皮肤黏膜时应戴手套。

（3）戴面屏、护目镜和口罩　减少患者的体液、血液、分泌物等液体中的传染性物质飞溅到护理人员的眼睛、口腔及鼻腔。

（4）穿隔离衣　防止被传染性的血液、分泌物、渗出物、飞溅的水和大量的传染性材料污染。

8. 不同传播途径疾病的隔离原则是什么？

（1）在标准预防的基础上，应根据疾病的传播途径（接触传播、飞沫传播、空气传播和其他途径传播），制定相应的隔离与预防措施。

（2）一种疾病可能有多种传播途径时，在标准预防的基础上，采取相应传播途径的隔离与预防。

（3）隔离病室应有隔离标志，并限制人员的出入。黄色为空气传播的隔离，粉色为飞沫传播的隔离，蓝色为接触传播的隔离。

（4）传染病患者或可疑传染病患者应单间安置。

（5）受条件限制的医院，同种病原体感染的患者可安置于一室。

（6）建筑布局应符合相应的规定。

9. 在标准预防下医护人员的口罩应用指征有哪些？

（1）普通医用口罩　一般诊疗活动，如配液、晨间护理等可佩戴普通医用口罩。

（2）医用外科口罩　手术室工作或护理免疫功能低下患者、进行有创操作时应戴医用外科口罩。

（3）医用防护口罩　接触经空气传播或近距离接触经飞沫传播的呼吸道传染病患者，应戴医用防护口罩。

10. 在标准预防下护目镜或防护面罩的应用指征有哪些？

（1）在进行诊疗、护理操作，可能发生患者血液、体液、分泌物等喷溅时。

（2）近距离接触经飞沫传播的传染病患者时。

（3）为呼吸道传染病患者行气管切开、气管插管等近距离操作时。

11. 在标准预防下手套的应用指征有哪些？

（1）应根据不同操作的需要，选择合适种类和规格的手套。

（2）清洁手套应用指征 接触患者的血液、体液、分泌物、排泄物、呕吐物及污染物品时。

（3）无菌手套应用指征 医护人员进行手术等无菌操作时；接触患者破损皮肤、黏膜时；接触机体免疫力极度低下的患者时。

12. 在标准预防下使用手套的注意事项是什么？

（1）诊疗护理不同患者之间必须更换手套。

（2）操作完成脱去手套后，必须洗手。戴手套不能替代洗手，必要时应进行手消毒。

（3）戴手套操作中，如发现手套有破损应立即更换。

（4）戴无菌手套时应防止手套污染。

13. 在标准预防下隔离衣及防护服包括哪些应用指征？

（1）隔离衣应用指征 接触经接触传播的患者；对患者实行保护性隔离时；可能受到患者血液、体液、分泌物及排泄物喷溅时。

（2）防护服应用指征 接触甲类或按甲类传染病管理的传染病患者时；接触经空气传播或飞沫传播的传染病患者，可能受到患者血液、体液、分泌物、排泄物喷溅时。

14. 结核分枝杆菌感染患者的隔离要求有哪些？

（1）无条件收治时应尽快转送至有条件收治的医疗机构，注意转运过程中医护人员的防护。

（2）当患者病情允许时，应戴外科口罩，定期更换，并限制其活动范围。

（3）患者途经处及居住环境应严格空气消毒。

15. 医护人员接触结核分枝杆菌感染患者的防护要求有哪些？

（1）应严格按照区域流程，在不同的区域穿戴不同的防护用品，离开时按要求摘脱，并正确处理使用后的物品。

（2）与患者近距离（＜1m）接触时，应戴帽子、医用防护口罩；进行可能产生喷溅的诊疗操作时，应戴护目镜或防护面罩，穿防护服；接触患者及其血液、体液、分泌物、排泄物等物质时应戴手套。

第三节 医院隔离技术规范及操作规程

1. 隔离实施的原则是什么？

隔离的实施应遵循"标准预防"和"基于疾病传播途径预防"的原则。

2. 隔离采取的有效措施有哪些？

管理感染源、切断传播途径和保护易感人群。

3. 不同颜色的隔离标志代表什么？

黄色为空气传播的隔离，粉色为飞沫传播的隔离，蓝色为接触传播的隔离。

4. 结核分枝杆菌感染患者病房的建筑布局要求有哪些？

应设在医院相对独立的区域，分为清洁区、潜在污染区和污染区，设立两通道和三区之间的缓冲间。缓冲间两侧的门不应同时开启，以减少区域之间的空气流通。经空气传播疾病的隔离病区，应设置负压病室。

5. 结核分枝杆菌感染患者病房的隔离要求有哪些？

（1）严格三区的管理，各区之间应界限清楚、标识明显。

（2）病室内应有良好的通风设施。

（3）各区安装适量的非手触式流动水洗手池。

（4）不同种类传染病患者应分室安置。

（5）疑似患者应单独安置。

（6）受条件限制的医院，同种疾病患者可安置于一室，两病床之间距离不少于 1.1m。

6. 结核分枝杆菌感染患者负压病房的布局要求有哪些？

应设病室及缓冲间，通过缓冲间与病区走廊相连。病室采用负压通风，上送风、下排风；病室内送风口应远离排风口，排风口应置于床头附近，排风口下缘靠近地面但应高于地面 10cm。窗应保持关闭。

7. 结核分枝杆菌感染患者负压病房的隔离要求有哪些？

（1）送风应经过初、中效过滤，排风应经过高效过滤处理，每小时换气 6 次以上。

（2）设置压差传感器，用来检测负压值，或用来自动调节不设定风量阀的通风系统的送、排风量。病室的气压宜为 $-30Pa$，缓冲间气压宜为 $-15Pa$。

（3）保障通风系统正常运转，做好设备日常保养。

（4）1 间负压病室安排 1 个患者，无条件时可安排同种呼吸道感染疾病患者同室，并限制患者到本病室外活动。

8. 什么是个人防护用品？

个人防护用品是用于保护使用者避免接触病原体的各种屏障用品。

9. 常用的防护用品有哪些？

帽子、口罩、手套、护目镜、防护面屏、防水围裙、隔离衣、防护服等。

10. 常用口罩的分类有哪些？

常用的口罩可分为纱布口罩、外科口罩、医用防护口罩等。

11. 常用口罩的应用指征有哪些？

（1）外科口罩适用于手术室工作，或护理免疫功能低下患者、进行有创操作时。一般诊疗活动，如配液、晨间护理等也可佩戴一次性外科口罩。

（2）医用防护口罩适用于接触经空气传播或近距离接触经飞沫传播的呼吸道传染病［如肺结核、传染性非典型肺炎（SARS）、H1N1 甲流等］患者时。

12. 外科口罩分几层？各层有什么作用？

标准的外科口罩分 3 层，外层有阻水作用，可防止飞沫进入口罩里面，中层有过滤作用，内层有吸湿作用。

13. 医用防护口罩中 N95 型口罩的含义是什么？它的作用是什么？

N95 型口罩是美国国家职业安全卫生研究所（NIOSH）认证的。"N"的意思是指非油性的颗粒物，"95"是指在 NIOSH 标准规定检测条件下，过滤率达到 95%，有较好的密合性，适合人脸型的口罩。N95 型口罩能阻止直径 $\leqslant 5\mu m$ 的感染因子的空气传播和近距离（<1m）接触的飞沫传播。

14. 护目镜或防护面罩的应用指征有哪些？

（1）在进行诊疗、护理操作，可能发生患者血液、体液、分泌物等喷溅时。

（2）近距离接触经飞沫传播的传染病患者时。

（3）为呼吸道传染病患者进行气管切开、气管插管等近距离操作，可能发生患者血液、体液、分泌物喷溅时，应使用全面型防护面罩。

15. 防护镜的选择有哪些要求？

防护镜应符合《医用防护镜技术要求》（GB11/188－2003）中的标准，如顶焦度、棱镜度偏差、色泽、可见光透射比、抗冲击性能、耐腐蚀和消毒性能等，均应符合规定。

16. 常用手套的应用指征有哪些？

清洁手套的应用指征为：接触患者的血液、体液、分泌物、排泄物、呕吐物及污染物品时。无菌手套的应用指征为：医务人员进行手术等无菌操作时；接触患者破损皮肤、黏膜时；接触机体免疫力极度低下的患者时。

17. 手套使用的注意事项有哪些？

（1）诊疗护理不同的患者之间必须更换手套。

（2）操作完成脱去手套后，必须进行洗手。戴手套不能替代洗手，必要时应进行手消毒。

（3）戴手套操作中，如发现手套有破损应立即更换。

（4）戴无菌手套时应防止手套污染。

18. 防护服的种类和作用是什么？

根据材质和使用方法的不同，防护服可分为一次性防护服和可重复使用的隔离衣。它的作用是预防医务人员受到患者血液、体液和分泌物的污染，同时预防患者间的感染和特殊易感患者受到感染。

19. 防护服的应用指征有哪些？

临床医务人员在接触甲类或按甲类传染病管理的传染病患者时；接触经空气传播或飞沫传播的传染病患者，可能受到患者血液、体液、分泌物、排泄物喷溅时。

20. 使用防护服的注意事项有哪些？

（1）穿防护服前，要检查防护服有无破损。

（2）穿防护服后，只限在规定区域内进行操作。

（3）在操作过程中，防护服有破损应立即更换。

（4）脱防护服时，注意避免污染。

21. 接触经飞沫传播疾病的医护人员的防护有哪些要求？

（1）应严格按照区域流程，在不同的区域穿戴不同的防护用品，离开时按要求摘脱，并正确处理使用后的物品。

（2）与患者近距离（1m以内）接触，应戴帽子、医用防护口罩；进行可能产生喷溅的诊疗操作时，应戴护目镜或防护面罩，穿防护服；当接触患者及其血液、体液、分泌物、排泄物等物质时应戴手套。按规定使用防护物品。

22. 经飞沫传播疾病的患者应如何安置？

（1）应将患者安置于单人病房，条件受限时，应优先安置重度咳嗽且有痰的患者，可将感染或定植相同感染源的患者安置于同一病房。

（2）如需与其他不同感染源的患者安置于同一病房时，应遵循以下原则：床间距≥1m，并拉上病床边的围帘；不论同一病房的患者是否都需采取飞沫隔离，接触同一病房内不同患者之间，都应更换个人防护装备及执行手卫生。

23. 经空气传播疾病的患者应如何安置？

应将患者安置于负压病房，负压病房应达到以下要求。

（1）空气交换≥6 次/小时（现存病房）或≥12 次/小时（新建或改建病房）。

（2）病房空气可直接排至室外，若排入邻近空间或空气循环系统需经高效过滤。

（3）每日监测、记录负压值，并通过烟柱、飘带等肉眼观察压差。

（4）病房门应随时保持关闭。

第四节　环境清洁标准操作规程

1. 医疗机构内环境表面分几类？各类包含哪些内容？

（1）医疗机构内环境表面分为医疗表面和卫生表面。

（2）医疗表面有医疗仪器按钮或把手、推车、病床等；卫生表面有地板、墙面、桌面等。

2. 清洁病房或诊疗区域的顺序是什么？

应有序进行，由上而下，由里到外，由轻度污染到重度污染。有多名患者共同居住的病房，应遵循清洁单元化操作。

3. 清洁与消毒应遵循什么原则？

应遵循先清洁再消毒的原则，采取湿式卫生清洁的方式。

4. 根据风险等级和清洁等级要求制定标准化操作规程包含哪些内容？

内容应包括清洁与消毒的工作流程、作业时间和频率、使用的清洁剂与消毒剂名称、配制浓度、作用时间以及更换频率等。

5. 清洁工具是指什么？

清洁工具是指用于清洁和消毒的工具，如擦拭布巾、地巾、地巾杆、盛水容器、手套（乳胶或塑胶）、洁具车等。

6. 清洁工具的使用原则是什么？

清洁工具应分区使用，实行颜色标记的使用原则。

7. 复用清洁工具应如何处理？

复用的清洁工具应及时清洁与消毒，干燥保存，其复用处理方式包括手工清洗和机械清洗。有条件的医疗机构宜采用机械清洗、热力消毒、机械干燥、装箱备用的处理流程。热力消毒要求 A_0 值达到 600 及以上，相当于 80℃持续时间 10 分钟，90℃持续时间 1 分钟或 93℃持续时间 30 秒。

8. 常用的清洁技术有哪些？

常用的清洁技术有清水洗净、去污剂去污、机械去污和超声清洗。

9. 环境表面常用的消毒剂有哪些？

环境表面常用的消毒剂有含氯消毒剂、过氧化氢、过氧乙酸、碘类、醇类、季铵盐类。

10. 卫生表面的清洁频次及方式是什么？

卫生表面每日进行常规的清洁和除尘工作，采用湿式打扫，必要时可采用清洁剂。

11. 根据卫生表面的分类清洁工作频率依据什么进行调整？

根据卫生表面的分类，清洁工作频率可以视患者的接触程度进行适当调整，如手经常接触的卫生表面，可每隔 2～4 小时清洁 1 次；而非手经常接触的卫生表面，如墙面、天花板等，可每隔 1 周清洁 1 ~ 2 次。

12. 被患者体液、血液、排泄物、分泌物等污染的环境表面应如何处理？

被患者体液、血液、排泄物、分泌物等污染的环境表面，应采用可吸附的材料将其清除，再根据污染的病原体特点选用适宜的消毒剂进行消毒。

13. 什么情况下要立即清洁与消毒？

被患者的体液、血液、排泄物、分泌物等污染时，应立即清洁与消毒；凡是开展侵入性操作、吸痰等高度危险诊疗活动结束后，应立即实施环境清洁与消毒。

14. 各级风险区域清洁与消毒的方式是什么？

低、中、高风险区域均采用湿式卫生；中、高风险区域可用清洁剂辅助清洁；高风险区域可对于高频接触的表面实施中、低水平消毒。

15. 各级风险区域清洁与消毒的频率是怎样的？

低风险区域每天 1 ~ 2 次，中风险区域每天 2 次，高风险区域每天至少 2 次。

16. 各级风险区域清洁与消毒的标准是什么？

（1）低风险区域要求达到区域内环境干净、干燥、无尘、无污垢、无碎屑、无异味等。

（2）中风险区域要求达到区域内环境表面菌落总数 $\leqslant 10CFU/cm^2$，或自然菌减少 1 个对数值以上。

（3）高风险区域要求达到区域内环境表面菌落总数符合《医院消毒卫生标准》（GB15982 – 2012）要求。

第五节　结核病病房废物处理操作规程

1. 什么是医疗废物？

医疗废物，是指医疗卫生机构在医疗、预防、保健以及其他相关活动中产生的具有直接或者间接感染性、毒性以及其他危害性的废物。

2. 医疗废物的分类有哪些？

感染性废物、病理性废物、损伤性废物、药物性废物、化学性废物等。

3. 医疗废物的处理要求是什么？

（1）盛装的医疗废物达到包装袋或者容器的 3/4 时，应当使用有效的封口方式。

（2）包装袋污染或破损时，必须再加一层清洁的包装袋。

（3）专人回收，双方（科室和回收人员）登记签字。

（4）应由有资质的医疗废物处理中心回收处置。

4. 医疗废物管理的相关要求有哪些？

（1）根据医疗废物的类别，将医疗废物分置于医疗废物专用包装物或者容器内。

（2）医疗卫生机构禁止在非收集、非暂时贮存地点倾倒、堆放医疗废物，不得露天存放医疗废物；医疗废物暂时贮存的时间不得超过 2 天。

（3）医疗卫生机构应当对医疗废物登记来源、种类、重量或者数量、交接时间、最终去向以及经办人签名等项目。登记资料至少保存 3 年。

5. 医疗废物专用包装物、容器标准和警示标识样式有哪些？

（1）包装袋　用于盛装除损伤性废物之外的医疗废物的初级包装，是符合一定防渗和撕裂强度性能要求的软质口袋。颜色为淡黄，明显处应印制警示标志和警告语（图1）。

（2）利器盒　用于盛装损伤性医疗废物的一次性专用硬质容器。整体颜色为淡黄，侧面明显处应印制警示标志，警告语为"警告！损伤性废物"（图2）。

（3）医疗废物标识如图3所示。

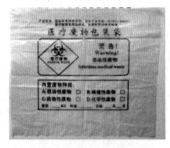 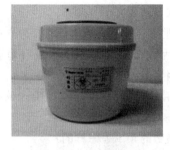 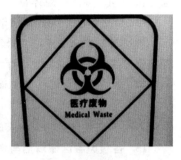

图1　包装袋　　　　　　　　图2　利器盒　　　　　　　图3　医疗废物标识

6. 如何进行医疗垃圾封口与标识？

（1）先对垃圾箱外表面、内表面及垃圾袋口、垃圾表面进行喷洒消毒。

（2）鹅颈式封口捆扎方法　①垃圾袋3/4满时，将内层垃圾袋口收紧并旋转；②将旋紧的垃圾袋口对折；③用扎带将垃圾袋口扎紧；④检查垃圾袋是否漏气；⑤收紧外层垃圾袋口；⑥旋紧垃圾袋并对折；⑦使用鹅颈式打包后，将垃圾袋口用扎带扎紧；⑧粘贴标签，放置"感染"等字样的警示标识。

7. 如何处理感染性废物？

用医疗废物专用的黄色包装袋盛装，传染患者或疑似传染患者的生活垃圾、化疗药瓶也应放入双层黄色包装袋。

8. 如何处理病理性废物？

用医疗废物专用的黄色包装袋盛装，暂时贮存的应当具备低温条件或防腐条件。

9. 如何处理化学性废物？

批量的废化学试剂、消毒剂应当交由专门机构处置；批量的含汞体温计、血压计报废时，也应当由专门机构处置。

10. 如何处理损伤性废物？

损伤性废物应放入医疗废物专用的利器盒中。

11. 什么是感染性废物？

感染性废物是指携带有病原微生物，具有引发感染性疾病传播危险的医疗废物。如被患者体液、血液污染的棉球、引流条、纱布等敷料；接触过患者的一次性使用的手套、口罩、压舌板、输液器等医疗用品；被患者体液、血液、排泄物污染的物品，高感染隔离区和疑似观察病区产生的医疗和生活废弃物；实验用的病原体培养基、标本和菌毒种保护液，废弃的医学标本的血液、血清等。

12. 什么是病理性废物？

病理性废物是在手术及诊疗活动中产生的应废弃的人体组织和器官（病理组织蜡块或切片）、医学实验的动物尸体等具潜在危险的医疗废物。如手术切除人体组织留取病理样本后和实验动物结束研究后的医疗废物。

13. 什么是化学性废物？

化学性废物是指具有毒性、腐蚀性以及易燃易爆特性的化学物品。如废弃的化学试剂、消毒剂以及含汞的血压计、体温计等。

14. 什么是损伤性废物？

损伤性废物是指在医疗活动中容易刺伤或割伤人体的需废弃的医用锐器。如手术刀具、医用穿刺针头、载玻片、玻璃试管、玻璃滴管等。

15. 什么是药物性废物？

药物性废物是指医疗机构过期、变质或被污染需淘汰处理的抗生素，细胞毒性和遗传毒性、免疫制剂等可能致癌的药物，以及疫苗或血液制品等药品。

16. 结核病房内患者的污染物如何处理？

（1）患者使用过的便器用2000mg/L有效氯含氯消毒剂浸泡30分钟，消毒后用清水冲洗干净，干燥备用。

（2）应将装有2000～5000mg/L有效氯含氯消毒剂的容器置于病床边，用于分泌物的随时消毒，作用时间30～60分钟，经消毒后的呼吸道分泌物可倒入病房厕所。

（3）使用过的痰具每天消毒一次，用2000mg/L有效氯含氯消毒剂浸泡痰具，消毒作用30～60分钟。消毒后冲洗干净，干燥备用。一次性痰杯用后焚烧。

17. 结核病患者使用气管镜、呼吸机管路等医疗器械如何进行消毒处理？

气管镜、喉镜等呼吸道内镜应达到消毒标准，可用2%的碱性戊二醛浸泡消毒≥45分钟。呼吸机管路尽量使用一次性材料，重复使用的各种管道应先彻底清洗，再根据需要进行严格消毒或灭菌。

第六章 结核病感染控制的团队合作及展望

第一节 结核病感染控制中团队成员职责

1. 结核病的感染控制需要哪些团队的参与？

（1）政府机构。

（2）公共卫生专家。

（3）医疗保健提供者。

（4）患者和社区。

（5）非政府组织和民间社会。

（6）研究人员。

（7）教育和培训机构。

（8）媒体和传播机构。

2. 医生在结核病感染控制中的职责是什么？

（1）根据症状、体征和检查结果进行结核病诊断。

（2）制定和监督个性化的结核病治疗方案。

（3）及时报告结核病确诊病例，支持流行病学监测。

（4）提供患者教育和咨询，强调治疗依从性和预防传播。

（5）实施医疗机构内的结核病预防和控制措施。

（6）识别和管理药物耐药结核病病例。

（7）参与公共卫生项目，为政策制定提供专业意见。

（8）参与继续教育和培训，更新结核病相关知识。

（9）参与研究和制定临床实践指南。

（10）与其他卫生专业人员合作，提供全面的结核病管理。

3. 护士在结核病感染控制中的职责是什么？

（1）积极协助实施督导化疗。

（2）加强结核患者的管理，防止交叉感染。

（3）实施对结核患者的宣教指导。

（4）做好出院指导。

4. 院感护士在科室感染监控中的作用是什么？

（1）预防和控制院内感染。

（2）调查和处理感染事件。

（3）提供感染控制培训和教育。

（4）监测和分析感染数据。

（5）参与制定感染控制政策和指南。

（6）跨部门合作确保感染控制措施实施。

（7）应对传染病暴发和突发事件。

5. 药师在结核病感染控制中的职责是什么？

（1）提高患者的用药依从性。

（2）为患者制定合理的治疗方案。

（3）定期对患者及其家属进行合理用药知识的教育和指导。

6. 患者在结核病感染控制中的职责是什么？

（1）早期就诊。

（2）遵循医嘱。

（3）定期随访。

（4）提高治疗依从性。

（5）积极配合支持社区防治活动。

7. 家庭成员在结核病患者治疗中的职责是什么？

（1）提供情感支持，帮助患者保持积极心态。

（2）监督患者按时服药。

（3）改善居住环境。

（4）提供营养丰富、均衡的饮食。

（5）陪同患者就医，帮助理解医嘱和提供交通支持。

（6）进行健康教育，减少疾病传播风险。

（7）提供经济支持，帮助患者完成治疗。

8. 社会志愿者在结核病感染控制中的职责是什么？

开展结核病防控知识活动，传播结核病防控知识，提高结核病患者知晓率，提高结核病患者用药依从率。

9. 社区在结核病感染控制中的职责是什么？

（1）社区网格化管理。

（2）早期筛查和检测。

（3）患者的社区治疗管理。

（4）心理和营养支持。

（5）健康教育和宣传。

（6）疫情监测和报告。

（7）环境卫生和个人卫生。

10. 专业机构在结核病感染控制中的职责是什么？

（1）发现及治愈。

（2）接诊和诊断。

（3）疫情报告。

（4）转诊与追踪。

（5）对涂阳肺结核患者紧密接触者的相关检查。

（6）健康教育。

11. 基层协会在结核病感染控制中的职责是什么？

（1）当好政府参谋，促进行政干预的落实。

（2）发挥纽带作用，促进社会防控意识。

（3）开展学术活动，提高业务技术水平。

（4）搞好科普宣传，弘扬科学精神。

第二节　护士在结核病感染控制中的角色和能力

1. 护士在医院感染预防控制中扮演什么角色？

（1）教育者。

（2）管理者。

（3）检测者。

（4）执行者。

2. 结核病感染控制中护士在社区中的角色是什么？

护士在社区中是健康提供者，其工作密切接触患者及患者家属，在为结核病患者提供良好的护理环境方面担任着非常关键的角色。提供有效的诊断和治疗设施对结核病防治项目的成功是必需的。

3. 护士在国家控制结核战略中有哪些作用？

（1）跨学科合作　护士与医生、公共卫生官员、社会工作者和其他卫生专业人员合作，以提供综合的结核病管理服务

（2）政策和程序的实施　护士参与实施和执行国家结核病控制策略，包括遵循治疗指南、感染控制措施和患者关怀标准。

（3）社区参与和动员　护士参与社区层面的结核病控制工作，以提高社区的参与度和对结核病的应对能力。

（4）持续教育和专业发展　护士参与持续教育和专业发展活动，以保持最新的结核病知识和技能，提高护理质量。

4. 护士在结核患者服药过程中的重要作用是什么？

在这个周期中，护士应确保患者尽可能容易地坚持药物治疗，需评估患者状态，执行治疗计划，并且不断地评价进展和问题。

5. 护士在结核患者治疗期间如何进行护理计划？

（1）在开始治疗时确定治疗目标和预期治疗结果，可减少混乱和误解。对于具体和可得结果的短期、中期和（或）长期目标达成一致。

（2）计划一定是现实的、可行的，而且医疗服务承诺必须是可达到的。清楚了解患者的情况是关键。

（3）护士为患者制定一个包括支持系统在内的个体化计划，以激发患者的依从性，并且促进药物治疗的完成。

6. 结核病控制和预防中的关键护理能力是什么？

基本能力要求	知识
（1）识别疑似病例	（1）结核病的体征和症状
（2）描述地区结核病形势	（2）地区和国家的结核病统计数据
（3）解释结核病如何传播	（3）结核如何传播
（4）讨论结核病管理的主要原则	（4）结核病治疗和管理的地方性和国家性政策

续表

个人/社区的基本护理设施	
上述之外的	上述之外的
（1）选择适当的检查	（1）有效的结核病诊断试验
（2）提供患者/家庭一些基本信息，如结核是可医治的	（2）满足疑似患者的需求
（3）提供适当的服务	（3）负责结核病的地方服务
（4）完成适当的文件书写	（4）结核病联合管理规程的记录和报告
迅捷的医院服务	
上述之外的	上述之外的
（1）适当地应用医院传染控制程序	（1）针对住院患者传染控制的策略、设备
（2）观察住院患者的治疗	（2）结核病的治疗
（3）识别并报告不良反应	（3）依从性问题
（4）与患者（和家庭）讨论治疗	（4）结核病药物治疗的不良反应范围
（5）执行地方结核病服务/单位的计划	
结核病机构	
上述之外的	上述之外的
（1）从始至终支持和监督患者的治疗	（1）使用推荐的结核病控制和管理规程
（2）在正确时间安排后续的检查并准确记录结果	（2）患者的需求复杂，找出使其最大限度依从性的方法
（3）恰当地处理不良反应	（3）必要的追踪问题，如患者病情进展、痰培养结果
（4）根据患者需要联络其他的支持服务	（4）结核病治疗中，可能的次要和严重的不良反应
（5）恰当地完成报告	（5）报告流程

7. 结核科护士应如何提高自己的核心能力？

（1）护士应经过结核病知识培训专业知识，提高知识储备和护理能力。

（2）不断提高自身的综合素养，学习专业的心理知识。关怀患者，增进与患者的沟通。

（3）要有专业的工作素养与积极的工作态度，增强患者对于治愈的信心。

（4）加强同患者家属之间的联系，讲解相关的结核病知识，鼓励家属正视患者病情，使家属能为患者提供心理上的鼓励。

8. 医疗机构中结核病感染控制门诊护理人员应具备哪些能力？

（1）患者进入门诊后门诊护士进行迎接，提供相应指导，并登记患者信息，对患者等待时间进行评估。

（2）患者在候诊区时分诊护士应注意观察咳嗽的患者，有条件者应为潜在感染的患者提供独立的、通风良好的诊区，为其提供口罩。

（3）告知患者基本的咳嗽方式及感染控制的措施。

（4）确保患者所在区域最大限度的通风和紫外线照射。

9. 医疗机构中结核病感染控制病房护理人员应具备哪些能力？

（1）患者在病房接受继续治疗时，应评估患者情况；根据医嘱为患者发放药物；识别用药时药物不良反应。

（2）疑似结核病患者进入病区后告知患者医院规章制度和感染控制措施，提供并教育有关结核病信息，建立护理计划。

（3）痰液标本送达实验室时要确保痰液标本留取方法正确、处理得当并正确转送。

（4）患者痰标本转阴后首先评估患者的身体状况，再更改治疗方案，进一步采集痰标本，确认是否转阴，准确记录患者病情进展。

10. 护士在结核病患者全方位随访护理中的作用是什么？

（1）督促患者规范居家护理行为，掌握患者病情变化。

（2）反复进行健康教育，增强患者的自护意识与能力。

（3）最大化满足患者在院外期间的护理需求，强化护患沟通。

（4）提升督导治疗成效，减少患者错服、漏服药物情况。

（5）全方位随访护理能够提升患者的自护能力和生活质量。

11. 护士在结核病患者住院期间如何加强患者的管理？

（1）入院前严格进行疾病筛查。

（2）入院时评估营养状况、年龄等风险因素，详细询问病史，了解患者患病时间、耐药情况、合并症情况及用药史等。

（3）制定个性化营养治疗方案，采取静脉－口服序贯治疗；尽早为患者制定结核病化疗方案，合理使用抗菌药物，缩短患者住院时间，降低院内感染风险。

（4）做好侵入性导管的维护，定期复查，争取尽早拔管，以降低院内感染风险。

（5）住院期间规范佩戴口罩，注意咳嗽礼仪和痰液管理，控制病房人员聚集及流动。

12. 护士在结核病患者出院后如何指导家庭支持？

提供恰当的情感支持，指导患者接纳自己的情绪反应；对患者进行心理疏导，使患者建立健康信念和康复自信。鼓励家属对患者的陪伴和支持，讲解出院后居家治疗的护理要点及消毒隔离措施，以取得患者的家庭支持。

13. 护士在耐多药结核病医院感染控制的作用是什么？

（1）健全管理体系，发挥各级质控组织管理的作用。

（2）加强病区内耐多药结核病的医院感染管理工作。

（3）加强医务人员培训，增强自我保护意识和感染控制能力。

（4）加强患者及家属的宣传教育，让住院患者和家属掌握消毒隔离措施。

（5）病区内采用正确的消毒灭菌措施，积极开展目标性监测，确保医疗和人员的安全。

14. 护士如何做好结核病区管理？

（1）患者管理　加强患者心理疏导，建立良好医患关系，使其有良好的依从性；门禁系统限制患者、陪护人员随意入医生、护士办公室等区域。

（2）病室管理　换风系统每隔 4 小时开机 1 小时，保持病房空气新鲜；病室及办公区域的空气用紫外线循环消毒机每班消毒，每次 1 小时；出院患者的床单元及床上用品用消毒机消毒 1 小时。

第三节　结核病感染控制的未来展望

1. 我国医院感染管理学科发展特色有哪些？

（1）我国医院感染管理学科发展有良好的体制、人才和学科优势。

（2）已初步形成具有管理和业务双重职能的新兴交叉学科。

（3）高速发展的信息时代，为加快信息传递提供了良好的基础。

2. 我国医院感染防控面临的挑战有哪些？

（1）提高医院感染防控专职人员的专业能力。

（2）健全医院感染防控组织。

（3）培养广大医务人员医院感染防控意识与能力。

（4）积极改善医院感染防控条件。

3. 医务人员在促进医疗机构感染防控科学发展过程中应当具备哪些能力？

（1）提高医院感染防控意识。

（2）掌握相关专业知识与技能。

（3）在临床工作中主动有效地防控医院感染。

4. 在医院感染管理学科发展中专业人才队伍的建设有哪些？

我国各级医疗机构尤其是大医院，配备了一批高学历如博士、硕士的临床、公共卫生、检验、药剂等专业的人才从事医院感染管理工作，而且其中多数是全职医生。

5. 在这个飞速发展的时代，感染控制是如何搭乘社会经济、科技创新、医疗技术快速发展的"高铁"的？

（1）医院感染概念的内涵与外延发生了变化。

（2）医院可复用物品的清洗与消毒实行集中清洗与消毒已成为趋势；对消毒灭菌物品实行全程追踪已成为提升消毒灭菌质量的努力方向。

（3）信息技术和互联网＋技术的应用，实现了医院感染管理的风险评估、医院感染病例的预测预警、医院感染预防与控制大数据的处理与分析利用等。

6. 人工智能的开发在感染控制领域的应用前景是什么？

（1）提高医院感染控制工作开展的效率。

（2）监测医院感染防控措施的依从性，提醒医务人员防控措施的落实。

（3）提升防控措施的依从性。

7. 什么是机器学习？机器学习方法在感控领域中开发的应用有哪些？

机器学习是指计算机在不直接编程的情况下"学习"，通常集中用于 TB 级别、高维的数据集，强调预测的准确性，而不是假设驱动的推理。机器学习方法已经用于感染性疾病的预测和预报，有研究人员利用搜索引擎搜索词预测登革热发病率是否超过监测标准，还有研究人员通过某网络平台数据在官方报告前 1～2 周预测流感样疾病的水平。

8. 机器学习在感染控制应用中的优势及弱点是什么？

（1）优势 ①模型能识别感染控制数据中人类无法发现的数据模式；②为流行病学家提供了新的工具来解决经典方法不太适合解决的问题；③效率和处理数据的复杂程度超越传统监测。

（2）弱点 机器学习需要大量、多样的感染监控数据集来提高模型的准确性。如果输入数据集出现了偏差，会导致预测结果大相径庭。

9. 机器学习的应用在未来感染监控中的作用有哪些？

（1）可以输出应用到专业知识欠缺或欠发达地区。

（2）直接提升偏远地区的感染防控能力和专业水准。

（3）可在不涉及个人能力的情况下，给予感控人员专家级水平的指导。

（4）为患者提供更加优质、安全的医疗服务。

10. 未来信息化感控在医院感染控制中的作用是什么？

（1）大大提升工作效率。

（2）为住院患者医院感染提供预测预警。

（3）更好地总结医院感染防控的经验与规律，为循证感控提供科学依据。

11. 为什么精准感控是未来医院感染控制的必然趋势？

随着大数据、信息化时代的到来以及风险评估在医院感染防控领域的应用，我们对患者医院感染的防控，可根据患者自身基础疾病、诊疗措施与特点，实施有针对性、效率更高、效果更好的个体化医院感染防控措施，即从群体感控迈向个性化精准感控。

12. 未来医院开展感染控制相关工作的导向是什么？

（1）以多学科合作为导向，医院感染的发生涉及医务人员诊疗活动全过程，不仅需要不同部门的参与，也需要不同学科的配合，还需要不同人员的协作。

（2）以临床需求为导向，开展相关医院感染防控工作。

13. 在感染控制预防中对于新型消毒剂的研发和应用有哪些要求？

（1）对自然界中的微生物具有广谱的药效。

（2）少量即可有效。

（3）有良好的配伍性。

（4）溶解性、分散性优良，不影响产品的基本效能。

（5）安全性高，对人体无毒，无刺激，不会产生过敏，无不良反应。

14. 结核病医院感染控制的未来发展目标是什么？

2023年联合国大会结核病问题高级别会议明确指出，要为90%的有需要的人提供预防和治疗服务，需要卫生和其他部门开展协调一致的行动，全社会共同参与，在巩固扩展已有结核病防治成果的基础上，积极应对困难和挑战，进一步优化防治策略与措施，分阶段、有步骤地稳步推进结核病防治工作，最终实现终结结核病的目标。

15. 结核病医院适应新的防控形势和技术要求优化具体工作流程是什么？

（1）适应当前的诊断手段和管理方式。

（2）为一线疾控、临床医生提供明确的诊疗、管理工作程序和技术路线。

（3）在各地卫生健康行政部门的领导下，做到医防结合、医防融合。

16. 未来创建无结核社区需具备的条件有哪些？

（1）及时发现所有结核病患者。

（2）确保对结核病患者良好的治疗效果。

（3）采取综合防治措施，减少新发结核病患者数量。

17. 我国未来结核病防治工作面临的挑战体现在什么方面？

主要体现在新机制、新理论、新策略的源头科技创新供给依然严重不足。

18. 未来如何营造结核科学研究和技术创新的有利环境？

（1）制定政策鼓励新的合作研究模式，加强政府和社会资本合作。

（2）支持样本、数据等资源和知识产权共享。

（3）简化和统一审查研究规程及产品监管程序，提高持续、高效地开展研究并将研究成果进行快速转化和利用的能力。

（4）采取一系列财政和非财政的激励措施，刺激从基础研究、技术开发到成果转化等各个层面的创新。

（史文文　王倩　王丽芹　盛莉　崔晓华　庞静）

参考文献

[1] 中华人民共和国国家卫生和计划生育委员会. WS 196－2017 结核病分类［S］. 北京:
中华人民共和国国家卫生和计划生育委员会, 2017.

[2] 尤黎明, 吴瑛. 内科护理学［M］. 7版. 北京: 人民卫生出版社, 2022.

[3] 中华医学会结核病学分会, 中国防痨协会学校与儿童结核病防治专业分会. 卡介苗不
良反应临床处理指南［J］. 中国防痨杂志, 2021, 43 (6): 532－538.

[4] 赵雁林, 陈明亭. 中国结核病防治工作技术指南［M］. 北京: 人民卫生出版
社, 2021.

[5] 中国防痨协会. 高危人群结核分枝杆菌潜伏感染检测及预防性治疗专家共识［J］. 中
国防痨杂志, 2021, 43 (9): 874－878.

[6] 中国防痨协会. 重组结核分枝杆菌融合蛋白 (EC) 用于诊断结核分枝杆菌感染的有
效性和安全性系统评价高危人群结核分枝杆菌潜伏感染检测及预防性治疗专家共识
［J］. 中国防痨杂志, 2022, 44 (9): 917－926.

[7]《中国防痨杂志》编辑委员会, 中国医疗保健国际交流促进会结核病防治分会基础学
组和临床学组. 现阶段结核抗体检测在我国临床应用的专家共识［J］. 中国防痨杂
志, 2018, 40 (1): 9－13.

[8] 刘小利, 刘涛. 新版《肺结核诊断标准》解读［J］. 中华灾害救援医学, 2018, 6
(4): 181－183.

[9] 舒薇, 刘宇红. 世界卫生组织《2023 年全球结核病报告》解读［J］. 结核与肺部疾
病杂志, 2024, 5 (1): 15－19.

[10] 成君, 赵雁林, 张慧. 中国结核感染预防与控制指南［M］. 北京: 中国协和医科大
学出版社, 2023.

[11] 刘健雄, 钟球. "终止结核病" 面临的挑战与应对策略［J］. 中国防痨杂志, 2020,
42 (4): 308－310.

[12] The Stop TB Partnership. The Global Plan to End TB 2023－2030［EB/OL］. (2023－09
－02). ［2024－05－27］. https: //www. stoptb. org/global－plan－to－end－tb/global
－plan－to－end－tb－2023－2030.

[13] 丁丞, 嵇仲康, 郑琳, 等. 人群主动筛查策略助力结核病防控［J］. 浙江大学学报
(医学版), 2022, 51 (6): 669－678.

[14] 李蒙, 陈闯, 高谦. 加强密切接触者筛查工作提高结核病患者发现水平［J］. 中国
防痨杂志, 2022, 44 (12): 1253－1255.

[15] 王黎霞. 织密五张患者发现网精准掌握结核病疫情［J］. 中国防痨杂志, 2022, 44
(1): 1－3.

[16] 国家卫生健康委员会办公厅. 国家卫生健康委办公厅关于印发中国结核病预防控制工作
技术规范 (2020 年版) 的通知［A/OL］. (2020－04－02) ［2020－06－10］.
http://tb. chinacdc. cn/ggl/202004/P020200414515703939844. pdf.

[17] 中国防痨协会. 耐药结核病化学治疗指南 (2019 年简版)［J］. 中国防痨杂志,

2019, 41 (10): 1025 - 1073.

[18] 孙慧娟, 陈伟, 赵雁林. 社区在结核病防治中的作用 [J]. 中国防痨杂志, 2024, 46 (1): 23 - 28.

[19] 中国防痨协会结核病控制专业分会, 中国防痨协会老年结核病防治专业分会, 《中国防痨杂志》编辑委员会. 中国社区肺结核主动筛查循证指南 [J]. 中国防痨杂志, 2022, 44 (10): 987 - 997.

[20] 国家呼吸内科医疗质量控制中心, 中华医学会结核病学分会, 中国防痨协会结核病控制专业分会, 等. 综合医疗机构肺结核早期发现临床实践指南 [J]. 中国防痨杂志, 2024, 46 (2): 127 - 140.

[21] 中华医学会结核病学分会重症专业委员会. 结核病营养治疗专家共识 [J]. 中华结核和呼吸杂志, 2020, 43 (1): 17 - 26.

[22] 中华人民共和国国家卫生健康委员会办公厅, 中华人民共和国教育部办公厅. 关于印发中国学校结核病防控指南的通知 [EB]. 国卫办疾控函 [2020] 910 号. 2020 - 10 - 16.

[23] 王前, 王嘉, 李玉红, 等. 重视儿童结核病防治关爱儿童健康 [J]. 中国防痨杂志, 2023, 45 (1): 1 - 5.

[24] 王泽明, 申阿东. 《儿童结核分枝杆菌潜伏感染检测和预防性治疗》标准解读 [J]. 中国防痨杂志, 2023, 45 (1): 13 - 17.

[25] 唐神结, 高文. 临床结核病学 (第 2 版) [M]. 北京: 人民卫生出版社, 2019.

[26] 中华医学会结核病学分会. 老年肺结核诊断与治疗专家共识 (2023 版) [J]. 中华结核和呼吸杂志, 2023, 46 (11): 1068 - 1084.

[27] 陈钢, 屈燕, 李玉红, 等. 中国老年人结核病防治核心信息知晓率及影响因素分析 [J]. 中华流行病学杂志, 2024, 45 (2): 237.

[28] 国家感染性疾病临床医学研究中心, 深圳市第三人民医院, 国家代谢性疾病临床医学研究中心, 等. 结核病与糖尿病共病的治疗管理专家共识 [J]. 中国防痨杂志, 2021, 43 (1): 12 - 22.

[29] 竺丽梅. 关于完善我国糖尿病患者肺结核筛查政策的思考 [J]. 中国防痨杂志, 2024, 46 (3): 267 - 271.

[30] 董航, 杜映荣. 糖尿病与肺结核共病的临床研究进展 [J]. 结核与肺部疾病杂志, 2022, 3 (1): 65 - 69.

[31] 刘剑君, 王黎霞. 现代结核病学 (第 2 版) [M]. 北京: 人民卫生出版社, 2022.

[32] Gordon, S. The macrophage: past, present and future [J]. Eur. J. Immunol. 37, S9 - S17 (2007).

[33] 林世平, 杨应周, 谭卫国, 等. 环介导等温扩增法快速检测结核分枝杆菌的初步观察 [J]. 中国防痨杂志, 2010, 32 (8): 466 - 469.

[34] 世界卫生组织. 线性探针耐药结核病检测技术: 实验室人员和临床医生用解释和报告手册 [EB/OL]. https://apps.who.int/iris/rest/bitstreams/1423627/retrieve.

[35] Bi Q, Goodman KE, Kaminsky, et al. What is machine learning? A primer for the epidemiologist [J]. Am J Epidemiol, 2019, 188 (12): 2222 - 2239.

[36] Rajkomar A, Dean J, Kohane I. Machine learning in medicine [J]. N Engl J Med,

2019, 380 (14): 1347 – 1358.

[37] Jaślan D, Rosiński J, Siewierska M, et al. Interest in working as an infection prevention and control nurse and perception of this position by nursing students – results of a pilot study [J]. Int J Environ Res Public Health, 2020, 17 (21): 7943.

[38] 中华医学会结核病学分会临床检验专业委员会. 结核病病原学分子诊断专家共识 [J]. 中华结核和呼吸杂志, 2018, 41 (9): 688 – 695.

[39] 中华医学会结核病学分会超声专业委员会, 中国医生协会介入医生分会超声介入专业委员会. 结核性胸膜炎超声诊断、分型及介入治疗专家共识 (2022 年版) [J]. 中国防痨杂志, 2022, 44 (9): 880 – 897.

[40] 中华医学会呼吸病学分会. 支气管镜诊疗操作相关大出血的预防和救治专家共识 [J]. 中华结核和呼吸杂志, 2016, 39 (8): 588 – 591.

[41] 中华医学会呼吸病学分会介入呼吸病学学组. 成人诊断性可弯曲支气管镜检查术应用指南 (2019 年版) [J]. 中华结核和呼吸杂志, 2019, 42 (8): 573 – 590.

[42] 路子蕴, 孙行, 徐璐, 等. 日间胸腔镜手术患者术后肺部并发症危险因素分析 [J]. 实用医学杂志, 2023, 39 (24): 3205 – 3209.

[43] 中国医药教育协会介入微创治疗专业委员会, 国家肿瘤微创治疗产业技术创新战略联盟磁共振介入专业委员会. 高场强磁共振引导经皮穿刺肺活检专家共识 [J]. 中华医学杂志, 2018, 98 (45): 3659 – 3665.

[44] 唐神结, 李亮. 结核病治疗新进展 [M]. 北京: 科学技术出版社, 2017.

[45] 范琳, 唐细良, 张哲民. 临床结核病营养学 [M]. 北京: 科学技术出版社, 2022.

[46] 徐桂华, 张先庚. 中医临床护理学 (第3版) [M]. 北京: 人民卫生出版社, 2022.

[47] 中华医学会结核病学分会. 结核病免疫治疗专家共识 (2022 年版) [J]. 中华结核和呼吸杂志, 2022, 45 (7): 651 – 666.

[48] 柯荟, 范琳. 结核病免疫治疗年度进展 2023 [J]. 中华结核和呼吸杂志, 2024, 47 (4): 371 – 375.

[49] 吴联朋, 夏丹丹, 徐克. 温州市成年住院结核病患者营养状况调查及影响因素分析 [J]. 中国防痨杂志, 2024, 46 (1): 100 – 105.

[50] 中国防痨协会护理专业分会, 同济大学附属上海市肺科医院, 毛燕君. 肺结核患者营养管理护理实践专家共识 [J]. 中国防痨杂志, 2024, 46 (5): 495 – 501.

[51] 王秀华, 聂菲菲. 结核病护理与病例精粹 [M]. 北京: 中国医药科技出版社, 2023.

[52] 王秀华. 现代结核病护理学 [M]. 北京: 中国医药科技出版社, 2017.

[53] 侯黎莉, 赵雅伟. 新编结核病护理学 [M]. 北京: 中国协和医科大学出版社, 2020.

[54] 王秀华, 王丽芹. 结核病健康教育 [M]. 北京: 中国医药科技出版社, 2022.

[55] 李海兰, 李园, 张昕. 传染科护理健康教育 [M]. 北京: 科学出版社, 2018.

[56] 魏凌, 戴小玲. 临床护理实践 [M]. 北京: 化学工业出版社, 2021.

[57] 李乐之, 路潜. 外科护理学 [M]. 北京: 人民卫生出版社, 2021.

[58] 李军. 胸外科疑难精要 [M]. 北京: 人民卫生出版社, 2020.

[59] 王志红, 周兰姝. 危重症护理学 [M]. 北京: 人民军医出版社, 2019.

［60］张波，桂莉．危重症护理学（第4版）［M］．北京：人民卫生出版社，2017.

［61］何桂娟，沈翠珍．内外科护理专科实践［M］．北京：人民卫生出版社，2022.

［62］喻姣花，李素云．器官移植分册［M］．武汉：华中科技大学出版社，2017.

［63］徐波，陆宇晗．肿瘤专科护理［M］．北京：人民卫生出版社，2018.

［64］曾正国．现代实用结核病学［M］．北京：科技文献出版社，2003.

［65］王丽芹，张燕，李夏南，等．结核病专科护士临床教学实践手册［M］．郑州：河南科学技术出版社，2023.

［66］国疾病预防控制中心结核病预防控制中心．中国结核病患者关怀手册［M］．北京：人民卫生出版社，2021.

［67］付莉，吴桂辉．耐药结核病护理手册护理［M］．北京：人民卫生出版社，2023.

［68］卢洪洲，刘中夫．AIDS艾滋病护理实用手册［M］．北京：人民卫生出版社，2018.

［69］中华医学会．临床诊疗指南结核病分册［M］．北京：人民卫生出版社，2005.

［70］叶祥明，周亮．传染性呼吸疾病患者康复指导手册［M］．杭州：浙江大学出版社，2020.

［71］中华人民共和国国家卫生健康委员会．静脉治疗护理技术操作标准（发布稿）WS/T433-2023［S］．北京：中华人民共和国国家卫生健康委员会，2023.

［72］国家心血管病中心，国家心血管病专家委员会心力衰竭专业委员会，中国医生协会心力衰竭专业委员会，等．国家心力衰竭指南2023（精简版）［J］．中国循环杂志，2023，38（12）：1207-1238.

［73］薛亚男，史铁英，张秀杰，等．护理视角下解读2021ESC急慢性心力衰竭诊断和治疗指南［J］．中国护理管理，2022，22（7）：1089-1093.

［74］刘剑君，肖和平，成诗明，等．耐药结核病化学治疗指南（2019版）［M］．北京：人民卫生出版社，2019.

［75］张婷玉，孙鑫，姚俞昊，等．2022年欧洲肝病学会肝性脑病管理临床实践指南更新要点及其与我国2018版指南的比较［J］．中华肝脏病杂志，2023，31（9）：921-927.

［76］中华预防医学会劳动卫生与职业病分会职业性肺部疾病学组．尘肺病治疗中国专家共识（2024年版）［J］．环境与职业医学，2024，41（1）：1-21.

［77］国家感染性疾病临床医学研究中心，深圳市第三人民医院，国家代谢性疾病临床医学研究中心，等．结核病与糖尿病共病的治疗管理专家共识［J］．中国防痨杂志，2021，43（1）：12-22.

［78］中华医学会结核病学分会．慢性肾脏病合并结核病的治疗专家共识（2022版）［J］．中华结核和呼吸杂志，2022，45（10）：996-1008.

［79］徐敏，方兰芳，冯志仙．实体器官移植术后患者并发结核杆菌感染的护理［J］．中华护理杂志，2016，51（3）：4.

［80］周晓玲，邵小燕，丁菊红，等．针对性气道护理对重症监护室患者舒适度与呼吸机相关性肺炎的影响［J］．护理实践与研究，2024，21（1）：106-111.

［81］刘馨，苟玥君，张才．风险预防联合延续性护理对重症肺炎患者自我护理能力及康复效果的影响［J］．临床医学研究与实践，2024，9（8）：134-137.

［82］秦世炳．正确认识骨关节结核［M］．北京：科学出版社，2021.

[83] 李小寒，尚少梅．基础护理学［M］．6版．北京：人民卫生出版社，2017．

[84] 薛秒，唐小燕，贺建清，等．华西医生谈结核病［M］．成都：四川科学技术出版社，2020．

[85] 医学名词审定委员会结核病学．结核病学名词［M］．北京：科学出版社，2019．

[86] 哈坎·埃德姆．肺外结核［M］．上海：上海世界图书出版公司，2021．

[87] 陈志，梁建琴．结核病重症患者营养评估及营养支持治疗专家共识［J］．中国防痨杂志，2022，44（5）：421－432．

[88] 吕圣秀，陈耀凯．结核病X线与CT实例图谱［M］．重庆：重庆大学出版社，2018．

[89] 曹小珍，鲍杨秋，罗佳，等．乳腺癌患者情绪表达冲突的研究进展［J］．中华护理杂志，2023，58（21）：2598－2603．

[90] 李荷君．甲状腺疾病的现代医学诊治［M］．武汉：湖北科学技术出版社，2011．

[91] 王虹，许卫国．新编结核病防治300问［M］．南京：东南大学出版社，2008．

[92] 万朝敏，舒敏．儿童结核病［M］．北京：科学出版社，2020．

[93] 刘国成，罗毅平．产科危重症临床与护理实践［M］．广州：暨南出版社，2021．

[94] 李光凤．临床妇产实践技术［M］．长春：吉林科学技术出版社，2019．

[95] 胡相娟．妇产科疾病诊断与治疗方案［M］．昆明：云南科学技术出版社，2020．

[96] 高小雁，秦柳花，高远．骨科护士应知应会［M］．北京：北京大学医学出版社，2018．

[97] 丁淑贞，陈正女．内科护理学［M］．北京：中国协和医科大学出版社，2022．

[98] 慕迎成，孟桂云．结核病感染控制与护理［M］．北京：人民军医出版社，2013．

[99] 陈彬，顾华，王飞，等．浙江省结核病定点医院医务人员防护实践及影响因素［J］．中华医院感染学杂志，2017，27（1）：224－227

[100] 张丹丹，李苏敏，郑晓敏，等．行动研究法在手术室感染防控管理中的应用［J］．中华医院感染学杂志，2021，31（6）：948－952．

[101] 钟洁琳．浅谈手术室卫生器械严格质量管理对医院感染控制的作用［J］．中国感染与化疗杂志，2023，23（5）：670．

[102] 江淑芳，张丽伟，冯诚怿，等．重症监护病房近13年医院感染目标性监测分析［J］．中国感染控制杂志，2023，22（11）：1282－1290．

[103] 成君，赵雁林．创建无结核社区终止结核病流行［J］．中国防痨杂志，2021，43（11）：1120－1124．

[104] 姜晓颖，姜世闻，高孟秋，等．活动性肺结核患者居家治疗感染控制的意见和建议［J］．中国防痨杂志，2019，43（9）：920－925．

[105] 王静，夏悟悟，李涛，等．不同地区和年龄组人群接受结核病防治健康教育途径的分析［J］．中国防痨杂志，2019，41（6）：687－694．

[106] 孙玙贤，刘宇红．世界卫生组织《结核病操作手册－模块1：预防：感染预防与控制》解读［J］．中国防痨杂志，2023，45（12）：1120－1124．

[107] 薛佳殷，蔡昕芮，田亚娟，等．医用防护口罩定性适合性检验及其影响因素［J］．中华医院感染学杂志，2022，32（10）：1586－1589．

[108] 医院隔离技术标准WS/T 311－2023［J］．中国感染控制杂志，2023，22（11）：1398－1410．

［109］陈瑜晖，陈文齐．监管场所结核病防治200问［M］．广州：广东人民出版社，2022.

［110］王秀华，聂菲菲．结核病护理新进展［M］．北京：北京科学技术出版社，2017.

［111］医疗机构环境表面清洁与消毒管理规范 WS/T 512－2016［J］．中国感染控制杂志，2017，16（4）：388－392.

［112］中华人民共和国国家卫生和计划生育委员会．病区医院感染管理规范 WS/T 510－2016［S］．北京：中华人民共和国国家卫生和计划生育委员会，2016.

［113］张春霞，杜经丽．呼吸道传染病实用护理技术手册［M］．郑州：河南科学技术出版社，2023.

［114］张可，曹艳林，姜世闻，等．我国结核病防治地方立法现状分析［J］．中国防痨杂志，2023，3（45）242.

［115］李六亿．走中国特色的医院感染管理学科发展之路［J］．中华医院感染学杂志，2017，27（14）：3126－3130，3138.

［116］葛茂军．信息化时代的医院感染预防与控制［J］．华西医学，2020，35（3）：280－284.